臨床医のための
腹部血管造影・IVR

監修　藤盛孝博　　編集　杉村和朗　廣田省三

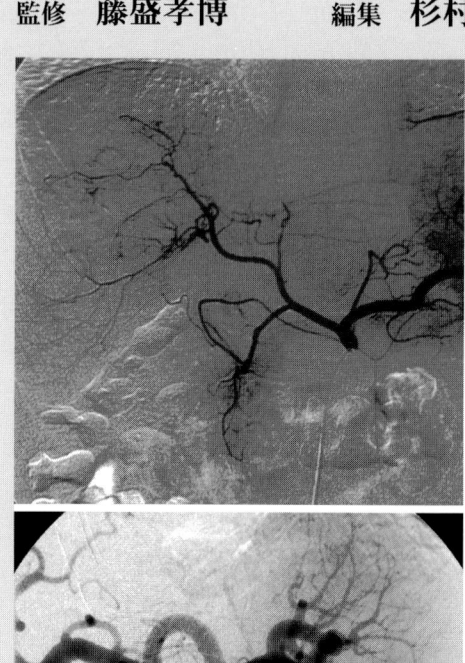
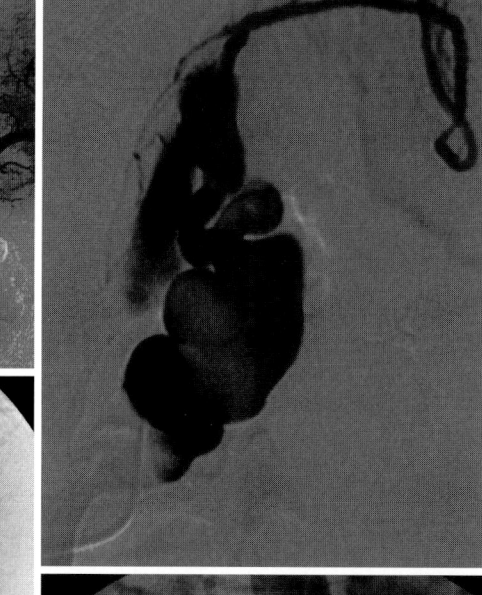
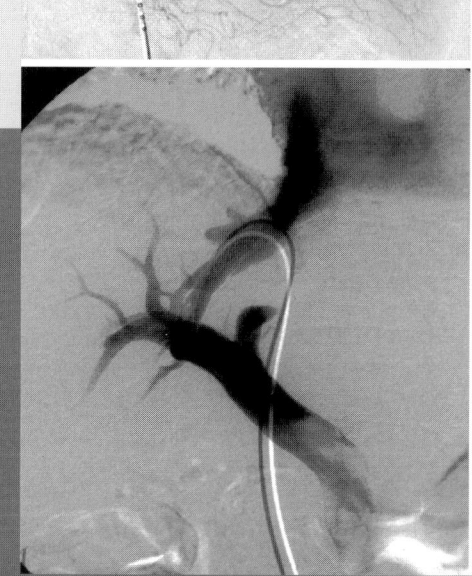
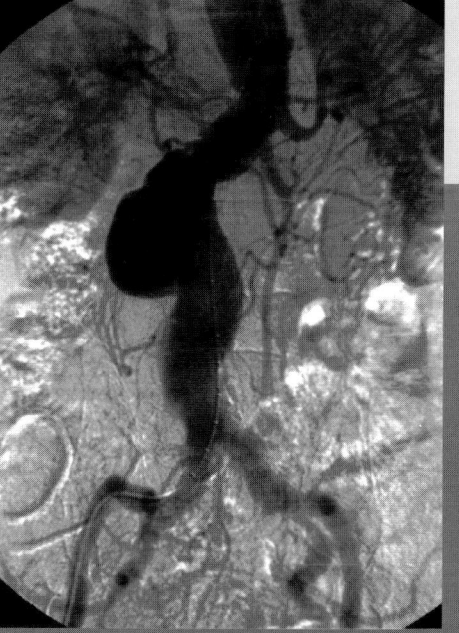

株式会社　新興医学出版社

編集 杉村　和朗
神戸大学大学院医学系研究科放射線医学・教授

監修 藤盛　孝博
獨協医科大学病理学（人体分子）・教授

廣田　省三
兵庫医科大学放射線科・助教授

執筆者一覧

廣田　省三
兵庫医科大学放射線科・助教授

杉本　幸司
神戸大学大学院医学系研究科放射線医学・講師

福田　哲也
兵庫県立姫路循環器病センター放射線科

杉村　和朗
神戸大学大学院医学系研究科放射線医学・教授

金丸　太一
神戸労災病院第三外科・部長

西原　徳文
神戸労災病院消化器科・副部長

西田　義記
神戸労災病院放射線科

山本　正博
神戸労災病院外科・部長

青山　伸郎
神戸大学医学部附属病院光学医療診療部・助教授

三木　生也
神戸大学大学院医学研究科第二内科

本田　実
昭和大学藤が丘病院放射線科・助教授

越野　司
兵庫県立西宮病院放射線科・医長

井隼　孝司
鳥取赤十字病院放射線科・部長

松本　真一
天理よろず相談所病院放射線科

若林　雅人
衣笠病院放射線科・主任医長

蘆田　浩
藤沢市民病院画像診断科・科長

森田荘二郎
高知県立中央病院放射線科・医長

齋藤　博哉
旭川厚生病院放射線科・主任部長

大野　浩司
大阪鉄道病院放射線科・部長

吉川　武
島根医科大学放射線医学

中村　健治
大阪市立大学大学院医学研究科放射線医学・助教授

市川　諭
新日鐵広畑病院放射線科・部長

冨田　優
三木市民病院放射線科・医長

桑田陽一郎
西神戸医療センター放射線科・医長

元原　智文
島根医科大学放射線医学

齋藤　陽子
弘前大学医学部附属病院放射線科・講師

淀野　啓
弘前大学医学部保健学科・教授

野田　浩
弘前大学医学部放射線科・助手

伊崎　健太
神戸大学大学院医学系研究科放射線医学

田中　良一
国立循環器病センター放射線診療部

栗林　幸夫
慶應義塾大学医学部放射線診断科・教授

成松　芳明
慶應義塾大学医学部放射線診断科・講師

井上　裕喜
鹿児島大学医学部附属病院放射線部・助教授

高島　澄夫
湯川胃腸病院・院長代理/放射線科

堀　信一
ゲートタワー IGT クリニック・院長

（執筆順）

序　文

　近年の医療は，低侵襲治療，非侵襲的診断法を駆使し，Quality of Life を考慮した診療に進んでいる．放射線医学は，機器の進歩，技術の進歩により，近年驚くほどの変貌を遂げている．診断においては，CT，MRI をはじめとする画像機器の進歩により，非侵襲的に正確な診断が可能となっている．また，治療においては，Interventional Radiology（IVR）の進歩に伴い，低侵襲性，非侵襲性治療が広がっている．

　これら放射線学的診断あるいは，診断法を用いた治療は，主として担当する診療科によってそれぞれ発展を遂げていった．腹部については，放射線科医が主として担当してきたこと，また肝硬変，肝癌が非常に多いこともあって，独自の発展を遂げてきた．血管造影による診断，CT，MRI による詳細な診断，これらを融合した診断など，診断に関して世界最先端のレベルを誇ってきた．また IVR に関しても，肝癌に対する塞栓治療法，門脈圧亢進症の治療をはじめ，やはり世界をリードする業績を上げてきた．

　これらの診断技術，治療技術は世界最先端のレベルを誇るものの，急速な進歩についていくことは，他の領域と同様難しい．特に，画像診断，IVR を専門としているものの，腹部だけを対象にしているわけではない医師．また，腹部は専門であるものの，必ずしも画像診断，IVR が専門ではない医師にとっては，現時点で標準的な診断法，治療法を常に会得しておくことは難しい．

　今回，獨協医科大学の藤盛孝博教授の発案で，腹部画像診断・IVR を第一専門にしているわけではないが，日常関わることの多い医師を対象として，テキストを発刊することとなった．執筆は，腹部画像診断・IVR を専門とし，第一線でバリバリと活躍している先生方にお願いすることとした．編者の廣田省三先生と二人で，適任と考えられる全国の先生方にお願いした．

　ゲラ刷りを見て，編者が驚くほどの出来栄えであった．本領域の先生方の熱い思いを改めて理解した次第である．本書が，世界をリードする日本の腹部画像診断・IVR のレベル維持に役立ってくれるものと確信している．

神戸大学大学院医学系研究科
放射線医学分野　杉村和朗

目　次

1　血管造影とIVR手技の基本 ……………………………………………………………1
A．血管造影とIVR ……………………………………………………………………1
B．血管造影・IVRの術前準備 …………………………………………………………2
　　(1) 術前準備 ……………………………………………………………………………2
　　(2) IVR手技の準備 ……………………………………………………………………3
　　(3) 術中画像診断のための他の器具，装置 …………………………………………3
C．血管造影 ………………………………………………………………………………3
　　(1) セルジンガー法：動脈穿刺 ………………………………………………………3
　　(2) 静脈穿刺 ……………………………………………………………………………5
　　(3) 血管造影：造影剤の注入 …………………………………………………………5
　　(4) 造影剤 ………………………………………………………………………………6
　　(5) 止血と術後処置 ……………………………………………………………………7
　　(6) 止血に伴う合併症 …………………………………………………………………7
　　(7) 血管造影室における救急対応と備品 ……………………………………………8
D．カテーテル，IVR用デバイス ………………………………………………………8
E．血管造影装置の概略 ………………………………………………………………11
F．放射線被曝 …………………………………………………………………………12
G．CT，MRを用いた血管描出（CT angio，MR angio）…………………………14
H．超音波下穿刺 ………………………………………………………………………14
I．CT下穿刺 …………………………………………………………………………15

2　腹部血管の正常解剖 ……………………………………………………………………17
A．腹部大動脈 …………………………………………………………………………17
B．腹部大動脈の主要分枝 ……………………………………………………………17
　　(1) 腹腔動脈（celiac artery）………………………………………………………17
　　(2) 上腸間膜動脈（superior mesenteric artery）…………………………………20
　　(3) 下腸間膜動脈（inferior mesenteric artery）…………………………………22
　　(4) 腎動脈（renal artery）…………………………………………………………23
　　(5) 副腎動脈（adrenal artery）……………………………………………………23
　　(6) その他 ……………………………………………………………………………24
C．骨盤部の動脈 ………………………………………………………………………24
　　(1) 外腸骨動脈（external iliac artery）……………………………………………24
　　(2) 内腸骨動脈（internal iliac artery）……………………………………………24
D．静脈の解剖 …………………………………………………………………………26
　　(1) 下大静脈系（inferior vena cava）………………………………………………26
　　(2) 門脈系（portal vein）……………………………………………………………26

3　MR angiography，血管の3D-CT ……………………………………………………29
A．血管系の3D-CT ……………………………………………………………………29
　　(1) 3次元表面表示（Shaded Surface Display）……………………………………30

(2) MPR（multiplanar reconstruction） ·· 30
　　　(3) MIP（maximum intensity projection） ·· 31
　B．造影 MRA ·· 32

4　外科医からみた血管造影と IVR の役割 ··· 36
　A．腹部外科領域の血管造影 ·· 36
　　　(1) 肝の血管造影 ·· 36
　　　(2) 胆・膵の血管造影 ·· 37
　B．腹部外科領域の IVR ··· 38
　　　(1) 肝の IVR ··· 38
　　　(2) 胆・膵の IVR ··· 38

5　消化器内科医からみた血管造影と IVR の役割 ······································ 43
　A．消化器内科領域における IVR ·· 43
　B．症例呈示 ··· 46

6　肝 ·· 49
　A．肝疾患の血管造影 ··· 49
　　　(1) 各疾患の知識と血管造影所見 ·· 49
　B．肝腫瘍の動脈塞栓術 ·· 55
　　　(1) 適応 ··· 55
　　　(2) 手技 ··· 56
　　　(3) 成績 ··· 62
　　　(4) 合併症 ·· 62
　C．肝腫瘍に対する動注療法 ·· 64
　　　(1) 適応 ··· 64
　　　(2) 手技 ··· 64
　　　(3) 成績 ··· 68
　　　(4) 合併症 ·· 68
　D．肝腫瘍に対する PEIT と Thermal ablation ··· 70
　D-1　経皮的エタノール注入療法（PEIT；Percutaneous Ethanol Injection Therapy） ······· 70
　　　(1) 適応 ··· 70
　　　(2) 禁忌 ··· 70
　　　(3) 術前処置 ·· 70
　　　(4) 手技 ··· 70
　　　(5) 術後処置 ·· 71
　　　(6) 成績 ··· 72
　　　(7) 合併症とその対策 ·· 72
　D-2　マイクロ波凝固療法（PMCT；Percutaneous Microwave Coagulation Therapy）
　　　　Radiofrequency（RF）ablation therapy ·· 73
　　　(1) 成績 ··· 73

7 胆道 ……75

A．胆道疾患の血管造影 ……75
(1) 胆嚢動脈および胆管系の血管解剖 ……75
(2) 血管造影法 ……76
(3) 胆嚢および胆管の疾患と血管撮影所見 ……76

B．胆道疾患に対するドレナージ・ステント留置術 ……81
(1) 黄疸患者が受診したら ……81
(2) 外瘻術 ……81
(3) 外瘻術後の診断と治療の進め方 ……86
(4) 内瘻術 ……87

C．胆道悪性腫瘍に対する動注・放射線治療 ……94
(1) 適応 ……94
(2) 手技 ……94
(3) 成績 ……97
(4) 合併症 ……99

8 膵・脾 ……101

A．膵・脾の血管造影 ……101
A-1 膵の血管造影 ……101
1. 炎症 ……101
2. 腫瘍 ……103
   (1) 上皮性腫瘍 ……103
   (2) 非上皮性腫瘍 ……106

A-2 脾の血管造影 ……106
1. 良性疾患 ……107
2. 悪性疾患 ……107

B．膵炎に対する動注療法 ……111
(1) 適応 ……111
(2) 手技 ……111
(3) 成績 ……111
(4) 合併症 ……113

9 門脈圧亢進症 ……114

A．TIPS：経皮的肝内門脈肝静脈短絡術 ……114
(1) TIPS とは ……114
(2) 適応と禁忌 ……114
(3) 手技 ……116
(4) 治療成績 ……120
(5) 副作用，合併症 ……124
(6) 短絡路の開存性 ……124
(7) Follow-up ……124

B．B-RTO：経カテーテル胃静脈瘤塞栓術 ……127

(1) 適応 ·· 127
　　　(2) 手技 ·· 128
　　　(3) 成績，合併症 ·· 128
　C．PSE：部分的脾動脈塞栓術 ·· 134
　　　(1) 適応 ·· 134
　　　(2) 手技 ·· 134
　　　(3) 成績 ·· 137
　　　(4) 合併症 ··· 138
　D．経皮経肝静脈瘤塞栓術 ·· 140
　　　(1) 適応 ·· 140
　　　(2) 手技 ·· 141
　　　(3) 成績 ·· 142
　　　(4) 合併症とその対策 ·· 142

10　消化管 ··· 145

　A．消化管の血管造影 ·· 145
　　　(1) 適応・手技 ··· 145
　　　(2) 消化管出血 ··· 146
　　　(3) 血管性病変 ··· 148
　　　(4) 炎症性腸疾患 ·· 149
　　　(5) 腫瘍性病変 ··· 149
　　　(6) その他 ··· 150
　B．消化管のステント留置・胃瘻造設 ··· 152
　B-1　消化管のステント留置 ·· 152
　　　(1) 適応 ·· 152
　　　(2) 方法 ·· 152
　　　(3) 成績 ·· 153
　　　(4) 合併症 ··· 153
　B-2　経皮的胃瘻増設術 ··· 154
　　　(1) 適応 ·· 155
　　　(2) 手技 ·· 155
　　　(3) 成績 ·· 158
　　　(4) 合併症 ··· 158
　C．虚血性腸疾患に対する IVR ··· 160
　C-1　急性腸管虚血 ·· 160
　　1．急性腸間膜動脈閉塞症 ·· 160
　　　(1) 疾患の説明 ··· 160
　　　(2) 適応 ·· 160
　　　(3) 禁忌 ·· 160
　　　(4) 手技 ·· 161
　　　(5) 成績 ·· 161
　　　(6) 合併症 ··· 161
　　2．非閉塞性腸管虚血症（non-occlusive mesenteric ischemia；NOMI） ············· 163

        (1) 疾患の説明 …………………………………………………………………163
        (2) 適応 ……………………………………………………………………………163
        (3) 手技 ……………………………………………………………………………163
        (4) 成績 ……………………………………………………………………………163
        (5) 合併症 …………………………………………………………………………163
    3．腸管膜静脈血栓症 ……………………………………………………………………163
        (1) 疾患の説明 …………………………………………………………………163
        (2) 適応 ……………………………………………………………………………164
        (3) 禁忌 ……………………………………………………………………………164
        (4) 手技 ……………………………………………………………………………164
        (5) 成績 ……………………………………………………………………………164
        (6) 合併症 …………………………………………………………………………164
  C-2　慢性腸管虚血 ……………………………………………………………………………164
        (1) 疾患の説明 …………………………………………………………………164
        (2) 適応 ……………………………………………………………………………165
        (3) 手技 ……………………………………………………………………………165
        (4) 成績 ……………………………………………………………………………165
        (5) 合併症 …………………………………………………………………………165

11　腹部大動脈

A．大動脈瘤の画像診断 ……………………………………………………………………………167
        (1) 疾患の知識 …………………………………………………………………167
        (2) 画像診断と画像所見 ………………………………………………………174
B．腹部大動脈瘤に対するIVR ……………………………………………………………………177
    1．腹部大動脈瘤の治療 …………………………………………………………………177
        (1) ステントグラフト留置術の適応 …………………………………………177
        (2) 手技 ……………………………………………………………………………179
        (3) 成績 ……………………………………………………………………………182
        (4) 合併症 …………………………………………………………………………184

12　閉塞性動脈疾患

A．腸骨動脈の血管造影とPTA ……………………………………………………………………188
    1．腸骨動脈の血管造影 …………………………………………………………………188
        (1) 疾患の知識 …………………………………………………………………188
        (2) 血管造影所見 ………………………………………………………………188
    2．バルーンPTA …………………………………………………………………………188
        (1) 適応 ……………………………………………………………………………188
        (2) 手技 ……………………………………………………………………………189
        (3) 成績 ……………………………………………………………………………190
        (4) 合併症 …………………………………………………………………………191
    3．ステント治療 …………………………………………………………………………191
        (1) 適応 ……………………………………………………………………………191
        (2) 手技 ……………………………………………………………………………191

  (3) 成績 ……………………………………………………………………………………………… 193
  (4) 合併症 …………………………………………………………………………………… 193
 4．血栓溶解療法 ……………………………………………………………………………… 194
  (1) 適応 ……………………………………………………………………………………… 194
  (2) 手技 ……………………………………………………………………………………… 194
  (3) 成績 ……………………………………………………………………………………… 195
  (4) 合併症 …………………………………………………………………………………… 195
 5．アテローマ切除術 ………………………………………………………………………… 196
  (1) 適応 ……………………………………………………………………………………… 196
  (2) 手技 ……………………………………………………………………………………… 196
  (3) 成績 ……………………………………………………………………………………… 197
  (4) 合併症 …………………………………………………………………………………… 197
B．大腿・膝窩動脈の血管造影と PTA ……………………………………………………… 198
 (1) 疾患の知識 ………………………………………………………………………………… 198
 (2) 血管造影所見 ……………………………………………………………………………… 198
 (3) IVR の適応 ………………………………………………………………………………… 198
 (4) IVR の手技 ………………………………………………………………………………… 199
 (5) IVR の成績 ………………………………………………………………………………… 202
 (6) IVR の合併症 ……………………………………………………………………………… 202

13　下大静脈の血管造影と IVR ……………………………………………………… 203

A．バッドキアリ症候群 ……………………………………………………………………… 203
 (1) 疾患の知識 ………………………………………………………………………………… 203
 (2) 血管造影所見 ……………………………………………………………………………… 203
B．バッドキアリ症候群に対する PTA・ステント留置術 ………………………………… 205
 (1) 適応 ………………………………………………………………………………………… 205
 (2) 手技 ………………………………………………………………………………………… 205
 (3) 成績 ………………………………………………………………………………………… 206
 (4) 合併症 ……………………………………………………………………………………… 207
C．下大静脈フィルター留置術 ……………………………………………………………… 207
 (1) 適応 ………………………………………………………………………………………… 207
 (2) 手技 ………………………………………………………………………………………… 207
 (3) 成績 ………………………………………………………………………………………… 209
 (4) 合併症 ……………………………………………………………………………………… 209

14　腹部内臓動脈瘤の血管造影と IVR ……………………………………………… 211

A．疾患の分類 ………………………………………………………………………………… 211
 (1) 分類 ………………………………………………………………………………………… 211
 (2) 原因 ………………………………………………………………………………………… 211
 (3) 頻度 ………………………………………………………………………………………… 211
 (4) 症状と破裂の危険性・死亡率 …………………………………………………………… 211
B．適応 ………………………………………………………………………………………… 212
 (1) 破裂の危険のある動脈瘤 ………………………………………………………………… 212

- C．術前準備 ·· 213
  - (1) 緊急の場合 ··· 213
  - (2) 待機的に行う場合 ··· 213
  - (3) 塞栓物質の準備 ·· 213
- D．方法 ·· 213
  - (1) 塞栓術の考え方と塞栓物質 ································· 213
  - (2) 塞栓術 ·· 215
- E．結果 ·· 216
  - (1) 脾動脈瘤 ··· 216
  - (2) 他の動脈瘤 ··· 216
- F．合併症 ··· 217
  - (1) 脾動脈 ·· 217
  - (2) 手技中の動脈瘤破裂 ·· 217
  - (3) 膵周囲動脈 ··· 217
  - (4) 上腸間膜動脈瘤 ·· 217

15 腎 ·· 218

- A．腎の血管造影 ·· 218
  - 1．腹部大動脈造影 ··· 218
  - 2．選択的腎動脈造影 ··· 218
  - 3．薬理学的血管造影 ··· 219
  - 4．血管造影所見 ·· 220
    - (1) 悪性腫瘍 ··· 220
    - (2) 良性腫瘍 ··· 222
    - (3) 血管性病変 ··· 223
- B．腎腫瘍・AVM に対する IVR ··· 228
  - B-1 腎腫瘍 ·· 228
    - 1．腎癌 ·· 228
      - (1) 適応 ·· 228
      - (2) 手技 ·· 228
      - (3) 成績 ·· 229
      - (4) 合併症 ·· 229
    - 2．血管筋脂肪腫 ·· 229
      - (1) 適応 ·· 229
      - (2) 手技 ·· 230
      - (3) 成績 ·· 230
      - (4) 合併症 ·· 230
    - 3．その他 ·· 230
  - B-2 AVM ·· 230
    - (1) 適応 ·· 230
    - (2) 手技 ·· 231
    - (3) 成績 ·· 232
    - (4) 合併症 ·· 232

B-3　その他 ……………………………………………………………………………………233
　C．腎動脈狭窄とIVR …………………………………………………………………………234
　　(1)　適応 ………………………………………………………………………………………234
　　(2)　手技 ………………………………………………………………………………………234
　　(3)　成績：初期効果と長期成績 ……………………………………………………………236
　　(4)　合併症 ……………………………………………………………………………………238

16　副腎の血管造影とIVR ……………………………………………………………………242

　A．副腎の血管造影 ……………………………………………………………………………242
　　(1)　血管造影の意義 …………………………………………………………………………242
　　(2)　血管解剖および手技 ……………………………………………………………………242
　　(3)　対象疾患の知識 …………………………………………………………………………244
　　(4)　血管造影所見 ……………………………………………………………………………244
　B．副腎腫瘍に対するIVR ……………………………………………………………………248
　B-1　悪性腫瘍に対するIVR ……………………………………………………………………248
　　(1)　適応 ………………………………………………………………………………………248
　　(2)　手技 ………………………………………………………………………………………249
　　(3)　成績 ………………………………………………………………………………………249
　B-2　良性腫瘍に対するIVR ……………………………………………………………………250
　　(1)　適応 ………………………………………………………………………………………250
　　(2)　手技 ………………………………………………………………………………………250
　　(3)　成績 ………………………………………………………………………………………250
　　(4)　合併症 ……………………………………………………………………………………251

17　膀胱腫瘍の血管造影とIVR ………………………………………………………………252

　A．膀胱腫瘍の血管造影 ………………………………………………………………………252
　　(1)　疾患の知識 ………………………………………………………………………………252
　　(2)　血管造影所見 ……………………………………………………………………………252
　B．膀胱腫瘍のIVR ……………………………………………………………………………253
　　(1)　適応 ………………………………………………………………………………………253
　　(2)　手技 ………………………………………………………………………………………255
　　(3)　成績 ………………………………………………………………………………………256
　　(4)　合併症 ……………………………………………………………………………………257

18　婦人科腫瘍の血管造影とIVR ……………………………………………………………259

　A．婦人科腫瘍の血管造影 ……………………………………………………………………259
　　(1)　疾患の知識 ………………………………………………………………………………259
　　(2)　血管造影 …………………………………………………………………………………259
　B．IVR（動注・塞栓術） ………………………………………………………………………260
　　(1)　適応 ………………………………………………………………………………………260
　　(2)　手技 ………………………………………………………………………………………260
　　(3)　成績 ………………………………………………………………………………………262

(4) 合併症 …………………………………………………………………………………262

19 精索静脈瘤・血管性インポテンスの血管造影と IVR …………………………………264

A．精索静脈瘤に対する IVR …………………………………………………………………264
　　(1) 適応 ……………………………………………………………………………………264
　　(2) 手技 ……………………………………………………………………………………264
　　(3) 成績 ……………………………………………………………………………………267
　　(4) 合併症 …………………………………………………………………………………267

B．血管性インポテンスに対する IVR ………………………………………………………268
　　(1) 適応 ……………………………………………………………………………………268
　　(2) 手技 ……………………………………………………………………………………268
　　(3) 成績 ……………………………………………………………………………………270
　　(4) 合併症 …………………………………………………………………………………271

20 救急疾患の血管造影と IVR ……………………………………………………………273
　　(1) 適応 ……………………………………………………………………………………273
　　(2) 造影検査の注意点 ……………………………………………………………………273
　　(3) 動脈性出血の塞栓術 …………………………………………………………………274
　　(4) 急性塞栓症 ……………………………………………………………………………278

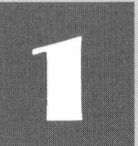 # 血管造影とIVR手技の基本

血管造影の手技は穿刺法とカテーテルの選択挿入技術からなり，個々のIVR技術（PTA，塞栓術など）に応用される．カテーテルの選択と使用法，ガイドワイヤーの使い方などの技術はNon-Vascular IVRの技術と基本的に共通で，血管造影技術の習得がIVR技術の基礎となる．本稿では，血管造影とIVRの歴史，血管造影・IVRの術前準備とその実際，超音波下穿刺，CT下穿刺の基本的な事柄について述べる．

A. 血管造影とIVR

血管造影は1929年Dos Santosらの経腰的大動脈造影に始まり，1953年のSeldingerによる経皮的大腿動脈穿刺の技術の開発により，一層の普及をみた．CT，USもない当時，血管造影が固形腫瘍をはじめとして多くの病変の最終診断をにない，血管造影による詳細な診断学的研究成果の膨大な蓄積が行われた．カテーテルから薬剤を注入する試みや，閉塞性黄疸にドレナージカテーテルを透視下で挿入する発想は自然なもので，1962年には経皮的外瘻術の報告[1]が，1967年にはバゾプレッシン動注の最初の報告[2]がなされている．1960年から70年代にかけてDotterらの先駆者達が従来の発想を覆すさまざまなdeviceの開発と新しい治療法，すなわち経皮血管形成術[3]，塞栓術[4]などを開発し，血管造影が診断の手段から治療の手段へと大きな変化を遂げるようになる．1967年，Margulis[5]がこれら放射線診断を応用した治療法をInterventional Radiologyと名付けた．その後，心，消化器，神経などほとんどすべての臓器で，新しいIVR手技が普及，洗練され，今日に至っている．わが国で進歩発展した肝細胞癌の塞栓術[6]，Budd-Chiari症候群の経皮的治療[7]，経皮的エタノール注入療法，リザーバー動注による転移性肝癌治療[8]などはこの分野における世界的貢献と呼べるものである．近年の金属ステントの開発は，胆管，血管，食道など管腔臓器の拡張術に新しい時代を築き，大動脈瘤にもstent-graft[9]という形で応用されてきている．神経放射線の領域でも動脈瘤，AVMの治療に塞栓術が応用され，外科領域の治療手段の模様を変えたといっても過言ではない．一方，比較的大きな血管の狭窄，閉塞の診断は今日，US，CT，MRIの進歩とそのソフトの進歩によりおおむね診断が可能となってきており，血管造影による診断の役割はもっぱら治療を前提としたものに変わってきている．さて，Interventional Radiologyという言葉は，わが国ではIVRと略され，特別な日本語訳を使用せずに今日に至っている．生検，ドレナージなどのように血管へアプローチしないものを，non-vascular IVRと呼び，血

管からアプローチする vascular IVR と呼び分類している．

B. 血管造影・IVR の術前準備

(1) 術前準備

① 病歴と現在の状態を評価し，診察を行い，適応を決定する．
② 患者のインフォームド・コンセントを得る．
③ 検査データをチェックする（BUN，クレアチニン，プロトロンビン時間，部分トロンボプラスチン時間，血小板など）．
④ 検査日の前日夜9時以降と施行日の水分摂取を制限する．薬剤は内容を確認し，必要な薬剤（降圧剤，インシュリンなど）は投与する．
⑤ 病棟への指示
・水分摂取の制限：IVR 施行前8時間以降の水分摂取の制限，内服薬は投与可．
・前日の緩下剤投与
・穿刺部剃毛，尿道バルーンの留置：出室前に病棟で行う．
・鎮静剤，前投薬の指示（アタラックスP，硫酸アトロピンなど）．
・出室時の排尿
・患者搬送時に，カルテ，最新の画像データ，検査データを持参する．
⑥ 注意すべき患者
・ヘパリン使用中の患者：4時間前に中止．
・ワーファリン投与中：数日前から中止．
・抗血小板凝集剤投与中：75000/mm^3 が基準．
・インシュリン依存性糖尿病患者：朝のインシュリンを半量に減量する．手技を朝一番に行うようにする．食物の経口摂取を再び行い，インシュリン必要量を再確定するためには昼までに病室に帰す．血糖値をモニターしインシュリン量を通常量に戻す前に検査する．
・透析中の患者：透析の日に合わせて，血管造影，IVR を行い，手技終了後に透析を行う．
・小児の患者：個人差があるが，8～9歳以下では全身麻酔が必要なことが多く，その適応は麻酔科と相談しておく．
⑦ 血管造影室でのチェック事項
・入室時：バイタルサインのチェック，心電図装着，パルスオキシメーターの装着（必要な場合）
・検査中：皮膚の色，発汗の有無，体温，バイタルサイン（血圧，脈拍，心電図など），精神状態，気分などのチェック．換気（必要なら酸素投与），尿量チェック，術中輸液による水分バランスの維持．
・医師：ヘパリン加生食水のカテーテルからフラッシュ（カテーテル内血栓予防とヘパリナイゼーション）．

(2) IVR 手技の準備

① IVR 手技に必要な画像情報（CT，MR，前額断，矢状断などの解剖学的位置関係がわかる情報）：対象疾患の存在部位を正確に知る．CT，MRI，特に 3D-CT は病変の血管構築の理解に重要．
② 術前に手技を想定したシュミレーションを行い，カテーテル，道具類をすべて準備しておく．

(3) 術中画像診断のための他の器具，装置

① IVUS（血管内超音波）
　PTA，血管内ステント留置では，血管径の測定，血管壁の変化，ステントの密着度を判定するために術中に有用．7Fシース内を通り，先端に10～20MHzの超音波トランデューサーをもつIVUSカテーテルを使う．
② CT angio
　肝腫瘍の存在，質的診断，血流の灌流領域の診断に有用．
③ US
　US-angio（炭酸ガスと血液を同量混和して注入）でリアルタイムにUSで腫瘍の vascularity，血管構築を調べる．
④ CO_2DSA
　カテーテルから陰性造影剤である CO_2 を注入して造影する．造影剤アレルギーの患者や，動脈出血部位の検索 TIPS 時の肝静脈経由門脈造影に用いられる．

C. 血管造影

(1) セルジンガー法：動脈穿刺（図1）

　1953年にセルジンガー（スウェーデン）によって発表された穿刺法で，現在の動脈造影のための穿刺法の基本である．穿刺部位は大腿，腋窩，上腕，橈骨動脈など触知できる動脈なら可能である．大腿動脈を例に説明する．
　穿刺針は18～19Gの二重針になっており，内筒はステンレスの金属針で，透明なポリエチレン製の外筒からなる．金属針の頭には，キャップがついており，血液の逆流があると，キャップの下部が血液で赤くなるようになっている．ガイドワイヤーには，先端がJ型に曲がった親水性コーティングワイヤーを用いることが多い．
① まず，鼠径部を広くイソジン消毒し，滅菌した血管造影用穴あき布（患者の全体にかかる大きい布）を被せる．
② 次いで，鼠径靱帯を触れ，その約2～3cm下方にある鼠径溝近辺で大腿動脈の拍動を触知する部位を穿刺ポイントに決め，それよりやや末梢を皮

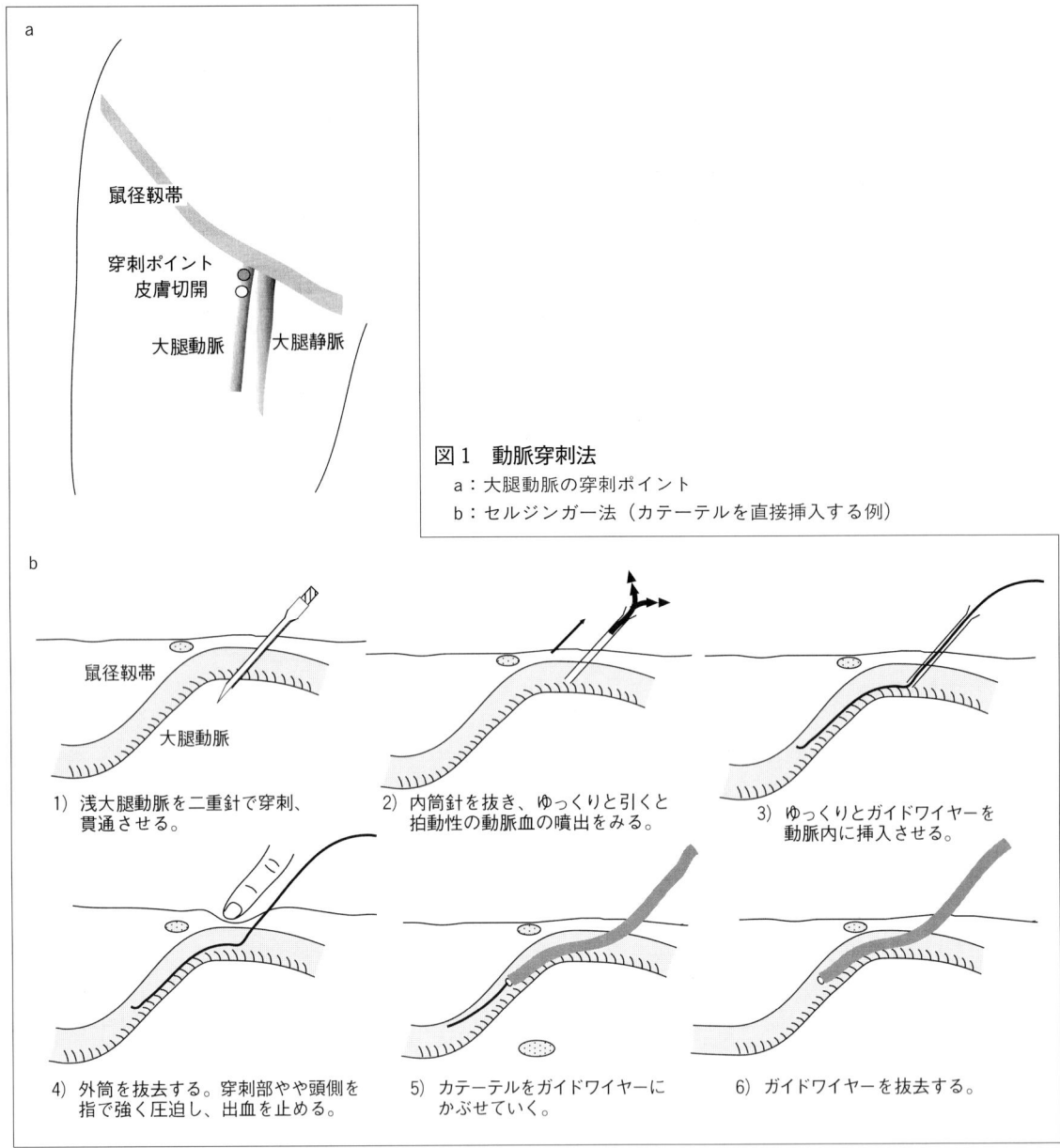

図1 動脈穿刺法
　a：大腿動脈の穿刺ポイント
　b：セルジンガー法（カテーテルを直接挿入する例）

膚切開の部位とする．同部から皮下の大腿動脈近傍にかけて1％リドカイン5〜10 cc を用いて十分に浸潤麻酔を行う．皮膚穿刺部直下にも浸潤麻酔を行い皮膚面に小切開を入れる．モスキートを用い切開部を開き，また，軽くその下の皮下組織を剝離しておく．剝離はイントロデューサーの通過を容易にするためである．患者には，針の穿刺時に動かないように説明をしておく．
③ 右手人差し指と中指で穿刺針を挟み，親指で針の頭をおさえるように持ち，針を約40°程度立てて，皮膚切開部にあてる．左手は人差し指を切開部の尾側に，中指を穿刺ポイントにあて大腿動脈の拍動を触知し，その走行を想定する．左手中指で大腿動脈の拍動を感じ，その点に向かって右手

親指で針の頭を押すようにゆっくりと進める．大腿動脈前壁に達すると針に拍動が伝わる．さらにゆっくりと押すと前壁を貫通するがそのまま後壁を貫くまで針を進める．現在の針の先端はシャープで切れ味が良いため，強く速く針を進めなくとも十分に穿刺できる．むしろ，前壁穿刺を要求される場合のためにも，針先で大腿動脈の拍動を触れてゆっくりと前壁を貫通する感触を経験しておく方がよい．また，現在の二重針は血管腔に入ると針の頭の部分が逆流した血液で赤くなるのですぐにわかるようになっている．

④ 金属の内筒針を抜く．次いで，外筒針を右手親指と人差し指でつまみながら，しかも助手がガイドワイヤーを挿入しやすいような姿勢を保ち，ゆっくりと引く．外筒針が大腿動脈の内腔に達すると，勢いよく血液の逆流がみられる．助手はガイドワイヤーを外筒針内にそっと入れて，ゆっくりと進める．抵抗なく進めば，透視でガイドワイヤーの位置が大動脈内にあることを確認し，ガイドワイヤーをそのままにして，外筒針のみを抜去する．その際，穿刺部から出血するので，左手で強く穿刺部中枢側を圧迫する．

　　もし，ガイドワイヤーを進める際，先端に抵抗を感じたときは，決して無理に押さない．血管内膜にあたっているか，細い血管に入ったか，ガイドワイヤーが血管外に出てしまったかのトラブルが考えられ，無理に押すと内膜剥離などのトラブルを引き起こす．いったんガイドワイヤーを引いて，血液の逆流があることを確かめてから，もう一度，外筒針内にガイドワイヤーを進める．何かにあたる抵抗があれば，ガイドワイヤーを少し引いて，ワイヤーを回転させてもう一度進め，透視で確認を行う．それでも，抵抗があるときは，ガイドワイヤーの挿入をあきらめ，外筒針を抜いて圧迫止血する．再度，角度を変えて穿刺を行う．

⑤ ガイドワイヤーにカテーテルを被せて，ゆっくり進めるとカテーテルが血管内に挿入される．この際，ガイドワイヤーの端はカテーテルと一緒に進まないように指で押さえておく．ガイドワイヤーをゆっくりと抜去し，カテーテル内の血液をヘパリン加生理食塩水で洗って，カテーテルの動脈内挿入は完了する．現在では，このときにカテーテルの代わりに血管用イントロデューサーシースを挿入することが一般的である．

(2) 静脈穿刺

表在静脈の穿刺は，18〜19Gの二重針を用いて穿刺後，動脈穿刺に準じて外筒にガイドワイヤーを挿入しカテーテルあるいはイントロデューサーを被せればよい．

深部静脈，特に大腿静脈や内頸静脈などの穿刺は伴走する動脈の拍動を目印に，それぞれ大腿動脈の内側，総頸動脈の外側を穿刺する．

(3) 血管造影：造影剤の注入

目的の血管にカテーテルを挿入したら，血液の逆流をみて，先端が血管内膜にあたっていないことを確認する．次に，血管造影用造影剤をカテーテルに注

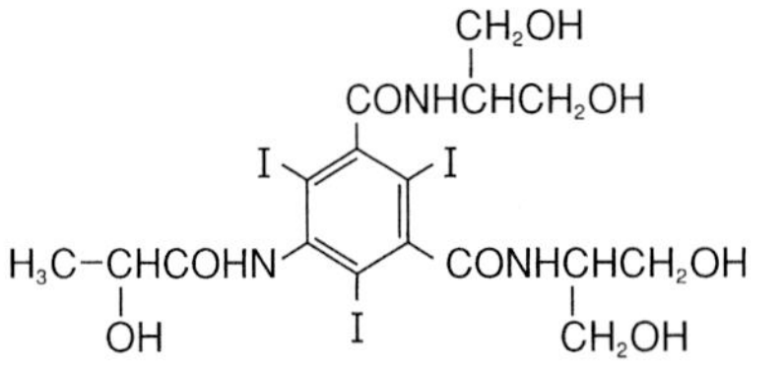

$C_{17}H_{22}I_3N_3O_8$：777.09

Iopamidol

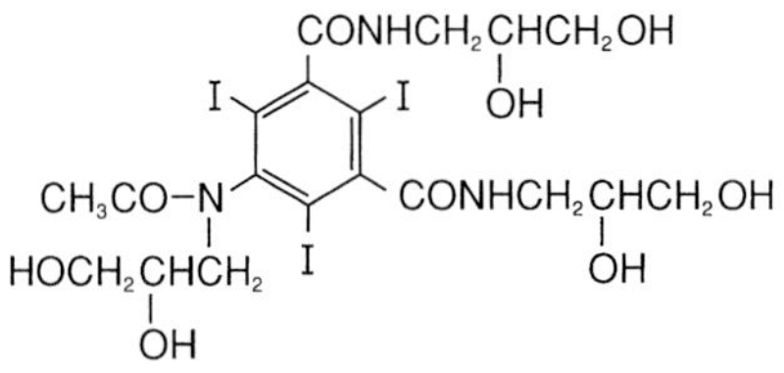

$C_{19}H_{26}I_3N_3O_9$：821.14

Iohexol

低浸透圧造影剤の種類

一般名	Iopamidol	Iohexol	Ioversol	Iomeprol	Iopromide	Ioxaglic acid
分類	非イオン性モノマー	非イオン性モノマー	非イオン性モノマー	非イオン性モノマー	非イオン性モノマー	イオン性ダイマー
ヨード含量	150/300/370	140/300/350	160/320/350	300/350/400	150/300/370	320
浸透圧比	1/3/4	1/2/3	1/2/3	2/3/3	1/2-3/3-4	2
粘稠度	1.5/4.4/9.1	1.5/6.1/10.8	1.6/5.8/8.2	4.3/7.0/13.6	1.5/4.6/9.5	7.5

図2　血管造影用造影剤

入し透視で目的の血管であるかを造影剤の流れにより判断し，血管造影を行う．血管の種類で，造影剤の量（秒間の注入量と総注入量），圧を決め，造影剤注入器（injector）に延長チューブを使って接続し造影を行う．

(4) 造影剤（図2）

造影剤

血管造影に使用する造影剤は，以前は3ヨードベンゼン環に塩基がついたイオン性ヨード造影剤を用いていたが，現在では浸透圧の低い，より安全な非イオン性ヨード造影剤を用いるようになった．血管造影用には300 mgIから370 mgIまで種々の濃度がある．造影剤は異物の投与と考え可能な限り無駄な造影剤のフラッシュは避けるように努める必要がある．造影剤アレルギー反応が3〜4％（非イオン性）に発生する[10]（**表1**）．軽度の蕁麻疹から，喉頭浮腫，ショックに至る重篤な反応まであり念頭に置いておく．約半数は造影剤注入中に起こるが，数時間以降から7日目位までに発生する遅発性反応が0.41％から数％に起こり，血圧低下などの重篤な症状も稀に発生し注意を要する．造影剤使用歴がある人の方が，ない人に比べやや多い．また，アトピー，喘息，花粉症などのアレルギーがある人には約10％前後と副作用が多い．

造影剤アレルギー反応

遅発性反応

軽度の症状は，抗ヒスタミン剤，状況によってはステロイドホルモン投与で対処できる．重篤なもののうち，呼吸器症状にはアミノフィリン，ショック症状には昇圧剤（ドーパミン，ノルアドレナリン，エホチールなど）とステロイド投与が必要である．迷走神経反射に伴う徐脈には硫酸アトロピン，不整脈にリドカイン，プロカインアミド，ジソピラミドなどが，けいれんにはバルビタール，ジアゼパムなどが必要で，血管造影室には常備しておくことが必要であ

迷走神経反射

表1　血管造影用造影剤の副作用

- アレルギー反応
  発疹・発熱，蕁麻疹，眼瞼浮腫，喉頭不快感，くしゃみ，かゆみ，顔面紅潮，頭痛・頭重感
- 一般症状
  熱感，局所痛，嘔気，嘔吐，腹痛，口渇，咳，あくび，頭痛，めまい，腹痛，動悸
- 重篤
  呼吸促迫・呼吸困難・喘息発作
  喉頭浮腫
  胸内苦悶
  血圧低下・顔面蒼白・冷汗・チアノーゼ
  徐脈・不整脈
  間代性けいれん・意識消失

(5) 止血と術後処置

検査，あるいは治療が終了すれば，カテーテルまたはイントロデューサーを抜去して，圧迫止血を行う．止血は，左手人差し指を皮膚切開部に，中指と薬指をその頭側の大腿動脈穿刺部に，小指をさらに頭側の大腿動脈に沿って置き，中指，薬指，小指に力を入れて圧迫する．右手を左手の指の上に置き，体重をかけてもよい．最初の2分は拍動が触れない程度まで強く押さえる．その後，圧迫する力を緩め，拍動が感じられる程度の力で約10分間押さえる．肝障害などで凝固能が劣る患者の場合はさらに長く20分以上押さえる必要がある場合もある．ヘパリン使用量が多く止血し難いときはプロタミン硫酸塩などのヘパリン中和剤を用いる．止血の完了はゆっくりと圧迫している手をはずし，出血がみられなければ，絆創膏を貼り，円筒状の枕子を穿刺部にテープで固定し，250gから500gの砂嚢をその上に置き，テープ固定する．砂嚢の固定に際し砂嚢袋に長い帯を通し腰から大腿部に回して固定する止血帯は軽い圧迫も可能で便利である．術後は3時間から5時間の絶対安静を行い，特に穿刺部大腿部の屈曲を制限する．その後，砂嚢を除去し，枕子のみテープで固定された状態で，翌朝までベッド上安静とする．砂嚢による10時間以上の長時間圧迫は，大腿静脈血栓症を招く危険性がある．最近は止血部にゴムバルーンが付いたディスポーザブル止血帯もあり，圧迫時の力を圧力計を用いて調整可能である．

圧迫止血

(6) 止血に伴う合併症

① 穿刺部の血腫
　患者に出血傾向があればできやすい．穿刺部の出血がなく増大傾向がなければ，経過観察する．
② 穿刺部の裂創などによる止血困難な出血や，増大する血腫があれば血管外科医に連絡し血腫除去と出血部の縫合を必要とする．
③ 仮性動脈瘤
　穿刺部位が低位で浅大腿動脈を穿刺するときに起こりやすい．穿刺部と大腿

骨との間が広くなり圧迫が十分でなくなるからである．また，血栓溶解剤などを大量に使用したときも止血が不十分で発生することがある．カラードップラーで仮性動脈瘤内の血流をみ，血流がなくなるまでそのままプローベで圧迫して止血する方法もある．

④ 血栓症

大腿動脈末梢に起これば，即座に吸引血栓除去，血栓溶解治療（ウロキナーゼ）を行う．溶解しないようなら，血栓内膜摘除術も考慮する．

(7) 血管造影室における救急対応と備品

血管造影中，あるいは IVR 中に起こる心原性ショック，出血などの重篤な合併症に対応するために，救急カート，気管挿管セット，除細動装置は必須で，必要な薬剤も揃えておく．また，パルスオキシメータも複雑な IVR 手技を行う際の術中患者管理に必要である．血管造影室で切開などを行う場合は電気メスもある方がよい．

D. カテーテル，IVR 用デバイス

カテーテルは，先達の angiographer の長い間の経験と研究から，それぞれ目的とする血管に挿入しやすい形状が考案されてきた．腹部領域では腹腔動脈，

カテーテル

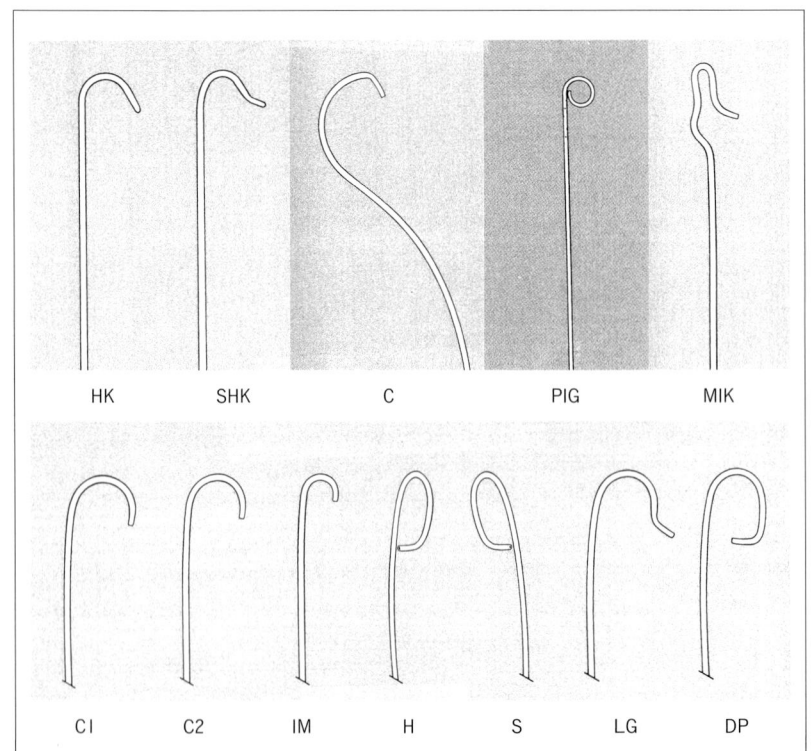

図3　種々のカテーテル
HK：フック
SHK：shepered フック
C：コブラ
PIG：ピッグテール
MIK：ミカエルソン
C1, C2：J 型
IM：下腸間膜動脈用
H：総肝動脈用
S：脾動脈用
LG：左胃動脈用
DP：背膵動脈用

表2 IVRに使用されるデバイス・特殊カテーテル

デバイス名	型	形　状
金属コイル	fibered	ソレノイドコイル状
		渦巻き状
		離脱式
	non-fibered	離脱式
		＊プラチナ性はMRI対応
		＊ステンレス製はMRIで発熱，移動の可能性あり
IVCフィルター	Greenfiled®	傘の骨状
	Bird's nest®	内部が鳥の巣状
	Vena Tech Filter®	チルトしにくい
	Simon®	形状記憶合金で特殊形状
リザーバーポート	チタン製	MRI対応
	高分子化合物製	MRI対応
金属ステント	self-expandable	ジグザグ状（Z stent®）
		メッシュ状（Wallstent®）
		ニット編み（Ultraflex®, ZA stent®, SMART®など）
		カバード（NT stent®）
	balloon-expandable	メッシュ状（Palmaz stent®）
		ニット編み（Strecker stent®）
アセレクトミーカテーテル		カテ先端に電動カッター内臓
		（Simpson® atherectomy catheter）
血栓除去カテーテル	Hydrolyzer®	水力学的に血栓の破砕・吸引
異物除去用スネア		ループ，バスケット状など
血管留置用カテーテル		イオン化ヘパリンコーティングまたは，シリコン性

腎動脈，上腸間膜動脈などにウエッジしやすいJ型，コブラ，シェパードフック型や，先端に上向きの強い角度がついている左胃動脈用，総肝動脈用のRH型，ツイスト型，副腎静脈用のミカエルソン型，子宮動脈用の毛利型など多数ある．現在では5F，あるいは4Fのカテーテルが使用される（図3）．

IVRでは，これらの動脈のさらに末梢までカテーテルを進めるため，子カテーテルをもとの親カテーテルから出して用いるマイクロカテーテルが用いられる．マイクロカテーテルは2.9Fから2.3F程度まで先端の細いものが使われる．また，ガイドワイヤーにも，親水性コーティングを施した滑りがよく先端が柔らかいものが用いられている．ガイドワイヤーもその径，先端の形状，先端形成可能なものなど多数の種類がある．カテーテル内腔が広く，通常のカテーテルも通過するガイディングカテーテル（7〜8F）も，屈曲蛇行した大動脈，選択的挿入困難な血管などの時にはきわめて有用である．目的血管に合った形状のカテーテルに交換したい場合，ガイドワイヤーをそのままにしてカテーテルのみを抜去して，新しいカテーテルをガイドワイヤーに被せて挿入すれば容易に交換できる．

IVRに使われる道具（デバイス）（表2）としては塞栓物質用金属コイル（図4），IVC filter，金属ステント（図5），リザーバーポート（図6）などが

マイクロカテーテル

金属コイル
IVC filter
金属ステント
リザーバーポート

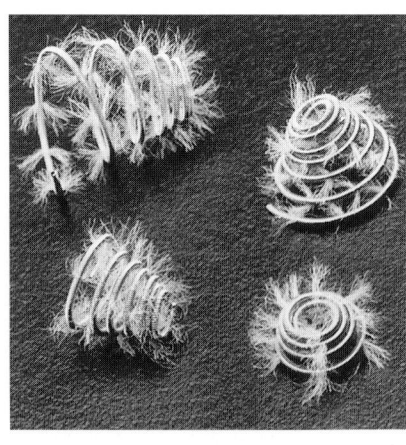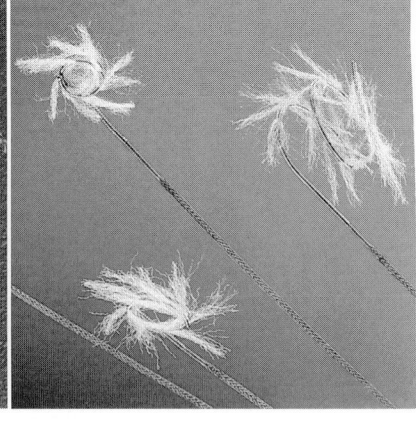

図4 金属コイル
a：渦巻き型コイル
 (COOK社)
b：離脱型 fibered コイル
 (COOK社)

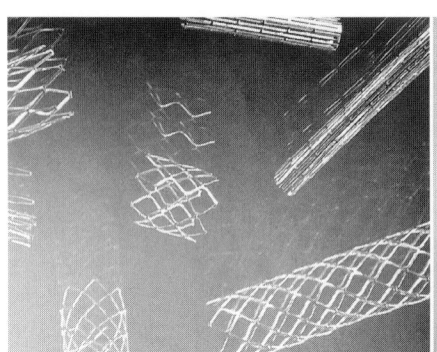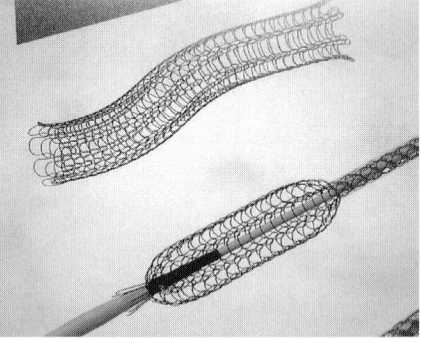

図5 金属ステント
a：Palmaz balloon-expandable ステント (Cordis社)
b：ナイチノール製 self-expandable ステント (Ultraflex：Boston Scientific社)

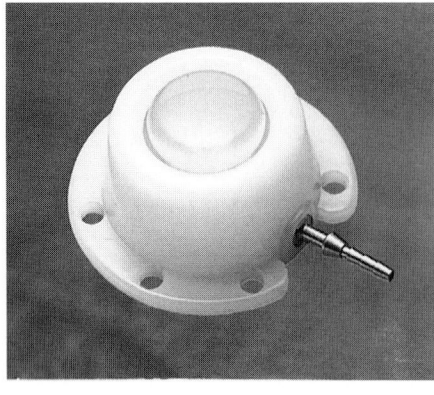

図6 リザーバー (埋め込みポート)
MRI対応型リザーバー (BARD社)

表3 塞栓物質の種類

大きさ	名　前	特　徴
A) 1 mm 以上	金属コイル ゼラチンスポンジ 自家血栓	永久塞栓．種々の大きさあり 自由なサイズを作成．2～3週で吸収 吸収されやすい
B) 1 mm 以下	コラーゲン PVH（ポリビニルアルコール） リピオドール DSM（Degradable Starch Microsphere）	吸収されやすい．粉末 粒子として用いる．永久塞栓 抗癌剤と懸濁させ，化学塞栓に使用 平均直径45ミクロン 　短時間でアミラーゼで分解される．
C) 液体	無水エタノール 液状接着剤 EO（Ethanolamine Oleate）	硬化が秒単位と速く，鋳型状に塞栓可能 静脈瘤治療用硬化剤．造影剤を混ぜ使用

ある．また，塞栓物質もその形態，大きさ，生体での吸収性の有無などにより多種類あり，塞栓すべき血管の性状と塞栓の目的に応じて用いられる（表3）．

E. 血管造影装置の概略

　現在使用されている血管撮影装置は大きく分けて，カットフィルム連続撮影装置，シネX線撮影装置，DSA（Digital Subtraction Angiography）装置，angio-CT システムに分かれ，これらを組み合わせることができる．DSAは現在もっとも多く使用されており，血管造影，IVRに欠かすことのできない装置である．また，付属装置として造影剤注入器がある．

① カットフィルム連続撮影装置

　血管造影が開発されて以来の装置でこれにより血管内に注入された造影剤の変化を経時的に撮影する．秒間1枚から数回曝射可能な管球から発生したX線が患者を通過後，フィルムチェンジャーと呼ばれる高速のカットフィルム搬送システムを用いて撮影する．空間分解能が約4 LPS/mmともっとも優れ，微細な血管の変化を読影するのに適している．ステレオ拡大撮影装置は約2倍に拡大された像を立体的に観察できる．

② DSA の原理

　血管造影の写真から造影剤のまだ入っていない単純写真を引き算し，造影剤のみを浮かび上がらせる subtraction（引き算）技術をデジタル情報をもとにコンピュータで演算させ，瞬時に描出させるものである．最近のコンピュータの進歩で，DSAはその画質，時間分解能が向上し，さらに回転DSAと呼ばれる回転撮影ができるようになっており，血管を立体的に観察できる．その回転方向も短軸だけでなく，長軸方向，歳差運動なども可能となっている．また，骨盤動脈から大腿，下腿と造影剤の流れを追跡するようにDSA撮影ができる stepping DSA も長い領域を検査するにはきわめて有用性の高い技術である．また，biplane DSA では任意の2方向にDSA装置をセットし，スイッチひとつで透視の方向を瞬時に切り替えることができる．FOV（視野の大きさ：

カットフィルム連続撮影装置
シネX線撮影装置
DSA（Digital Subtraction Angiography）装置
angio-CT

stepping DSA
biplane DSA
FOV

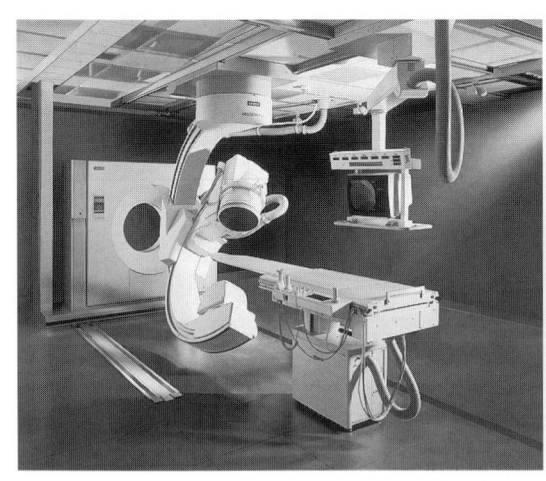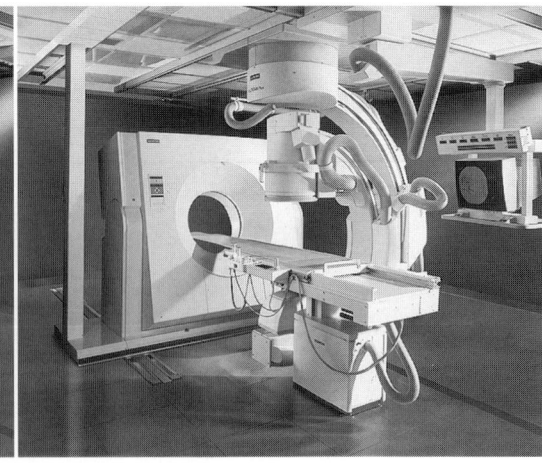

図7 angio-CT システム (Siemens 社)
 a：血管造影時
 b：CT 撮影時

Field of View) も切り替え可能で，拡大撮影もできる．また，最近の装置では3Dアンギオイメージを回転DSAの撮影情報をもとに再構成可能である．
③ シネ撮影
　血管造影をシネX線撮影装置を用いて映画のように35 mmのロールフィルムに撮影し，後にシネ観察装置で読影する．現在はデジタルシネ装置が主流で，モニター上で，直ぐに観察，読影できる．
④ angio-CT システム（図7）
　血管造影装置とCTがワンセットで設置されており，血管撮影装置と同一のテーブルを用いてCT撮影が可能な装置である．カテーテルを血管内に挿入後，アンギオCTが即座に撮影できる．肝腫瘍の診断に用いるCTAP（CT during arterial portograhy），CTA（CT angiography：血管造影カテーテルから造影しながらCTを撮影）では，患者をCT室に移送する手間もなく，直ぐに行える．また，IVR治療を行う際，超選択的に挿入した血管の灌流域や解剖学的位置の確認にAngio-CT装置で即座に確認することができ，確実で安全な治療に貢献している．

F. 放射線被曝

　近年のIVR手技の高度化に伴い，その手技時間，透視時間がかなり長くなっており，患者，術者の被曝量は増加している．IVRを行う者はX線管球を中心としたX線の分布の知識と被曝軽減に努める義務がある（図8）[11]．同一部位の長時間透視で，同部に難治性の放射線皮膚潰瘍が発生した例も報告されており，長時間透視が必要な場合は，2週に分けて行うなどの配慮が必要である．肝動脈塞栓術時の被曝量を測定した最近の資料（表4）では，患者肝部で800 mSv，検者腹部で0.06 mSv，防護衣をつけるとほとんど0 mSvと報告さ

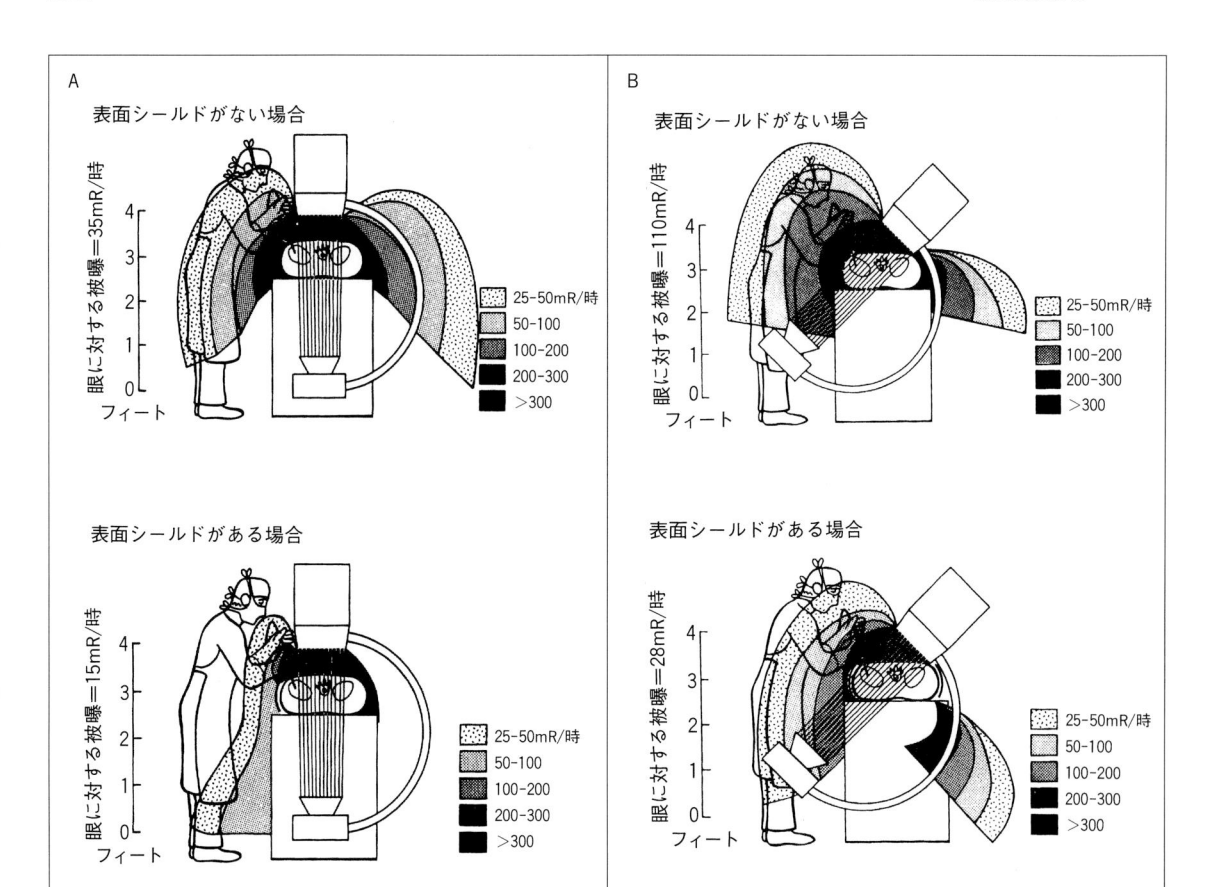

図8 血管造影と放射線被曝
A：Cアームが患者に直交している時
B：Cアームが45°斜位のとき
（文献[10]：Young AT ら）

表4 肝動脈塞栓術時の被曝

TLDによる39例の線量測定結果（単位：mSv）					
部　位	最小値	最大値	平均値	標準偏差	中央値
患者肝部	185.12	3543.16	973.04	681.02	831.84
患者骨盤	0.20	2.91	0.98	0.69	0.77
術者頭部	0.00	0.15	0.04	0.04	0.02
術者腹部防護衣前面	0.00	0.89	0.15	0.19	0.06
術者腹部防護衣後面	0.00	0.05	0.005	0.01	0.00
Skin Dose Monitor による30例の肝部線量測定結果（単位：mSv）					
部　位	最小値	最大値	平均値	標準偏差	中央値
患者肝部	239.8	2759.5	948.4	485.9	794.8

表面シールド：25×15 cm（0.75 mm厚 Pb）使用時

（文献[12]より）

れている[11]).

　血管造影装置も近年のものは，X線管球側のコリメータ内にフィルターが内蔵され，これが被写体厚に応じて自動的に挿入され不要な軟線をカットする．また，X線透視が連続X線ではなくパルスX線になっており40％以上の線量を低減させるなど，被曝量低減の工夫が随所に行われている．

G. CT，MRを用いた血管描出（CTangio，MR angio）

　CTのデジタル情報から，造影像のみをX線吸収値のみを取り出し，コンピュータによる再構成で血管の3D-CTが得ることができ，臨床上きわめて有用である．

　MRIには速度の速い血流信号を画像化するMR angioの技術があり，ある程度の狭窄，閉塞の診断が可能である．MRI造影剤を用いさらにS/N比の高い画像を撮像可能である．これらを駆使すれば，その無侵襲性から血管病変のスクリーニングに最適と考えられる．

H. 超音波下穿刺（図9）

① あらかじめ，穿刺の目標となる部位を通常のプローブでスキャンし，針の貫通する皮膚の場所をつかんでおく．その部を中心に広範囲にイソジン消毒し，大きめの清潔な穴あき被い布をかけるか，または，中敷被い布を穿刺部を囲んで3〜4枚かける．

② 消毒した穿刺用器具（穿刺ガイド）を消毒したコンベックス型プローブに装着する．プローブをスキャンし，画面上の穿刺ラインが目的部にあた

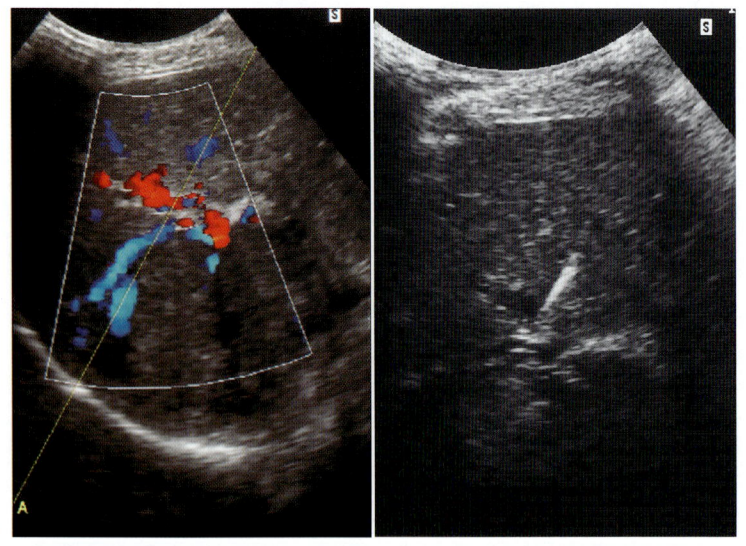

図9　超音波下穿刺
　a：門脈穿刺時，穿刺ガイドラインを穿刺目標に合わせる．
　b：穿刺針の針先エコーが門脈内にある．

る，穿刺しやすい部位で固定し，穿刺ガイドから穿刺針が皮膚を貫通する部を決める．2％キシロカインで胸壁または腹壁を局所麻酔し，小さな切開を開ける．モスキート鉗子で切開部を少し広げ，穿刺針を刺しやすいようにしておく．
③ 21～18Gの穿刺針を穿刺ガイドに通し，プローブで穿刺目的部をスキャンし，患者に息を止めさせ，穿刺する．穿刺針の先端エコーが目的部に向かって進むのを画面上で確認しながら穿刺を進める．目的部に穿刺針先端が到達すれば，第1段階は成功で，患者の息を楽にさせる．
④ 穿刺の目的は生検からPEIT（経皮的エタノール注入療法），PMCT（経皮的マイクロウェーブ凝固療法）胆管穿刺，門脈穿刺，腎瘻のための腎盂穿刺，膿瘍穿刺とさまざまであるが，穿刺ルートに太い動脈，静脈がないルートを選ぶ．門脈穿刺の後，造影や治療が終了したら，カテーテル抜去時の出血に留意し，大きめのゼラチンスポンジを穿刺ルートの肝実質にカテーテルから挿入し出血を止める工夫をする．

I. CT下穿刺（図10）

超音波は空気や，骨を通過しないため，骨，肺や，腸管の多い部位では超音波穿刺は適さない．一方，CTガイドではこれらの場所でも確実に穿刺が可能である．CT下生検を例にCT下穿刺を説明する．
① まず，目的部近傍の皮膚面にX線不透過のカテーテルなどの素材を体軸方向に一定間隔で数本張り付けてCTスキャンする．目的部の最大面に体軸と直角で，鉛直方向に近い部位を皮膚の穿刺ポイントととし，目的部との間の穿刺ラインを決め，その距離と角度ををCT上で計算する．
② 穿刺ポイントから胸壁または腹壁まで針を進め，CTを撮影し針の方向が目的部の方向と一致しているかを確認する．一致していない場合，刺し直し針の角度を目標ラインに向ける．目標ラインと一致したら，針を腫瘍

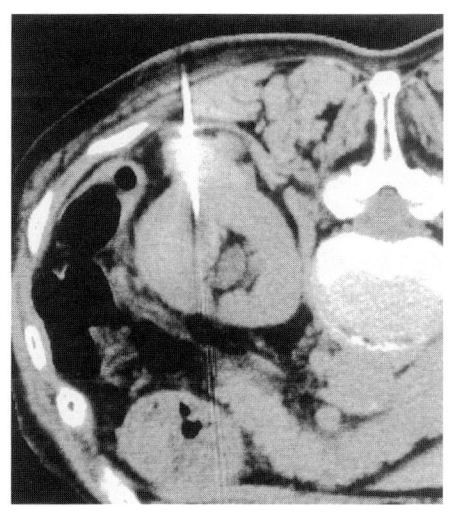

図10　CT下穿刺
　超音波で確認できない腎腫瘤をCT下で穿刺後の確認CT．

の手前まで進めた後，再度確認しCTを撮影する．吸引生検の場合では，針が腫瘍の手前にあることを確認した後，腫瘍の中心まで進め，強く陰圧をかけ，小さな振幅で2〜3度鋭く針を往復させて針を抜く．針と吸引に使った注射器を固定液につけ，採取した標本をゆっくりと押し出し，標本を確認し病理に提出する．注射器の中も固定液で洗い，細胞診に提出する．最近はバイオプシーガンを用いることも多くなっている．

③ CT透視（CT fluoroscopy）

最近のCTでは，CTを使った透視が可能で，穿刺針の動きをCT像として観察できる．これを用いると，目的部まで透視で確認しながら進めることができ，速く確実に施行できる．しかし，X線被曝量が多く，術者の被曝を防止するため，長めの鉗子を使って，CT透視スライス面から手指をできるだけ離して針を進めるなどの工夫が必要である．

文献

1) Glenn F, Evans JA, Mujahed Z, et al : Percutaneous transhepatic cholangiograhy. Ann Surg 156 : 451-460, 1962
2) Nusbaum M, Baum S, Kuroda K, et al : Control of portal hypertension by selective meseneric arterial drug infusion. Arch surg 97 : 1005-1012, 1968
3) Dotter CT, Judkins MP : Transluminal treatment of arteriosclerotic obstruction. Circulation 30 : 654-670, 1964
4) Rosch J, Dotter CT, Brown MJ : Selective arterial embolizations. A new method for control of acute gastrointestinal bleeding. Radiology 102 : 302-306, 1972
5) Margulis AR : Interventional diagnostic radiology : a new subspeciality. AJR 99 : 761-769, 1967
6) Ohishi H, Uchida H, Yoshimura H, et al : Hepatocellular carcinoma detected by iodized oil : use of anticancer agents. Radiology 154 : 25, 1985
7) Yamada R, Sato M, et al : Segmental obstruction of the hepatic inferior vena cava treated by transluminal angioplasty. Radiology 147 : 91-96, 1983
8) Arai Y, Endo T, Sone Y, et al : Management of patients with unresectable liver metastases from colorectal and gastric cancer employing an implantable port system. Cancer Chemother Pharmacol 31 suppl : S99-102, 1992
9) Parodi JC, Palmaz JC, Barone HD : Transfemoral endovascular aortic graft placement. J Vas Surg 18 : 185-197, 1993
10) 片山 仁，石田 修，大沢 忠，他：ヨード造影剤の副作用に関する臨床調査（最終報告）．日医放 48 : 423-432, 1988
11) Young AT, Morin RL, Hunter DW, et al : Surface shield : Device to reduce personnel radiation exposure. Radiology 159 : 801-803, 1986
12) 日本血管造影・IVR学会放射線防護委員会報告（委員長：中村仁信）：肝動脈塞栓術の被爆．1999

（廣田　省三）

2 腹部血管の正常解剖

A. 腹部大動脈

腹部大動脈は，胸部大動脈が大動脈裂孔を通過したレベルから第4腰椎の高さで左右の総腸骨動脈に分岐するまでを指す．主な分枝は，腹腔動脈，上腸間膜動脈，下腸間膜動脈，下横隔動脈，腎動脈，中副腎動脈，肋間動脈，腰動脈，精巣（卵巣）動脈などである（図1）．

腹部大動脈

B. 腹部大動脈の主要分枝

(1) 腹腔動脈（celiac artery）

腹腔動脈（celiac artery）

腹腔動脈は，第12胸椎から第1腰椎の高さで大動脈前面から分岐する．通常，腹腔動脈本幹は総肝動脈，脾動脈，左胃動脈の3本に分岐するが，変異も多い．下横隔動脈が本幹から分岐することも多い（図2）．

下横隔動脈

a. 脾動脈（splenic artery）

脾動脈（splenic artery）

脾動脈は，腹腔動脈本幹から膵体尾部頭側を左方に走行し脾門部に至る．脾門部で数本から10数本の終動脈に分岐し，脾内に入る．

脾動脈は，脾門部に至るまでに背側膵動脈（腹腔動脈あるいは総肝動脈から分岐することもある），大膵動脈，膵尾動脈，後胃動脈，短胃動脈，左胃大網動脈などを分岐し，膵や胃を栄養する．大膵動脈は，膵背面を横走する横行膵動脈に分岐し，膵内に分枝を出すとともに他の膵動脈と吻合する．また，左胃大網動脈は胃の大彎側を走行し，大網枝と胃内枝を分岐しながら右胃大網動脈と吻合する．

大膵動脈
膵尾動脈
後胃動脈
短胃動脈
左胃大網動脈
横行膵動脈

b. 総肝動脈（common hepatic artery）

総肝動脈
（common hepatic artery）

腹腔動脈から右側に分岐し，膵頭側を横走して前方に胃十二指腸動脈を出し，固有肝動脈となる．前述のごとく，途中で背側膵動脈を分枝することもある．

胃十二指腸動脈

胃十二指腸動脈は，後上膵十二指腸動脈と前上膵十二指腸動脈を分岐した後，右胃大網動脈となる．前，後上膵十二指腸動脈は，十二指腸ループと膵頭部を栄養しながら，後述の下膵十二指腸動脈と吻合する．

後上膵十二指腸動脈
前上膵十二指腸動脈
右胃大網動脈
下膵十二指腸動脈

固有肝動脈は，総胆管と門脈の間で肝十二指腸靱帯内を走行し，肝門部で左右の肝動脈に分岐し，肝内に入る．肝門部の動脈解剖には変異が多いが，右胃動脈は総肝動脈か左肝動脈から分岐する．また，胆嚢動脈は，右肝動脈から1

右胃動脈
胆嚢動脈

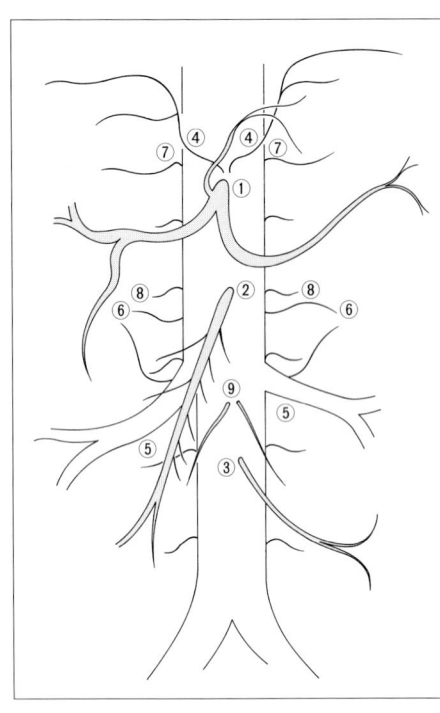

図1　腹部大動脈の解剖
　①腹腔動脈
　②上腸間膜動脈
　③下腸間膜動脈
　④下横隔動脈
　⑤腎動脈
　⑥中副腎動脈
　⑦肋間動脈
　⑧腰動脈
　⑨精巣（卵巣）動脈

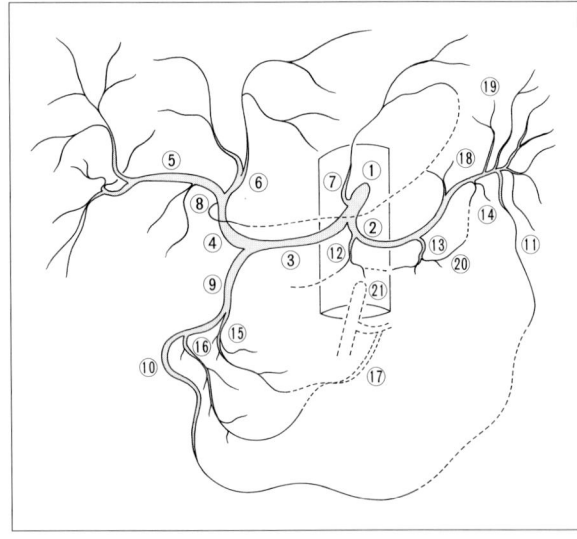

図2　腹腔動脈の解剖
　①腹腔動脈
　②脾動脈
　③総肝動脈
　④固有肝動脈
　⑤右肝動脈
　⑥左肝動脈
　⑦左胃動脈
　⑧右胃動脈
　⑨胃十二指腸動脈
　⑩右胃大網動脈
　⑪左胃大網動脈
　⑫背膵動脈
　⑬大膵動脈
　⑭膵尾動脈
　⑮後上膵十二指腸動脈
　⑯前上膵十二指腸動脈
　⑰下膵十二指腸動脈
　⑱後胃動脈
　⑲短胃動脈
　⑳横行膵動脈
　㉑上腸間膜動脈

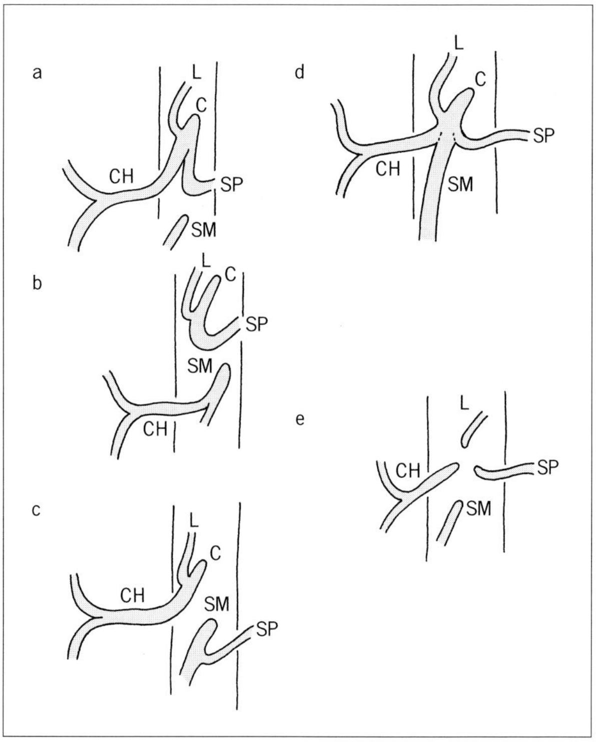

図3 腹腔動脈と上腸間膜動脈の変異
L：左胃動脈
a：celiac type；通常の型
b：hepatomesenteric type；総肝動脈（CH）が上腸間膜動脈（SM）より分岐
c：splenomesenteric type；脾動脈（SP）が上腸間膜動脈（SM）より分岐
d：celiacomesenteric type；腹腔動脈（C）と上腸間膜動脈（SM）が共通幹
e：separate type；おのおの別々に大動脈より分岐

本分岐するタイプが多いが，左肝動脈から分岐するタイプや，2本別々に分岐するタイプもみられる．

　肝動脈は，通常機能的肝右葉を栄養する右肝動脈と機能的肝左葉を栄養する左肝動脈に分かれる2分岐型が多いが，左葉内側区を栄養する中肝動脈が独立して存在する3分岐型のこともある．左肝動脈は，肝臍部で肝左葉外側区を栄養する左葉背外側区枝と左葉腹外側区枝に分岐し，肝内に入る．また2分岐型の場合，中肝動脈は肝臍部に至るまでに左肝動脈より分岐し，左葉内側区に入る．右肝動脈は，通常，胆囊動脈を分岐したあと肝内に入り，前区域枝と後区域枝に分かれる．その後，おのおの前上，前下，および後上，後下区域枝に分岐する．3分岐型の場合，中肝動脈は右肝動脈から分岐することが多い．尾状葉枝は，血管造影上同定困難なことが多いが，通常数本の分枝が存在することが多いとされている．この場合，左右肝動脈の両者が関与していることがもっとも多い．

尾状葉枝

c. 左胃動脈（left gastric artery）

　腹腔動脈本幹上面より左上方へ走行し，噴門部より胃小彎側を栄養しつつ右胃動脈と吻合する．時に，左肝動脈の分岐部から臍部に至るまでの途中で，左胃動脈が分岐することがあり，副左胃動脈（accessory left gastricartery）と呼ぶ．

左胃動脈（left gastric artery）

副左胃動脈（accessory left gastricartery）

d. 腹腔動脈と上腸間膜動脈の変異

　腹腔動脈と後述の上腸間膜動脈は，発生学的に密接な関連を持つため，解剖学的変異が多く見られる．ここでは，総肝動脈，脾動脈，および上腸間膜動脈の位置関係から，5群に分類したものを図3に示す．

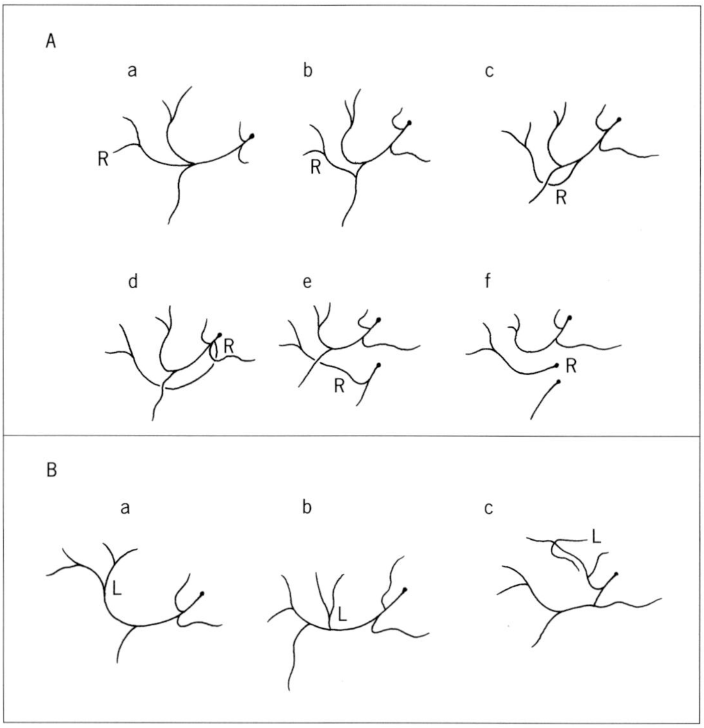

図4 肝動脈の変異
A：右肝動脈の変異
　a：左右肝動脈が同時に分岐
　b：右肝動脈が胃十二指腸動脈から分岐
　c：右肝動脈が総肝動脈から分岐
　d：右肝動脈が腹腔動脈本幹から分岐
　e：右肝動脈が上腸間膜動脈から分岐
　f：右肝動脈が大動脈から単独で分岐
B：左肝動脈の変異
　a：通常型
　b：左肝動脈が総肝動脈から分岐
　c：左肝動脈が左胃動脈から分岐

e. 肝外肝動脈の変異

　肝動脈には，多数の解剖学的変異がみられる．右葉枝の変異としては，上腸間膜動脈から分岐する型の置換右肝動脈（replaced right hepatic artery）がもっとも多い．また，左葉枝の変異としては，肝左葉外側区域枝が左胃動脈から分岐する型の副左肝動脈（accessory left hepatic artery）がもっとも多い．なお，稀に右葉の一部が上腸間膜動脈や腹腔動脈から分岐する単独の分枝によって栄養されることがあり，副右肝動脈と呼ぶ．代表的な変異を図4に示す．

置換右肝動脈
　（replaced right hepatic artery）

副右肝動脈

　また，胆嚢動脈は通常，右肝動脈から分岐するが，変異も多く，2本以上存在することもある（図5）．

f. 膵の動脈解剖

　膵は，腹腔動脈と上腸間膜動脈の分枝により栄養される（図6）．

(2) 上腸間膜動脈（superior mesenteric artery）

　上腸間膜動脈は，腹腔動脈のやや尾側で大動脈前面から分岐し，腸間膜内を下方に走行して空腸，回腸，盲腸，虫垂，上行結腸，横行結腸，膵などを栄養する．主な分枝には，下膵十二指腸動脈，空腸動脈，回腸動脈，回結腸動脈，右結腸動脈，中結腸動脈がある（図7）．上腸間膜動脈の分枝は，主に消化管を栄養するが，各動脈の末梢枝は腸管の辺縁に到達し，互いに吻合する．腸管辺縁を走行するこの動脈を辺縁動脈（marginal artery）と呼ぶ．

上腸間膜動脈
　（superior mesenteric artery）
下膵十二指腸動脈
空腸動脈
回腸動脈
回結腸動脈
右結腸動脈
中結腸動脈
辺縁動脈（marginal artery）
下膵十二指腸動脈（inferior pancreaticoduodenal artery）

a. 下膵十二指腸動脈（inferior pancreaticoduodenal artery）

　第一空腸動脈と共通幹で分岐し，膵鉤部から頭部を栄養し，前述の前，後上膵十二指腸動脈と吻合する．

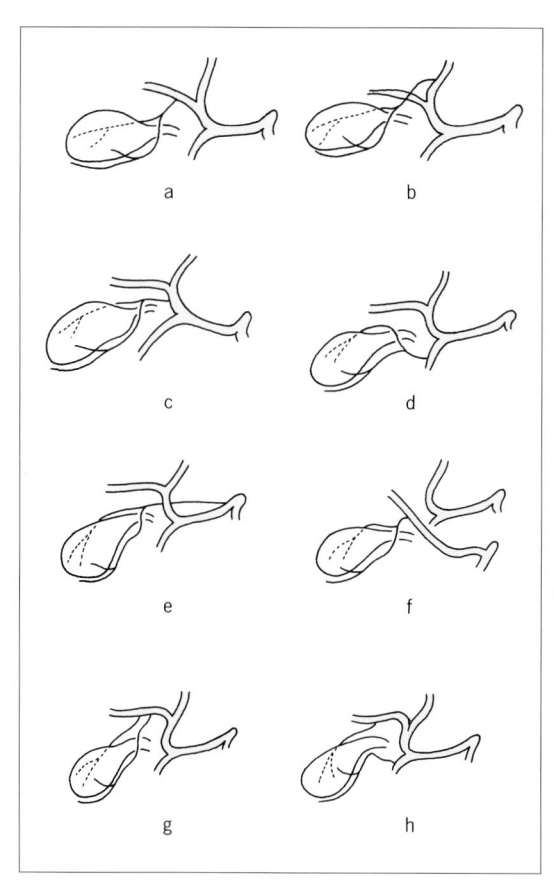

図5　胆嚢動脈の変異
　a：右肝動脈から分岐する型
　b：左肝動脈から分岐する型
　c：固有肝動脈から分岐する型
　d：胃十二指腸動脈から分岐する型
　e：腹腔動脈から分岐する型
　f：置換右肝動脈から分岐する型
　g：胆嚢動脈が2本あり，右肝動脈から分岐する型
　h：胆嚢動脈が2本あり，右肝動脈と胃十二指腸動脈から分岐する型

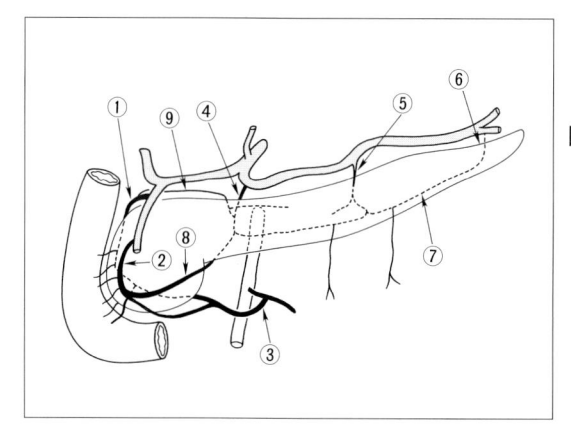

図6　膵の動脈解剖
　①後上膵十二指腸動脈
　②前上膵十二指腸動脈
　③下膵十二指腸動脈
　④背膵動脈
　⑤大膵動脈
　⑥膵尾動脈
　⑦横行膵動脈
　⑧ prepancreatic arterial arcade
　⑨ postpancreatic arterial arcade

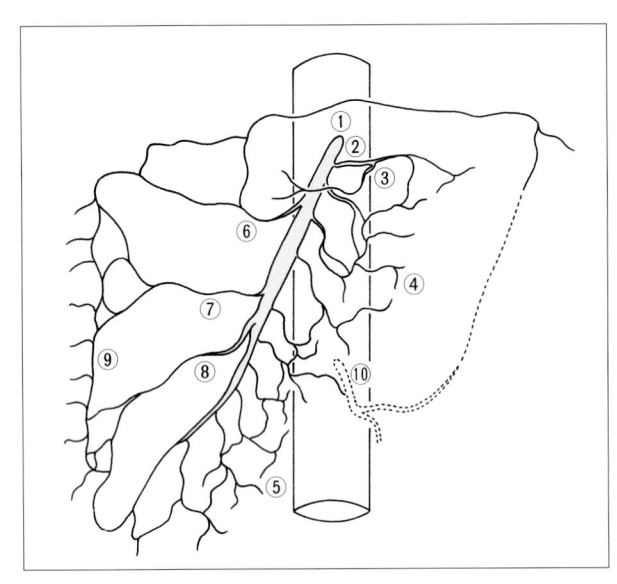

図7 上腸間膜動脈の解剖
①上腸間膜動脈
②第一空腸動脈
③下膵十二指腸動脈
④空腸動脈
⑤回腸動脈
⑥中結腸動脈
⑦右結腸動脈
⑧回結腸動脈
⑨辺縁動脈
⑩下腸間膜動脈

b. 空腸動脈（jejunal artery）および回腸動脈（ileal artery）

空・回腸を栄養する動脈は，血管造影上区別が困難であるため，便宜的に後述の回結腸動脈分岐部より中枢側で分岐するものを空腸動脈（2～8本），それより末梢で分岐するものを回腸動脈（7～17本）と呼ぶ．腸管膜内を走行し，分枝末梢は腸管壁辺縁で吻合を形成する．空・回腸動脈は，通常，上腸管膜動脈より左方へ分岐することが多く，後述の中，右結腸動脈と区別しやすい．

c. 中結腸動脈（middle colic artery）

上腸間膜動脈より右方へ分岐する第1枝で，横行結腸間膜を走行し，主に横行結腸を栄養する．後述の右結腸動脈と共通幹のこともある．大網動脈や横行膵動脈と吻合する．また，右結腸曲で右結腸動脈と，左結腸曲で下腸間膜動脈と吻合を形成する．時に，横行結腸左側と下行結腸上部を栄養する副中結腸動脈が別に分岐することがある．

d. 右結腸動脈（right colic artery）

上行結腸を栄養する動脈を右結腸動脈と呼ぶが，上腸間膜動脈から分岐する型と，中結腸動脈や回結腸動脈からの分枝として存在する型がある．

e. 回結腸動脈（ileocecal artery）

右結腸動脈よりさらに末梢で，右側に分岐する血管である．上腸間膜動脈から分岐後，上行結腸間膜後面を走行し，回腸枝と結腸枝に分かれる．回腸枝は回腸動脈終末枝と，結腸枝は右結腸動脈と吻合する．この他，回盲部で虫垂動脈と盲腸動脈を分枝する．

(3) 下腸間膜動脈（inferior mesenteric artery）

下腸間膜動脈は，第3腰椎の高さで大動脈前面左側から分岐し，左結腸動脈

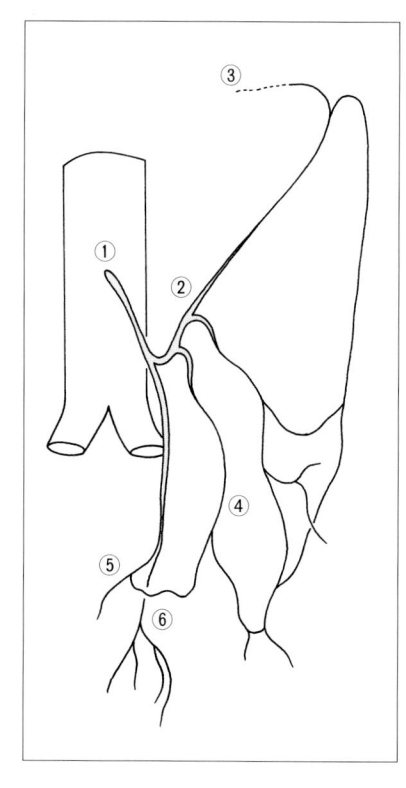

図8 下腸間膜動脈の解剖
① 下腸間膜動脈
② 左結腸動脈
③ 中結腸動脈
④ S状結腸動脈
⑤ 直腸S状結腸動脈
⑥ 上直腸動脈

とS状結腸動脈を分岐した後，骨盤部まで下降し，上直腸動脈となる．左結腸動脈は下行結腸間膜を走行して下行結腸に分布し，左結腸彎曲で中結腸動脈と吻合する．S状結腸動脈は，S状結腸間膜を走行してS状結腸を栄養する．上直腸動脈は，直腸上部に分布し，中直腸動脈と吻合する（図8）．

(4) 腎動脈（renal artery）

腎動脈は，第1あるいは第2腰椎の高さで大動脈から分岐し，左右の腎を栄養する．右腎動脈は，下大静脈の背側を走行する．腎動脈は，腎門部で背側枝と腹側枝に分かれ，それぞれ葉間動脈，弓状動脈，小葉間動脈に分岐していく．片側の腎動脈が2本以上存在する頻度は，約25％とされる．腎動脈からは，この他に腎被膜動脈，穿通動脈，下副腎動脈，尿管動脈などが分岐する．また，下横隔動脈が分岐することもある（図9）．

(5) 副腎動脈（adrenal artery）

通常，上副腎動脈は下横隔動脈から，中副腎動脈は大動脈から，下副腎動脈は腎動脈から分岐するとされているが，変異も多い．

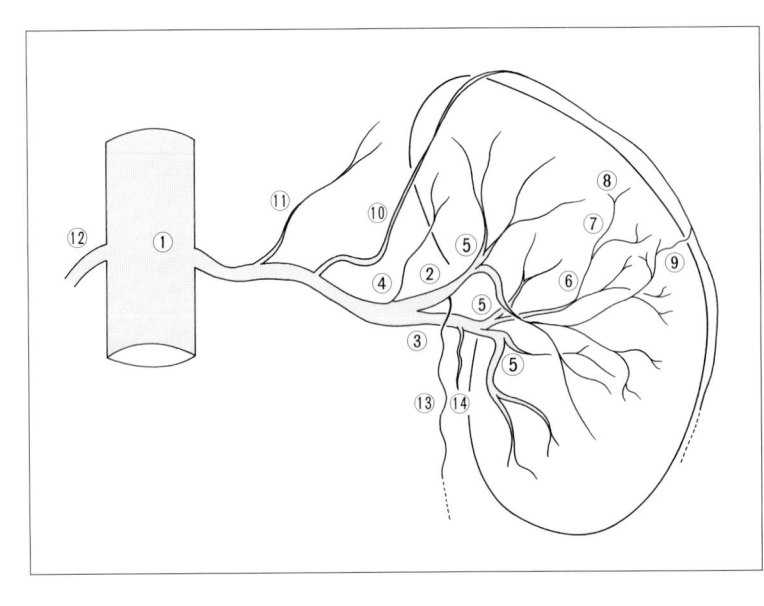

図9 腎動脈の解剖
①左腎動脈
②腹側枝
③背側枝
④上極動脈
⑤区域動脈
⑥葉間動脈
⑦弓状動脈
⑧小葉間動脈
⑨穿通動脈
⑩上腎被膜動脈
⑪下副腎動脈
⑫右腎動脈
⑬上尿管動脈
⑭腎盂動脈

(6) その他

下横隔動脈は，左右共通幹あるいは左右別々に大動脈から分岐し，横隔膜を栄養する．上副腎動脈を分枝することが多い．前述のごとく，腹腔動脈や腎動脈から分岐することがある．

精巣（卵巣動脈）は，腎動脈直下の高さで，左右別々に大動脈前面から分岐することが多い．

腰動脈は，各椎体の高さで，左右1対ずつ大動脈後面から分岐するが，第5腰動脈は正中仙骨動脈から分岐する．

C. 骨盤部の動脈

大動脈は，第4腰椎の高さで左右の総腸骨動脈に分かれ，さらに前外側へ走行して主に下肢を栄養する外腸骨動脈と後内側へ走行して主に骨盤内臓器や臀筋群を栄養する内腸骨動脈に分かれる．また，大動脈分岐部から正中仙骨動脈が分岐する（図10）．

(1) 外腸骨動脈（external iliac artery）

内腸骨動脈が分岐した後，大腿動脈に移行するまでの間を指す．前腹壁を栄養する下腹壁動脈と腸骨に分布する深腸骨回旋動脈が分岐する．

(2) 内腸骨動脈（internal iliac artery）

臀筋群を栄養する壁側枝と骨盤内臓器を栄養する臓側枝に分かれ，次のよう

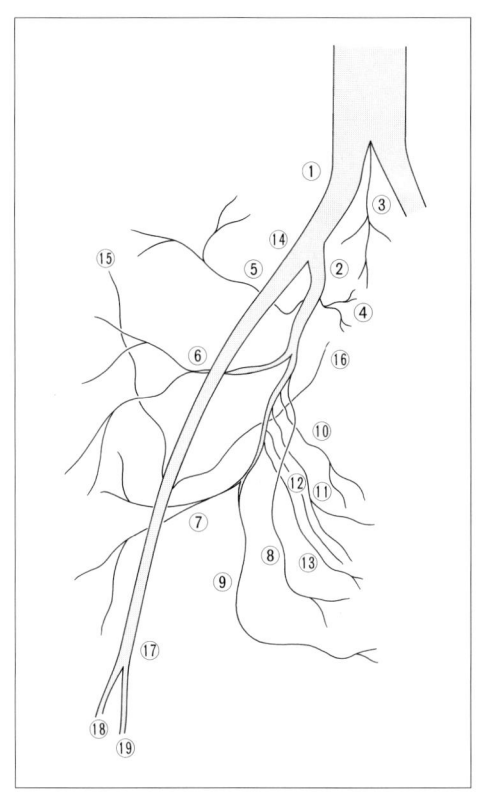

図 10　骨盤部の動脈解剖
① 総腸骨動脈
② 内腸骨動脈
③ 正中仙骨動脈
④ 外側仙骨動脈
⑤ 腸腰動脈
⑥ 上臀動脈
⑦ 下臀動脈
⑧ 閉鎖動脈
⑨ 内陰部動脈
⑩ 子宮動脈
⑪ 上膀胱動脈
⑫ 下膀胱動脈
⑬ 中直腸動脈
⑭ 外腸骨動脈
⑮ 深腸骨回旋動脈
⑯ 下腹壁動脈
⑰ 総大腿動脈
⑱ 深大腿動脈
⑲ 浅大腿動脈

な分枝を出す.

　a. **腸腰動脈** (iliolumbar artery)
　腸腰筋に分布する.
　b. **外側仙骨動脈** (lateral sacral artery)
　仙骨に分布し, 正中仙骨動脈と吻合する.
　c. **上臀動脈** (superior gluteal artery)
　内腸骨動脈の最大分枝で, 大坐骨孔を通過して臀筋群に分布する.
　d. **下臀動脈** (inferior gluteal artery)
　大坐骨孔を介して骨盤外に出, 大臀筋下部と大腿筋に分布する.
　e. **閉鎖動脈** (obturator artery)
　閉鎖管を通って骨盤前壁外側に出, 外閉鎖筋, 深部臀筋, 大腿部に分布する.
　f. **上膀胱動脈** (superior vesical artery)
　膀胱上, 中部に分布する.
　g. **下膀胱動脈** (inferior vesical artery)
　上膀胱動脈の直下から分岐し, 膀胱下部に分布する. また, 男性では精嚢や前立腺を, 女性では膣も栄養する.
　h. **子宮動脈** (uterine artery)
　子宮, 膣, 卵管, 卵巣などに分布する. 卵巣動脈と吻合する.
　i. **中直腸動脈** (middle rectal artery)
　j. **下直腸動脈** (inferior rectal artery)
　直腸中下部に分布し, 上直腸動脈と吻合する.

k. 内陰部動脈（internal pudendal artery）

大坐骨孔から骨盤外に出，小骨盤孔から再度骨盤内に戻って会陰部や陰茎，陰核などに分布する．

D. 静脈の解剖

(1) 下大静脈系（inferior vena cava）

下大静脈は第4腰椎近傍の高さで左右の総腸骨静脈が合流して形成され，横隔膜を穿通し，右心房に注ぐ．この間に左右腎静脈，左・中・右肝静脈，右副肝静脈，右副腎静脈，下横隔静脈，右精巣静脈などが合流する．中肝静脈は，左肝静脈と共通幹となって下大静脈に合流することが多い．また，左副腎静脈と左精巣静脈は，左腎静脈に合流する．

下大静脈と併走するように，左右腰静脈や傍椎骨静脈叢が上行し，胸部で奇静脈系に合流する．種々の原因による下大静脈の閉塞時に側副血行路となる（図11）．

下大静脈には，変異が多いことが知られている．主なものに，重複下大静脈と左下大静脈がある．

(2) 門脈系（portal vein）

脾静脈と上腸間膜静脈が，膵の背側で合流し，門脈を形成する．門脈は，肝十二指腸靱帯内を右頭側に向かって走行し，肝門部で左右枝に分かれ，肝内に入る．

a. 肝外門脈枝

門脈系の主な分枝には，上腸間膜静脈，脾静脈，左右胃静脈（胃冠状静脈），上膵十二指腸静脈があり，門脈本幹かその近傍に注ぐ．脾静脈に注ぐ分枝には，下腸間膜静脈，短胃静脈，後胃静脈，左胃大網静脈などがある．これらは，食道静脈や後腹膜の静脈と吻合を形成しており，門脈圧亢進時の側副血行路となる．また，上腸間膜静脈の分枝には，空・回腸静脈，中結腸静脈，下膵十二指腸静脈，および右胃大網静脈などがある（図12）．

b. 肝内門脈枝

肝内門脈枝は，通常，肝門部で右葉枝と左葉枝に分岐し，右葉枝は右葉前区と後区に，左葉枝は左葉外側区と内側区に分布する．左葉枝は，分岐後左頭側に走行し，尾状葉枝を分岐した後，前方に屈曲して前後方向に走行する．左頭側に走行する部位を横走部，前後方向に走行する部位を臍部と呼ぶ．外側区枝と内側区枝は，臍部から分岐する．

肝内門脈枝の主な変異は，門脈右後区枝，右前区枝，および左枝の間で起こる．つまり，門脈本幹から上記3枝が同時に分岐するタイプと，門脈本幹から右後区枝が分岐した後，左枝と前区枝に分岐するタイプである（図13）．

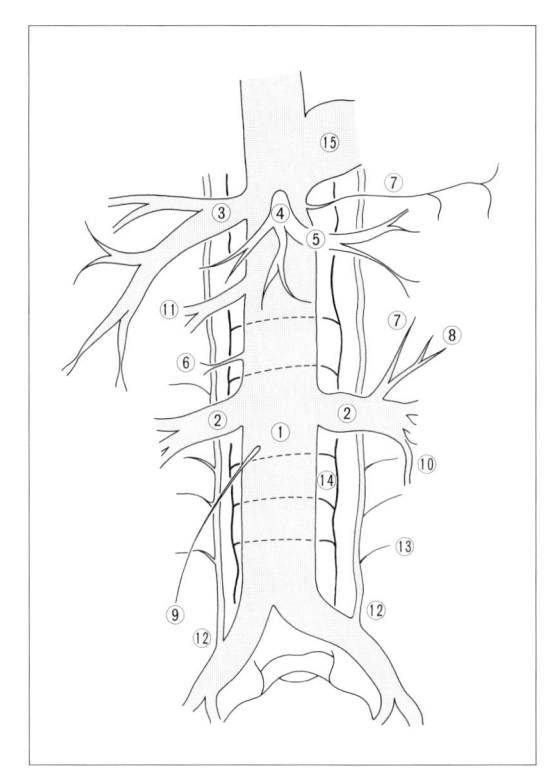

図11　下大静脈系の解剖
①下大静脈
②腎静脈
③右肝静脈
④中肝静脈
⑤左肝静脈
⑥右副腎静脈
⑦下横隔静脈
⑧左副腎静脈
⑨右精巣（卵巣）静脈
⑩左精巣（卵巣）静脈
⑪副肝静脈
⑫上行腰静脈
⑬腰静脈
⑭椎骨静脈叢

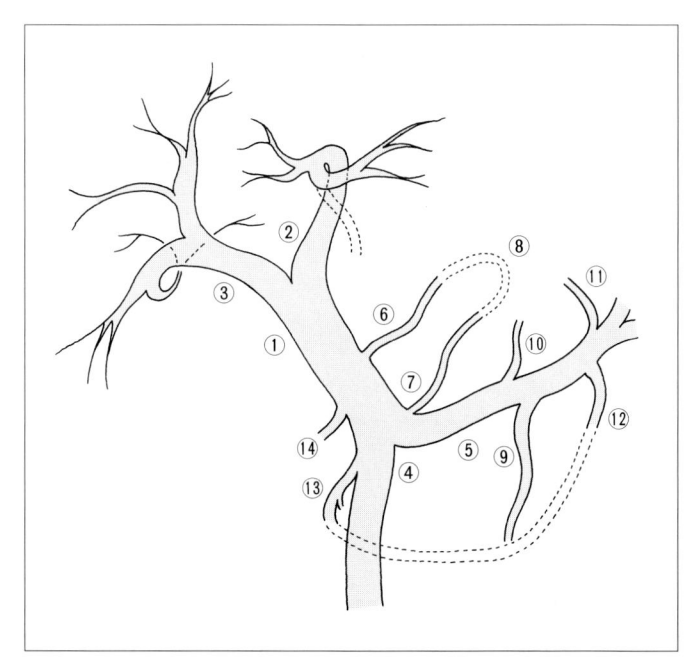

図12　肝外門脈系の解剖
①門脈
②左枝
③右枝
④上腸間膜静脈
⑤脾静脈
⑥右胃静脈
⑦左胃静脈
⑧胃冠状静脈
⑨下腸間膜静脈
⑩後胃静脈
⑪短胃静脈
⑫左胃大網静脈
⑬右胃大網静脈
⑭上膵十二指腸静脈

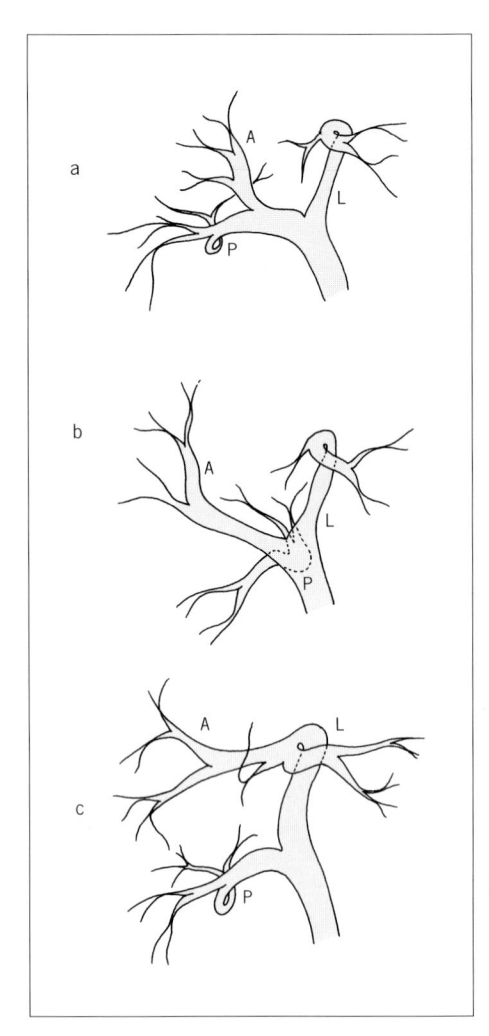

図13 肝内門脈枝の変異
A：前区域枝　P：後区域枝　L：左枝
a：通常型
b：A，P，Lが同時に分岐
c：先にPが分岐した後，LよりAが分岐

文献

1) 平松京一：腹部血管造影のX線解剖図譜．医学書院，東京，1988
2) 石田　修：脈管の造影―診断と治療的応用．南山堂，東京，1991

(杉本　幸司)

3 MR angiography，血管の 3D-CT

　第3世代CT装置の基本的な性能を飛躍的に高めたのは，X線管の連続回転を可能にしたスリップリング方式である．これにテーブル移動を組み合わせて，ヘリカルスキャンあるいはスパイラルスキャンと呼ばれる方式が可能となった．CTによる3次元像は，対象とするCT値の範囲（閾値）をもとに，処理の対象とするボクセルの選定を行う．ヘリカルCTでは，連続したデータを収集することにより，より精度の高い3次元画像の再構成が可能である．この方法で得た3次元像によって，任意の方向からの病変の観察が可能となり，病変の立体構造の把握が容易になる．最近，multi-detector-row CT（MD-CT）の開発，普及が進みつつあり，より一層の撮像の高速化，画像の空間分解能，濃度分解能の向上が期待されている．MR angiographyは，頭部，頸部，骨盤，四肢領域においては，体動の影響が小さく，撮像時間の制約も小さいため，従来から2次元 time of flight（TOF）MRAが行われ，良好な成績を上げてきた．近年，MRI装置の進歩に伴い，ガドリニウム造影剤を急速静注して，呼吸停止下に撮像する造影MRAが開発され，その優れた画質により，さまざまな領域で広く普及している．本稿では，3D-CT，および造影MR angiographyの特徴を簡潔に説明した後，血管系のIVRを行うにあたって，それぞれの3次元再構成画像が，病変部の立体構造の把握に役立った症例を中心に解説する．

time of flight

A. 血管系の 3D-CT

　3次元画像表示のための処理としては，①計測（3次元情報をボクセル情報として計測），②抽出（3次元データから表示する対象を抽出），③変換（レンダリング：抽出された3次元データを2次元画像に変換）の3段階を必要とする．当施設ではシーメンス社製SOMATOM 4 またはSOMATON 4 VOLUME ZOOM（MD-CT）を用い，造影剤を注入しながらデータを収集した．スパイラルCTを行う場合，検査対象に応じて，X線ビーム幅，テーブル移動速度，再構成幅の三つのパラメーターを，正しく選択することが重要である[1～3]．撮影条件は撮像部位および使用機種（MD-CTが中心）により異なる（表1）．造影剤注入は肘静脈より，非イオン性造影剤（300 mgI/ML）100 mlを2～2.5 ml/秒の注入速度で行う．注入開始より10～20秒後にスキャンを開始する．これにより50～70 cmの範囲の3次元データ収集が可能である．3次元画像構成法には主に次に示す方法が用いられている．

表1 3D-CTの撮像条件(シーメンス社製 SOMATON4 VOLUME ZOOM)

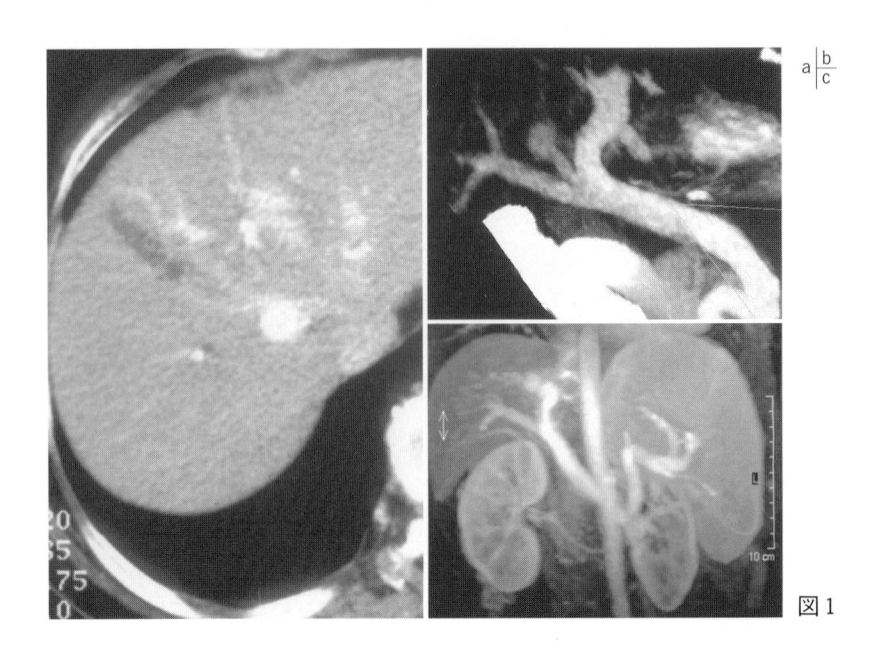

	上腹部 (肝, 膵, BRTO, TIPS 前)	大血管	四肢末梢血管
注入速度	3〜5 ml/sec	3〜5 ml/sec	3〜5 ml/sec
スライス厚	3 mm	3 mm	3 mm
再構成幅	1 mm	1.5 mm	1.5 mm

図1

(1) 3次元表面表示 (Shaded Surface Display)

閾値を設定することで，その範囲内のCT値のみを取り出し，点光源からの距離に応じて輝度を設定し，立体表示を行う．得られた画像はCRT上で自由に回転させることができ，任意の方向からの観察が容易である（図1a, b, c）．このため正面像のみでは評価の困難な前後方向に走行する血管や，静脈瘤のように屈曲蛇行する血管の全体像の把握が容易である．しかし光源からの距離に応じて輝度をつけてあるため，得られた3次元画像においてはCT値の情報は失われている．また高度な視点変更が可能であるが，表面のみを対象とするためレンダリング点数が少なく，内部情報を持っていない．このため内腔の透視などはできない．また閾値を上げることで血管辺縁部の情報がなくなり，血管径の過大，過小評価につながることがあり，読影には注意を要する[1〜5]．

(2) MPR (multiplanar reconstruction)

ヘリカルCTでは連続したデータが得られるため，thin sliceで再構成した画像を用いて，任意の断面での2次元画像を作成できる．表面表示法と異なり再構成画像はCT値の情報を含んでおり，石灰化，血栓と血管内腔の区別も可

図2

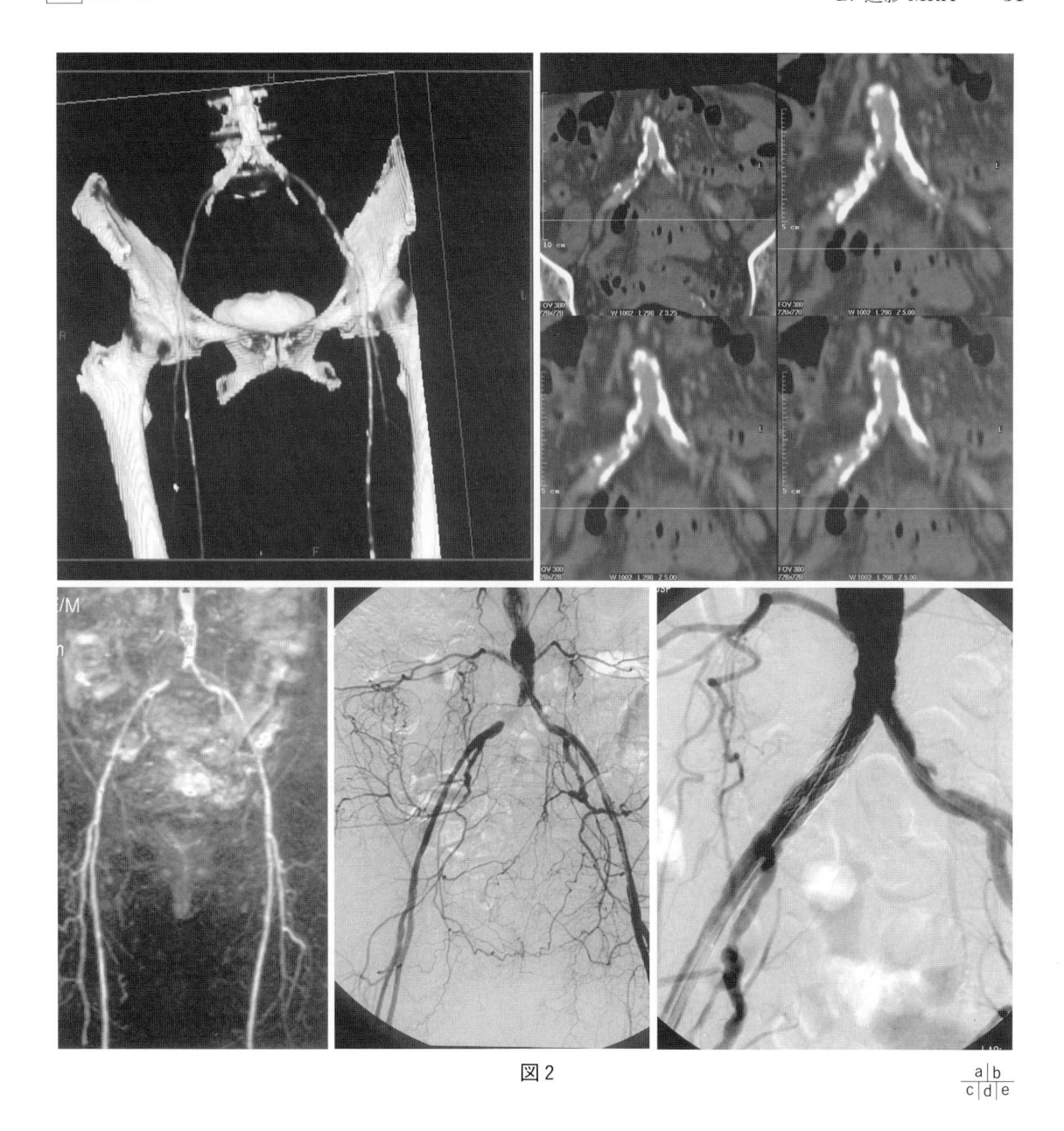

能である（図2 a, b）．

(3) MIP (maximum intensity projection)

　ある方向からの投影を行いボクセル中の最大のCT値を投影面に反映させ，2次元画像を作成する．高い解像度を有するとともに，閾値による2値化がされていないため本来のCT値を持っており，コントラストの変更が可能である．しかし投影線上の最大値以外の情報が消えるため，奥行きの情報は表示されず，1枚の画像のみでの立体構造の情報は得られない．角度を変えた像を作成することで，3次元的な観察が可能になる．細い血管の描出にはMIPが有効であり，MIPとvolume renderingを合成することで細い血管まで含んだ3次元画

像を得ることも可能である．

B. 造影MRA

　造影MRAは，ガドリニウム造影剤を急速静注してfirst passの間に高速gradient echo法によるT1強調画像を撮像し得られた原画像からMIP処理にて血管像を得る方法である．造影剤のT1短縮効果により血液を高信号に描出するため，inflow効果を必要とせず，スライド方向は任意に設定でき，血流方向にも依存しない．TOFやphase contrast法と比較して以下のような特徴があげられる．

phase contrast法

1) 信号は主に造影剤のT1短縮効果によるところが大きく，血流速度や方向，パターンの影響を受けにくい．得られる画像は血管造影と類似した画像となり，その画像所見の解釈，評価が受け入れられやすい．
2) 従来のTOF法は血流に対して，垂直に撮像面を設定する必要があり，頭尾方向の分解能はスライス厚以下にはならず，体幹部では長い撮像時間を要したが，造影MRAでは，撮像断面を冠状断で設定できるために，骨盤領域や下肢領域では，3次元スラブに無駄な空間が少なく，広範囲のデータを効率よく収集できる．
3) 造影剤によるT1短縮効果を画像化するため，血管以外の構造であっても早期の造影効果を有するものであれば，画像上描出され，読影の障害となることがある．
4) 描出血管は造影剤注入と撮像のタイミングに依存する．MRAではCTより造影剤の注入量が少なく，注入速度が一般的に低く，患者の心機能の影響を受けやすい．一方，主に2D法を用いた短時間（数秒）の撮像を繰り返すことにより，造影剤の動態に基づく，異なる血管像を撮ることが可能であり近年MR-DSAとして報告されている．また3D法の画質をやや犠牲にし，時間分解能を優先したtime resolved MRAの有用性も報告されている．
5) 2D法と3D法が選択できる3D法は2D法に比べ信号雑音比が優れており，またthin sliceでの撮像も可能である．Maximum intensity projection（MIP）像を多方向から立体的に観察することができる．さらには任意の断面の画像を得られることも大きな利点の一つであり，腹部主要血管の造影MRAのMIP像の画質は経静脈性X線Digital subtraction angiography（IV-DSA）または経動脈性の大動脈造影と比較して同等程度の画像が得られる．また2D法は高い傾斜磁場を必要とせず一般的な装置でも撮像が可能である．

　これらの3次元画像においてそれぞれの特性を生かし臨床的に有用な画像を得ることは非常に重要であり，特に，外科的治療の術前のシミュレーション，Interventional Radiology（IVR）の術前検査や術後のfollow-upにおける非侵襲的な画像診断として用いられることが多い．次に症例を呈示しながら，それぞれの有用性について述べる．

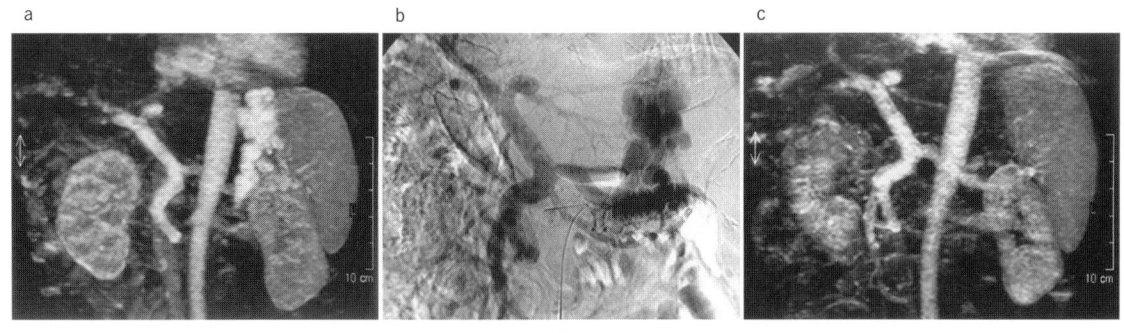

図3

a. 閉塞性動脈硬化症（ASO）の血管形成術前の評価

近年，閉塞性動脈硬化症に対する血管形成術（Percutaneous transcatheter angioplasty：PTA）およびステント留置は幅広く行われており，その効果，判定に造影CTおよび3D-CTやMRAは広く用いられている[4,5]．当施設でも，閉塞部位，閉塞範囲などの把握を容易とするため術前にMRA，3D-CTを施行している（図2a，b，c）．これにより横断像のみでは把握困難な狭窄範囲の診断が容易となり，特にMD-CTにおいては石灰化と血流の同時描出が可能であり，PTA術前にprimary stentingの必要性の判断が容易となる．しかし双方ともに側副血行路の描出能は不十分であることが多く，造影タイミングの再検討など今後の課題といえる．

b. B-RTO術前の胃静脈瘤血行動態把握について

胃静脈瘤は食道静脈瘤と比較して頻度は低いものの致死性が高い．そこで待機的な静脈瘤硬化療法として，バルーン閉塞下逆行性静脈瘤硬化療法（以下，B-RTO）が行われている[6~8]．B-RTO前には造影CT，MR portographyを施行し，Gastro-renal shunt（G-R shunt）の有無，供，排血路を確認している（図3a，b，c）．これらの3次元画像を用いることでカテーテル操作を行ううえでの静脈瘤全体像の把握，静脈瘤の供血路の立体的な把握が容易となる．現時点では下横隔静脈など，細い径の側副血行路の描出は不十分であり，静脈瘤への血行動態（特に冠状静脈が遠肝性か求肝性か）の把握はできず，今後の課題といえる．

c. 腎，尿管，膀胱領域について

泌尿器領域の診断においては，MRI，MR angiographyが中心であり，多数の報告が見られる．また脂肪抑制法を併用した長いecho time（log TE）のTurbo（Fast）Spin echo法を用いたMR pyelographyは水腎症患者など腎機能の低下した患者などに対して非侵襲的で有用性が報告されている（図4）．IVRに関しては，腎血管性高血圧患者における腎動脈狭窄の評価，ならびにPTA後の効果判定に関する報告がある[4,5]．

d. 肺動静脈瘻の塞栓術術前の3D-CT

本施設では，肺動静脈瘻に対するIVR前の検査として3次元CTを用いることが多く，有用性が高いと考えている．撮影は，テーブル移動幅3mm，X線ビーム幅3mm，再構成幅1.5mmの条件で行っている．肺門から瘻までの連続データにより，流入動脈，流出静脈の数，すなわちsimple typeかcomplex typeを容易に把握できる（図5a，b，c）．しかし塞栓術において必要と

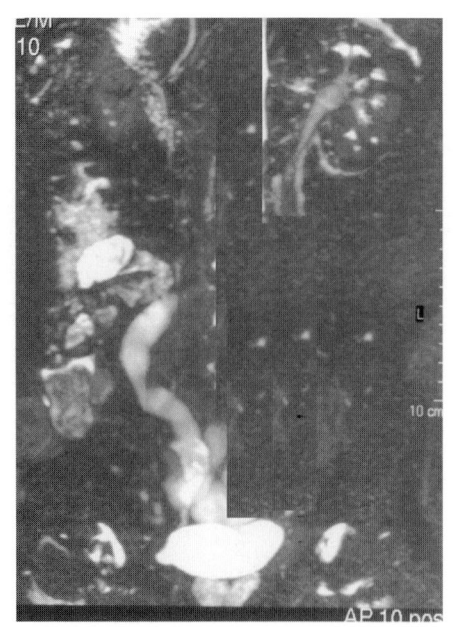

34   3. MR angiography，血管の 3 D-CT

図4

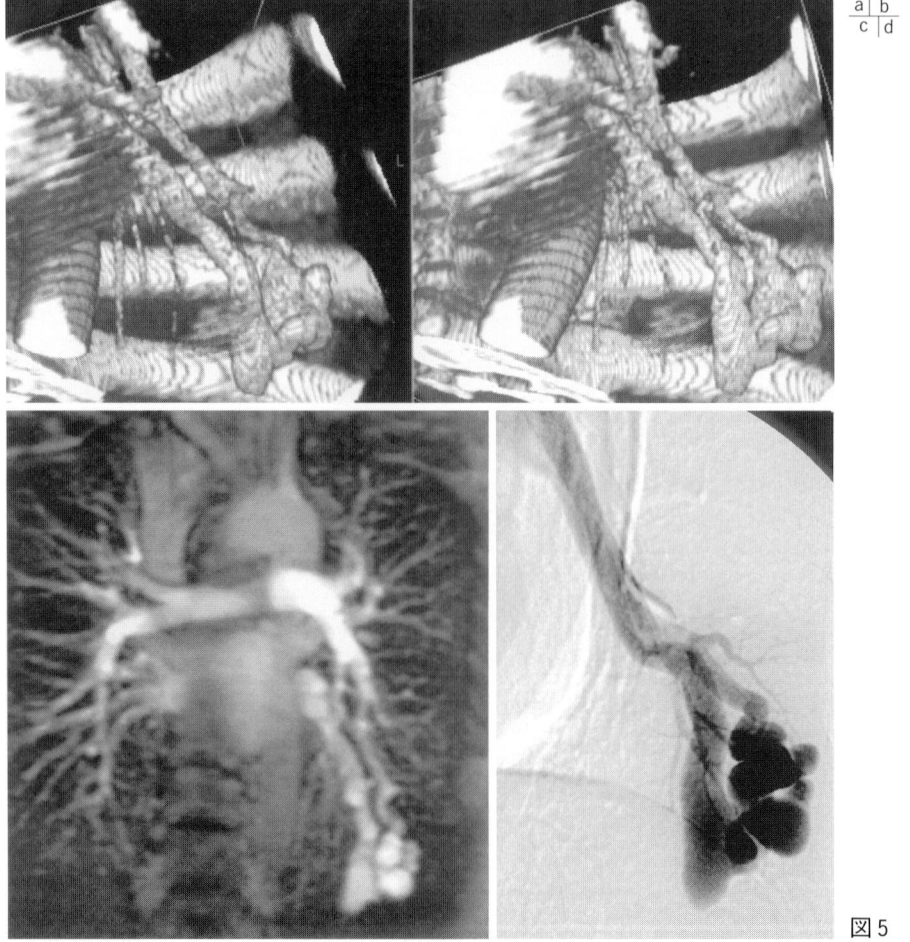

図5

なる流入動脈径は，設定する閾値によって変化するため術前に流入動脈径を計測するのに用いることはできない．

まとめ

人体を直接3次元像として観察しようとする，診断支援としての3次元画像構成が試みられている．今後はどのような疾患や病態で有用かを評価する段階に入っている．本稿で示したように，IVRへの応用は臨床的により有用な情報を提供し得る領域であると考えられる．

文献

1) 藤原俊孝，他：ルーチンとしてのヘリカルCTと最近の話題―骨盤―．臨床画像 13(11)：1339-1347, 1997
2) 飯田英次，他：三次元CT血管造影法による大動脈および分枝疾患の診断―骨盤・下肢動脈―．臨床画像 12(6)：682-689, 1996
3) 山下康行，他：尿路・生殖器・骨盤部．臨床画像 11(4)：120-127, 1995
4) GR Rubin, MD Dake, SA Napel, et al：Geoffrey, Michael, MD：Three-dimensional spiral CT angiography of the Abdomen：Initial clinical experience. Radiology 186：147-152, 1993
5) 林 宏光，他：3D-CTA，3D-MRAによるMinimally Invasive Vascular Imaging. Update 脈管学 138(6)：309-314, 1998
6) Kanagawa H, Miwa S, Kouyama H, et al：Treatment of gastric fundal varices by balloon-occluded retrograde transvenous obliteration. J Gastroenterol Hepatology 11：51-58, 1996
7) 金川博史，他：バルーン下逆行性経静脈的塞栓術（BRTO；Balloon-occluded retrograde transvenous obliteration）．肝，胆，膵 28：373-379, 1994
8) Hirota S, Matsumoto S, Sako M：Retrograde Transvenous Obliteration of Gastric Varices. Radiology 211：349-356, 1999
9) 鳴海善文，他：膀胱癌の診断：CT，MRI．臨床画像 11(10)：134-143, 1995
10) Narumi Y, Kumatani T, Yoshioka H, et al：Evaluation bladder tumors with 3D spiral CT cystography. Radiology 189：376, 1993
11) 南部敦史，他：上腹部を中心としたMRA．臨床画像 14(8)：949-957, 1998
12) 湯浅祐二，他：腹部大動脈と下大静脈及び主要分枝のMRA．臨床画像 14(8)：958-963, 1998
13) 天沼 誠，他：骨盤・四肢のMRA．臨床画像 14(8)：964-973, 1998
14) 藤井清文，他：MRAの撮像技術のこれまでとこれから．臨床画像 14(8)：974-983, 1998
15) Prince MR：Gadolinium-enhanced MR aortography. Radiology 197：785-792, 1995
16) Holland GA, et al：Breath-hold ultrafast three dimensional gadolinium-enhanced MR angiography of the aorta and the renal and other visceral abdominal arteries. AJR 166：971-981, 1996

（福田　哲也／杉村　和朗）

4 外科医からみた血管造影と IVR の役割

　IVR とは，放射線診断技術の治療的応用と訳され[19]，血管造影の技術を応用した interventional angiography（血管系 IVR）とそれ以外の non-vascular interventional radiology（非血管系 IVR）に大別される．消化器外科においては，各疾患の治療方針の決定や術式の決定，術後の合併症に対する治療，さらには手術不能例や術後の再発例に対してなど，周術期を通じて日常的に IVR が施行されている．本稿では肝胆膵領域を中心に外科領域での血管造影と IVR の役割について実例を呈示して概説する．

A. 腹部外科領域の血管造影

　腹部血管造影は腫瘍の存在診断に始まり，質的診断，拡がり，腫瘍への栄養血管の同定，多臓器への転移の有無などその用途は広く，特に肝胆膵領域疾患においては必須の検査である．

(1) 肝の血管造影

　日本における肝細胞癌（HCC）患者の多くは C 型あるいは B 型肝炎により，肝機能低下を伴っていることが多く[10]，肝切除を行う際には残存肝機能[9]を可能な限り温存した術式が要求される．したがって，腫瘍の大きさや数，局在などその進展様式が手術適応の決定には重要な因子となる．例えば，腫瘍径が 10 cm を超えるような大きな腫瘍でも，肝表面に局在する時には残存肝機能が許せば，肝切除が可能である．逆に腫瘍径が小さくても，肝門部など肝の深部に局在し，しかも周囲にいくつかの衛星結節を認める場合には手術適応とはならず，肝動脈塞栓療法（TAE），エタノール注入療法（PEIT）など IVR が選択される．通常の造影 CT や腹部超音波でも比較的大きな腫瘍の存在や質的診断は可能であるが，小さな腫瘍性病変や衛星結節の存在，質的診断は，それら検査では困難なことが多く，digital subtraction angiography（DSA）や血管造影と CT を併用して行う，動脈 CT（CT arteriography）や門脈 CT（CT arterial portography）[17]が欠くことのできない検査となる．血管造影時に抗癌剤を含むリピオドールを注入して，後日 CT を施行するリピオドール CT は，腫瘍へのリピオドールの取り込みを観察できる治療を兼ねた検査法として有用である[7]．

　腫瘍の栄養血管を同定すること，患者個々の動脈分岐の破格を確認することも術前に血管造影を行う理由の一つである．肝切除に先だって，栄養血管を含

digital subtraction angiography (DSA)

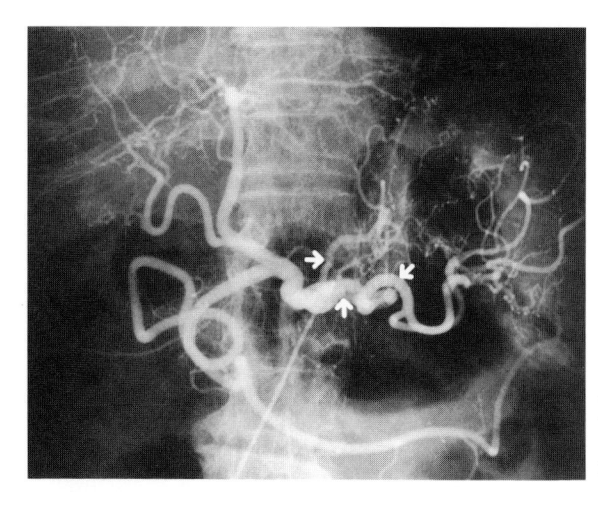

図1 膵癌の手術不能例
腹腔動脈，総肝動脈，左胃動脈の広狭不整があり，手術不能と判断された．

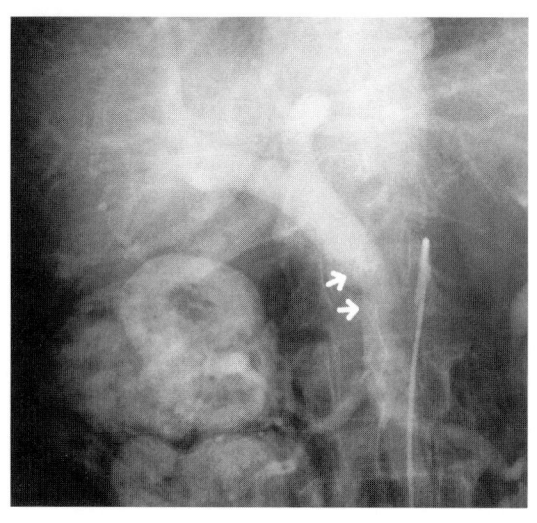

図2
門脈に狭窄像を認める．

む区域枝を門脈枝ともに結紮切離すれば，系統的な区域切除[16]も可能で出血もコントロールしやすい．

(2) 胆・膵の血管造影

　胆膵領域癌における血管造影の主目的は，主要血管への浸潤の有無と肝内転移の有無を確認することである．肝門部，胆管，膵領域には腹腔動脈とその分枝である総肝動脈，肝動脈，脾動脈，胃十二指腸動脈など主要血管が存在し，悪性腫瘍ではしばしばこれら動脈に直接あるいはリンパ節を介して浸潤する．図1のように明らかに主要血管への浸潤がある場合には手術適応とはならない．
　血管造影後期相の腫瘍の門脈系への浸潤の有無も手術術式を決定するうえで重要である．上腸間膜静脈は膵臓の背面を上行するため，膵頭部や膵鉤部癌ではしばしば狭窄，閉塞をきたす（図2）．これら症例では膵頭十二指腸切除に門脈合併切除を併施することも考慮される[4]．

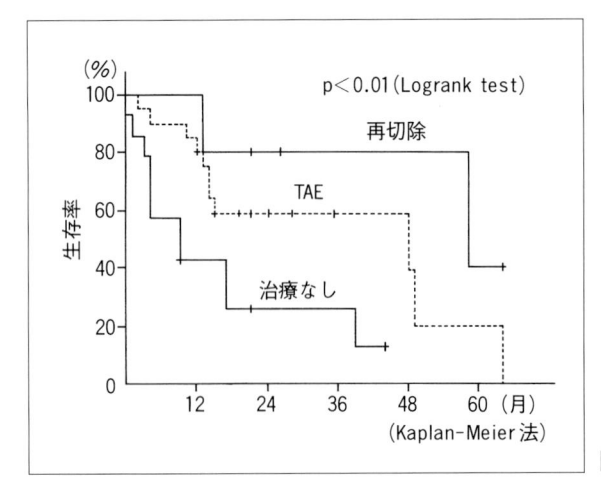

図3 肝切除後再発症例の治療別生存曲線

B. 腹部外科領域の IVR

(1) 肝の IVR

　肝癌，特に HCC では，前述したように残肝機能や腫瘍の局在により TAE や PEIT などの IVR が治療の第1選択となることも多い[10]．外科領域では，術後再発例に対してこれら IVR が積極的に行われている．HCC は，たとえ根治術であってもその再発率は高く，残肝に再発することが知られている[8]．また，最近では，発生母地である慢性肝炎や肝硬変そのものが発生母地となって新たに癌を発生するといういわゆる多中心性発癌の報告もなされている[6]．自験例で手術後再発症例の治療別生存率を検討した．肝切除施行後，肝内再発をきたした 39 例を対象とした．再手術施行例は 5 例，TAE 施行例は 20 例，再発後無治療症例は 14 例であった．再発後治療を行わなかった症例の 3 年生存率は 25.7％，一方，TAE 症例，再切除を行った症例のそれはそれぞれ，58.7％，80.0％ であり，TAE 施行症例は，肝切除症例に次いで再発後の生存期間は良好であった（図3）．TAE は肝機能不良例や，多発する肝内転移に対しても施行でき，しかも繰り返して行うことが可能であり，術後再発例に対する有効な治療法である．

多中心性発癌

(2) 胆・膵の IVR

　膵癌に対する膵頭十二指腸切除あるいは膵体部切除術や噴門部領域の進行胃癌でのリンパ節郭清を目的とした膵体尾部脾合併切除など膵切離術後に思わぬ腹腔内出血をきたし，時として致命的となることがある．膵頭十二指腸切除における膵消化管吻合や[1]，膵切除後の残膵断端処理については種々の方法[14,18]が考案されているが，今なお膵消化管吻合の縫合不全や膵体尾部切除後の膵液

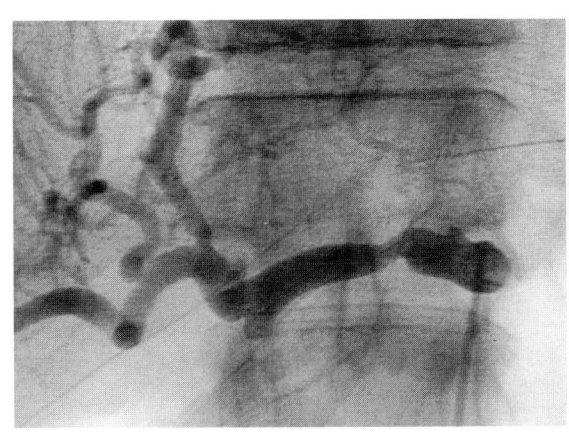

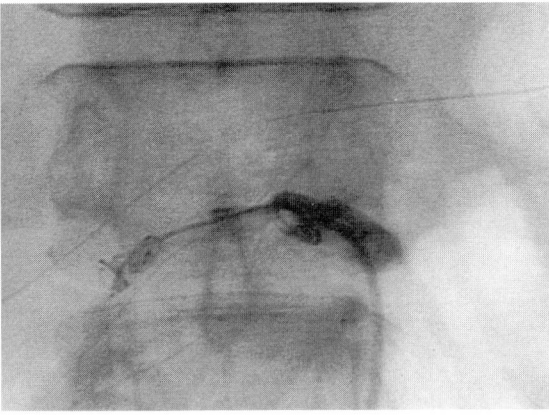

図4　腹腔内出血例の術後血管造影（a）と TAE 施行後（b）
TAE 後，総肝動脈の血流は途絶している．左胃動脈，脾動脈は手術時切離されている．

瘻の発生率は 10〜15％[2,12,15]と高い．蛋白分解酵素を含む膵液は，膿瘍の存在下に活性化されて膵断端近傍に存在する動脈を破綻させ重篤な腹腔内出血を引き起こす[3]．当院でも胃全摘膵脾合併切除施行術後に大量の腹腔内出血をきたした症例を経験した．

【症　例】49 歳，男性
　胃全摘，膵脾合併切除および横行結腸部分切除施行した．術後 5 日目より膵液瘻を認めた．術後 20 日めに突然，膵断端に挿入したドレーンより大量の出血をきたし，ショックに陥った．同日の緊急手術にて，出血部位は脾動脈結紮部で，膵液により結紮糸が破綻し出血を招いたものと考えられ，pledget 付き血管縫合糸にて再度結紮止血した．再手術後 2 日めに再出血予防のために TAE を行い（図 4 a），腹腔動脈本幹より胃十二指腸動脈分岐部までの総肝動脈を塞栓した（図 4 b）．術後，膵液瘻遷延したが，再出血見られず，術後 80 日めに退院となった．

　膵液瘻に起因した腹腔内の大量出血に対しては，術後の患者であることを考慮して TAE を選択する施設もある[5]．しかし，この出血は脾動脈，左胃動脈など主幹動脈のことが多いため，即座に止血を行う必要があり，しかもその効果は確実でなければならない．再開腹により，直視下に出血部位の確認，止血が可能で，また，膿瘍の除去，局所の洗浄，ドレーンの再留置もできることより，膵液瘻による腹腔内の大量出血に対しては再手術が妥当と考えられる．しかし，一度止血し得ても，膵液瘻，膿瘍が腹腔内に存在している以上，再出血の可能性はきわめて高い．本例では，再開腹による止血術を施行後，TAE を併施することで患者を救命し得たと考えられる．

　胆・膵領域の代表的な non-vascular interventional radiology として胆管内ステント療法がある．従来，外科において切除不能な閉塞性黄疸例に対しては胆道バイパスが施行されてきた[13]．この手術は患者の予後には反映されないが，減黄のために留置されている外胆汁瘻チューブから解放し，QOL を確保することが可能である．しかし，姑息術であっても，術後の縫合不全予防のために，新たに減圧チューブが術後一時的にしろ留置されることがあり，退院までに数

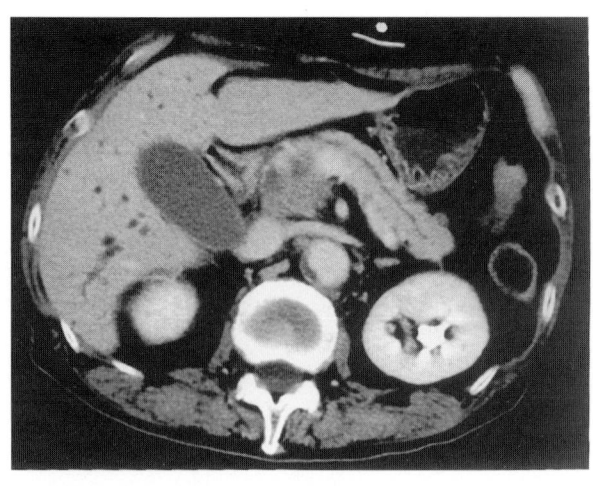

図5 悪性リンパ腫の再発閉塞性黄疸症例
腹部 CT にて，膵頭部背側の腫瘍と総肝管，両葉の肝内胆管の拡張，尾側主膵管の拡張を認める．

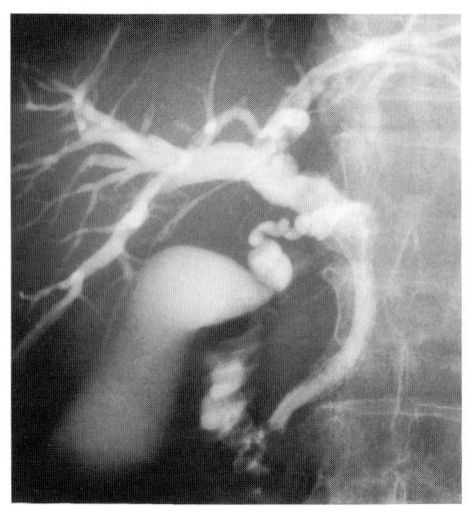

図6 ステント留置例
胆管内に expandible metalic stent を留置した．

週間を要することもある．また，肝門部，肝管分岐部を越えて癌が浸潤する場合には特殊な場合を除いて，単開腹に終わることが多い．さらに開腹操作に伴う術後癒着性イレウスの危険性もある．近年用いられている expandible metalic stent は従来のチューブ型ステントに比べて，開存率に優れ，胆道感染の危険性が少ないことが報告されており[11]，tube free で，在宅療養が可能であり，患者の QOL の高い水準が保たれるものと考えられる．

ステント療法は消化器癌術後の再発例にも有効な手段となる．症例を呈示する．

【症　例】74歳，男性

回腸末端の悪性リンパ腫にて，右半結腸切除を施行，術後 CHOP 療法を施行し軽快退院したが，術後12ヵ月に膵頭部背面のリンパ節に再発して閉塞性黄疸をきたした（図5）．PTCD 施行して減黄術を行い，expandible metalic stent を留置した（図6）．ステント療法は，胆膵癌で手術不能な症例に加えて，各種消化器癌根治的手術施行後の再発による閉塞性黄疸や胆管空腸吻合狭窄や

閉塞時にも良い適応となる．

まとめ

今日，多くの消化器悪性疾患で，診断体系の確立とともに早期発見が可能となり術後成績は飛躍的に向上した．手術治療に関しては鏡視下手術の導入や，神経温存など患者のQOLに配慮した術式が選択されつつある．しかし一方で，手術不能例や再発症例も存在し，これら患者に対する治療やQOLへの配慮はいまだ十分ではなく，今後，外科とIVRの一体となった治療体系の確立が望まれる．

文献

1) 天野穂高，高田忠敬，安田秀喜，他：膵・膵管と消化管吻合．日外会誌 98：622-627, 1997
2) 荒井邦佳，北村正次，宮下 薫：膵体尾部切除術．手術 47：1703-1708, 1993
3) 藤田繁雄，井上善文，渡辺洋敏，他：胃癌術後膵液瘻を契機とした腹腔内大出血の3例．日臨外 57：457-460, 1996
4) 今泉俊秀，羽生富士夫，高崎 健，他：血管合併切除を伴う膵頭十二指腸切除術．手術 43：243-253, 1989
5) 石原敬夫，森岡恭彦：消化管縫合不全後の腹腔内出血．手術 41：1937-1939, 1987
6) 金丸太一，森田 康，伊藤卓資，他：B型，C型肝炎ウイルスマーカーよりみた肝細胞癌切除症例の臨床病理学的検討．日消外会誌 31：836-841, 1998
7) Konnno T, Maeda H, Iwai K, et al : Effect of arterial administration of high-mollecular-weight anticancer agent SMANCS with lipid lymphographic agent on hepatoma. Eur J Cancer Clin Oncol 19 : 1053-1065, 1983
8) The Liver Cancer Study Group of Japan : Primary liver cancer in Japan. Clinicopathologic features and results of surgical treatment. Ann Surg 211 : 277-287, 1990
9) Mizumoto R, Noguchi T : Hepatic functional reserve and surgical indication in primary liver cancer. Primary liver cancer in Japan (ed Tobe T, Kameda H, et al). Springer-Verlag, Tokyo, p 185-197, 1992
10) 第12回全国原発性肝癌追跡調査報告：日本肝癌研究会，1997
11) 齋藤博哉，桜井康雄，高巴明夫：メタリックステント up date-胆道．画像診断 16：488-498, 1996
12) 佐治重豊，鷹尾博司：消化管瘻の治療；4) 膵液瘻．外科 57：181-183, 1995
13) 佐々木一晃，平田公一：胆道のバイパス手術．手術 51：1085-1089, 1997
14) Suzuki Y, Fujino Y, Tanioka, Y, et al : Randomized clinical trial ultrasonic dissector or conventional division distal pancreatectomy for non-fibrotic pancreas. Br J Surg 86 : 608-611, 1999
15) 田島義証，兼松隆之：膵頭十二指腸切除後の膵消化管縫合不全発生時の対策．手術 53：997-1001, 1999
16) 高山忠利，幕内雅敏，山崎 晋，他：系統的切除術．日外会誌 99：241-242, 1998
17) 高安賢一：小型肝細胞癌．肝臓の画像診断—最小肝癌の発見から治療まで（高安賢一）．分光堂，東京，p 109-133, 1991

18) 田中恒夫, 山崎浩之, 善家由香里, 他: 膵切除におけるハーモニック・スカルペルの有用性について. 胆と膵 19: 805-808, 1998
19) 内田日出夫, 平松京一: IVRとは―歴史を含めて. Interventional Radiology (平松京一, 内田日出夫, 編). 金原出版, 東京, p 1-5, 1994

(金丸　太一／西原　徳文／西田　義記／山本　正博)

5 消化器内科医からみた血管造影とIVRの役割

　IVR（interventional radiology）の命名はカリフォルニア大学サンフランシスコ校放射線科 Alexander Marguilis 教授による．邦訳が能わない命名であり「IVR」がそのまま使用されているが，放射線診断手法を用いた治療学とでも理解すべきものであろう．IVR は観血的ではあっても非手術的であり侵襲のより小さな治療が発展したのは当然の結果といえる．

　全身の疾患を対象としているが，疾患頻度の関係から消化器領域における比重は増加しており消化器内科での接点は多い．IVR は血管性と非血管性に大別され，血管性 IVR は血管造影を，一方，非血管性 IVR の多くは内視鏡や超音波ガイド下で行うことが多い．本稿の主題である「血管造影と IVR」すなわち血管性 IVR の対象疾患は消化管領域では血管性病変からの出血であり，血管異常や食道・胃静脈瘤であるが，内視鏡治療との選択が重要であり，消化器内科医はおのおのの選択につき把握しておく必要がある．そこで本稿では，まず，IVR と内視鏡との接点を中心に消化器内科医にとっての IVR の位置付けを再認識するとともに，血管性 IVR が有用であった自験症例を呈示してみたい．

A. 消化器内科領域における IVR

　IVR は動脈硬化性閉塞の拡張術や動脈管の非開胸的な治療から始まったように血管を介したアプローチがその起点であり，狭義の IVR は血管性 IVR を指す．一方，消化器内科領域は大きく食道・胃・十二指腸・小腸・大腸の消化管と肝臓・胆嚢・膵臓の実質臓器に大別できる．消化器内科領域における IVR 一覧を表1にまとめた．すでに述べたように，血管性 IVR の対象疾患は消化管領域では血管性病変からの出血であり，なかでも食道・胃静脈瘤が中心である．静脈瘤については本書他稿でとり上げられており，消化器内科医には，もっともよく遭遇する疾患の一つである．消化器内科医として認識しておかねばならないのは，通常の内視鏡止血で困難な，すなわち TAE（経カテーテル動脈塞栓術 transcatheter arterial embolization）による止血を必要とする消化管動脈性出血であろう．

　内視鏡診断治療の発展とともに，内視鏡的止血は多くの方法が選択できるようになった（表2）．実際，動脈性出血や oozing はもちろん，塞栓付着露出血管も内視鏡的止血法の対象と考えられている（表3）．しかし動脈性出血は大量出血のため全身状態も悪く，特に小腸や大腸では内視鏡検査によっても出血部位の同定すら困難な場合が多く治療に難渋する場合がみられる．このような

表1 消化器内科領域関連の IVR と対象疾患

1) 血管性 IVR（血管造影検査を応用）

(A) 動脈塞栓術
　　消化管出血や原発性肝細胞癌に対する
　　　TAE （経カテーテル動脈塞栓術 transcatheter arterial embolization）
(B) 動脈注入術
　　原発性肝細胞癌に対する
　　　TAI （経カテーテル動脈注入術 transcatheter arterial infusion）
(C) 静脈塞栓術
　　原発性肝細胞癌に対する部分的肝内門脈塞栓術
　　食道胃静脈瘤に対する
　　　EIS 　（内視鏡的硬化療法 endoscopic injection sclerotherapy）
　　　EVL 　（内視鏡的静脈瘤結紮術 endoscopic variceal ligation）
　　　PTO 　（経皮経肝門脈塞栓術 percutaneous transhepatic obliteration）
　　　B-RTO （バルーン下逆行性経静脈的塞栓術 balloon-occuluded retrograde transveneous obliteration）
　　　DBOE 　（同時性バルーン閉鎖下塞栓術 dual balloon occuluded embolotherapy）
(D) 血管短絡術
　　門脈圧亢進症（静脈瘤・難治性腹水）に対する
　　　IPS （経頸静脈的肝内門脈大循環シャント術 transjugular intrahepatic portosystemic shunt）
(E) 拡張術・ステント術
　　動脈閉塞性動脈硬化症

2) 非血管性 IVR（内視鏡や超音波検査を応用）

(A) 消化管拡張ステント術
　　悪性腫瘍または良性疾患（逆流性食道炎・炎症性腸疾患）による消化管狭窄
　　瘻孔（食道癌治療後の食道気管支瘻など）閉鎖のためのステント術
　　消化管（特に食道）機能異常
(B) PTCD を応用した診断治療
　　　PTCD 　（経皮経肝胆道ドレナージ percutaneous transhepatic cholangio-drainage）
　　　PTGBD （経皮経肝胆囊ドレナージ percutaneous transhepatic gall bladder-drainage）
　　　PTCS 　（経皮経肝的胆道鏡 percutaneous transhepatic cholangioscopy）
　　　PTCCS （経皮経肝的胆囊鏡 percutaneous transhepatic cholecystoscopy）
(C) ERCP を応用した診断治療
　　　ERCP （内視鏡的逆行性胆管膵管造影 endoscopic retrograde cholangio-pancreatography）
　　　EST 　（内視鏡的乳頭括約筋切開術 endoscopic sphincterotomy）
　　　ERBD （内視鏡的逆行性胆道ドレナージ endoscopic retrograde biliary drainage）
　　　ENBD （内視鏡的経鼻胆道ドレナージ endoscopic naso-biliary drainage）
　　　POCS （経口的胆管内視鏡 peroral cholangioscopy）
　　　POPS （経口的膵管内視鏡 peroral pancreatoscopy）
(D) その他
　　原発性肝細胞癌に対する
　　　PEIT （経皮的エタノール注入療法 percutaneous ethanol injection therapy）
　　　PMCT （経皮的マイクロ凝固療法 percutaneous microwave coagulation therapy）
　　膿瘍に対するドレナージ
　　　PEG 　（経皮内視鏡的胃瘻造設術 percutaneous endoscopic gastrostomy）

場合には，従来，外科的手術による治療が行われていたが，TAEによる診断治療が有用であり，その適応の機会を逸してはならない．

一方，非血管性 IVR は，PTCD や ERCP を応用した胆道系疾患を対象とする場合が多く，特に ERCP をもとにしたアプローチは消化器内科医の主要な領域でもある．PTCD を応用するアプローチか ERCP を応用するアプローチかが重要ではあるが，いずれにしても病変の存在診断は可能であり，アプロー

表2 IVRと内視鏡検査との関連

血管性IVR	動脈性消化管出血 食道・胃静脈瘤	→ 内視鏡治療との選択
非血管性IVR	消化管拡張術 ERCPを応用した診断治療 胃瘻造設術	→ 内視鏡を用いた治療
	PTCDを応用した診断治療 PEIT, PMCT 膿瘍ドレナージ術	→ 超音波検査を用いた治療

表3 Forrestの分類

Ia：動脈性出血
Ib：oozing 内視鏡的止血法の対象
IIa：塞栓付着露出血管
IIb：平坦な，あるいは白苔に埋没するような血管
III：出血病変と思われるが不確実なもの
IV：出血源不明

blood clot を stigmata of recent henorrhage（SRH）として，再出血の可能性の高い因子として重要視し，このような症例においては内視鏡止血法が必要であると述べている．（文献[2]を一部改変した文献[1]より転載）

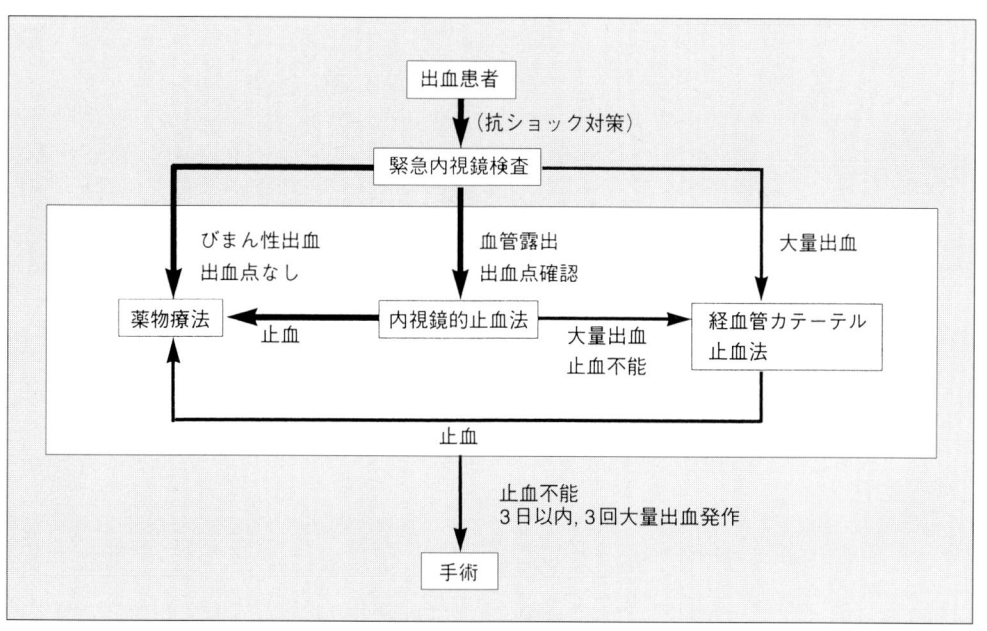

図1 上部消化管出血の診断・治療方針（文献[1]より転載）

チの選択に関する決断も時間的な猶予はある．したがって，消化器内科医にとって知っておかねばならないIVRの適応は，血管性IVR，なかでもTAEによる止血を必要とする消化管動脈性出血であろう．内視鏡止血と血管性IVRとの関連を図1に示す．以下，内視鏡治療が困難であった症例に対し，TAE

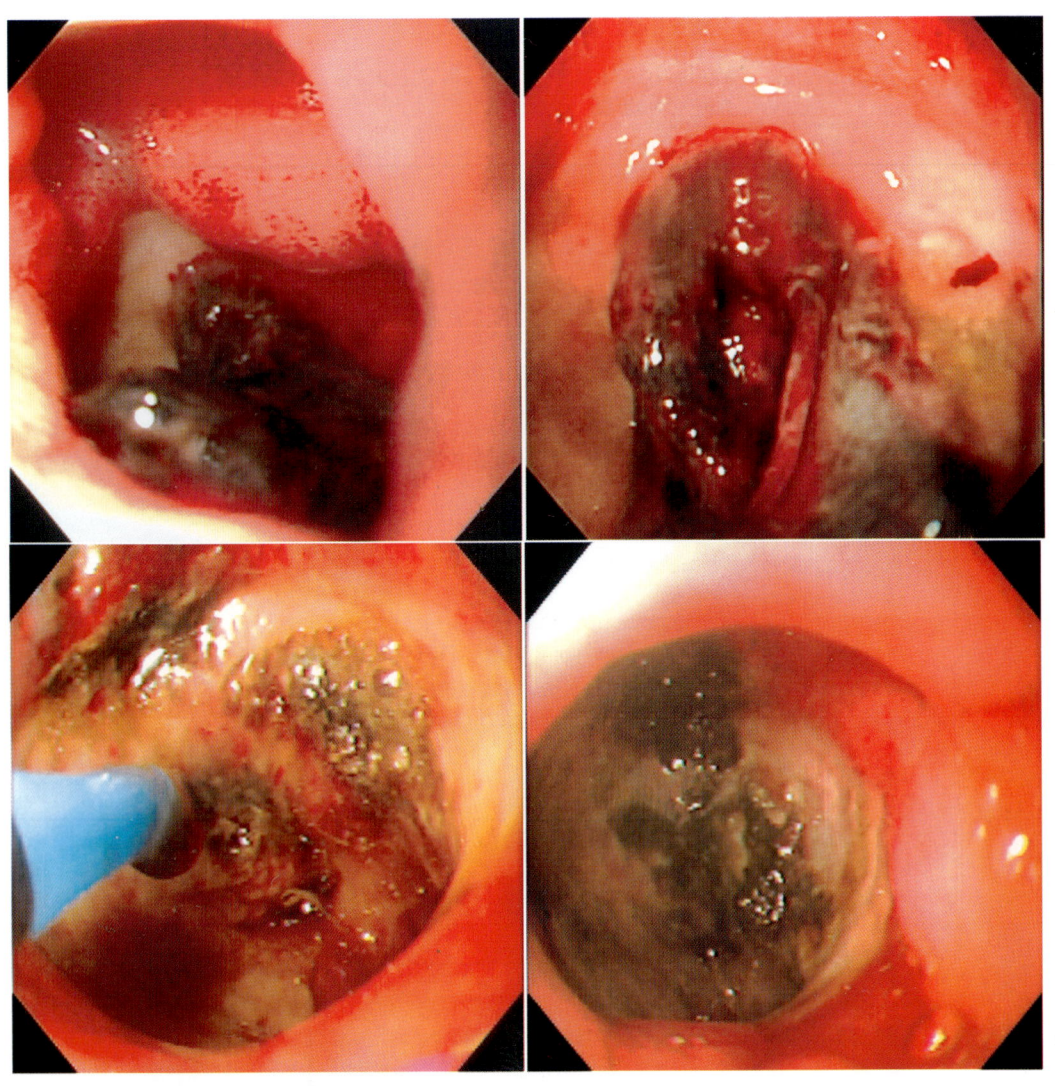

図2 胃十二指腸動脈コイル閉塞前後の内視鏡所見
　　　十二指腸球部前壁に凝血塊と出血を認め，球部の変形が強い．露出血管より噴出性に再出血をきたし血圧が低下した（2a：遠景，2b：近景）．
　　　胃十二指腸動脈をコイルで閉塞後，APC（アルゴンプラズマ凝固）で焼灼した（2c：焼灼中，2d：焼灼後）．

が有用であった症例を呈示する．

B. 症例呈示

【症　例】74歳，男性

72歳時に腎癌を指摘され，右腎摘術を受けた．その後，胸壁への転移を認め，3ヵ月前より胸壁の痛みに対しNSAIDsを単独投与されていた．経過中，突然の吐血（コーヒー残渣様）を生じ当院へ夜間救急来院した．

来院時，血圧86/50，Hb 4.7　Ht 16と著明な貧血を認め，緊急内視鏡を施

a

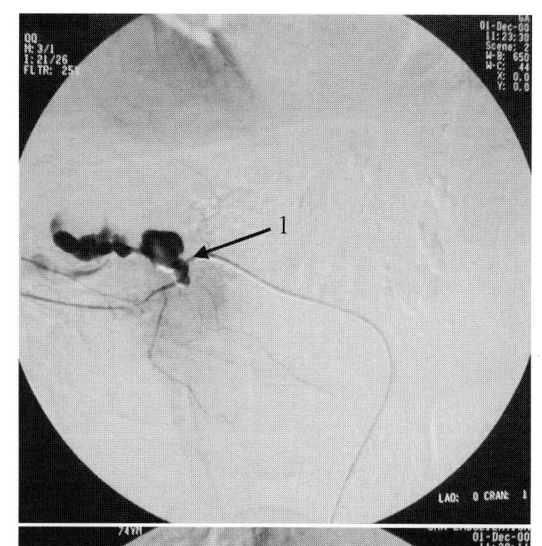

1. 選択的胃十二指腸動脈造影
血管より大量に漏出する造影剤が認められる。

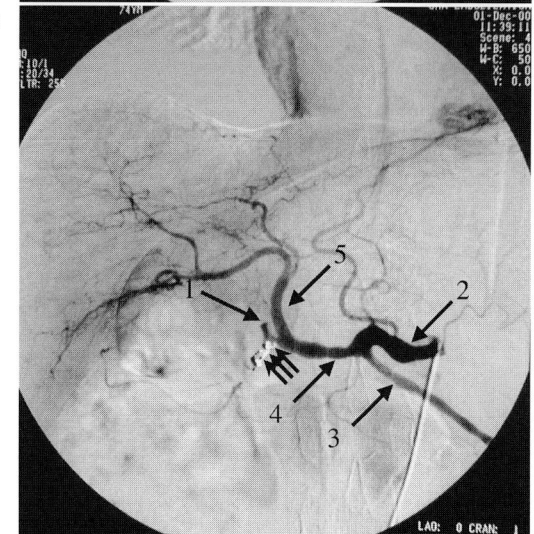

b

1. 胃十二指腸動脈
2. 腹腔動脈
3. 脾動脈
4. 総肝動脈
5. 固有肝動脈

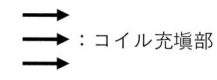

⇒：コイル充填部

図3　選択的胃十二指腸動脈造影
a：選択的胃十二指腸動脈造影にて血管より大量に漏出する造影剤が認められる．
b：胃十二指腸動脈をコイルで閉塞し止血し得た．

行したところ，十二指腸球部前壁に凝血塊と出血を認め，内視鏡的止血術を試みるも球部の変形が強いため視野が得にくく，また，噴出性に再出血をきたし血圧が低下し始めたため，内視鏡的止血を断念し，血管造影にて胃十二指腸動脈をコイルで閉塞し，止血し得た（図2，図3）．その後，内視鏡にて確認し，APCを追加して終了した．

まとめ

消化器内科医，放射線科医，消化器外科医など旧来の専門領域を越えて，新しい診断治療分野を目指すことは，今に始まったことではないが，IVRは，外科的手術に代わるもっとも注目を集めている領域である．プライマリケアではなく専門家が名実ともにバリアフリーとなり忌憚のない意見情報交換を行う

ことにより，新たな展開が可能になると期待している．

　なお，症例のIVRについては，神戸大学大学院医学研究科放射線医学分野・杉村和朗教授，中央放射線部・廣田省三助教授（現兵庫医科大学放射線医学講座助教授），松本真一講師（現天理よろず病院放射線科）らによる施行である．

文　献

1) 大政良二, 他：内視鏡止血ガイドライン．消化器内視鏡ガイドライン（日本消化器内視鏡学会卒後教育委員会, 編集）．医学書院, pp 170-181, 1999
2) Heldwein W, et al：Is the Forrest classification a useful tool for planning endoscopic therapy of bleeding peptic ulcers? Endoscopy 21：285-262, 1989

　　　　　　　　　　　　　　　　　　　　（青山　伸郎／三木　生也）

6 肝

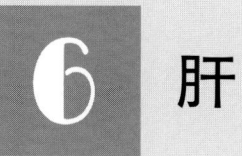

A. 肝疾患の血管造影

肝疾患の血管造影は，肝腫瘍が対象になることが多いので，以下の項目について述べることにする．
① 良性肝腫瘍
② 原発性悪性肝腫瘍
③ 転移性肝腫瘍

(1) 各疾患の知識と血管造影所見

a. 良性肝腫瘍

現在，血管造影は診断目的よりも治療目的（interventional Radiology；IVR）で行われることが多いので，良性肝腫瘍に対して血管造影を行う機会は少ないが，ときどき悪性腫瘍との鑑別が問題となる． IVR

1) Angioma

Cavernous hemangioma は，hypervascular liver metastasis との鑑別が問題になることがあるが，現在では US，CT および MR で診断可能である．血管造影上の hepatoma との違いは，pooling（静脈相後期でも造影剤が貯留している．hepatoma では wash-out される）と一般的に栄養血管が拡張しないことである．なお，A-P shunt (arterioportal shunt) を伴うと，Hepatoma との鑑別が難しいことがある[3]．hemangioendothelioma は，小児とトロトラスト（戦時中使われた造影剤で放射性物質を含む）投与を受けた患者にみられ，静脈相で造影剤の貯留を認めることもあるが，特徴は arteriovenous shunt と early venous drainage である．小児の hemangioendothelioma は悪性化することがある． cavernous hemangioma
A-P shunt
hemangioendothelioma

2) Adenoma

妊娠可能年齢の女性に多く，経口避妊薬服用と関係があるとされている．無症状なので，血管造影にまわってくることは少ないが，破裂による急性腹症で来院することがある．血管造影像は，円形の hypervascular mass で多数の栄養血管枝がみられる．小さいと血管造影像のみでは hepatoma との鑑別が難しい．また，次に述べる focal nodular hyperplasia との鑑別も難しい． Adenoma

3) Focal nodular hyperplasia

いわゆる hamartoma で，①central scar の存在，②車軸状血管像（spoke-wheel pattern）および，③Kupffer 細胞の存在が特徴的である．血管造影では，②の所見がないと，adenoma や hypervascular metastasis との鑑別は難 Focal nodular hyperplasia

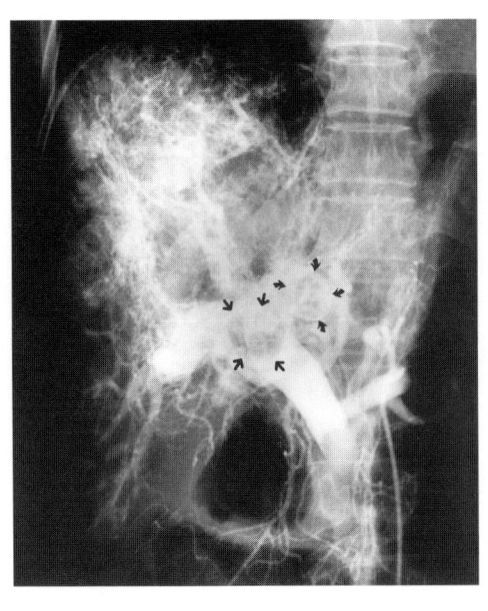

図1 肝癌の症例
腹腔動脈造影動脈相で，肝右葉に腫瘍血管増生を認め，門脈本幹がA-P shuntのため描出されている．また，門脈内に腫瘍栓による陰影欠損（→）を認める．

しい．肝の循環動態の乱れから発生すると考えられている[2]．

4) Regenerating nodules

肝硬変や肝切除後に見られる再生結節で大きさはいろいろである．中心に向かう栄養血管が見られ，正常肝と同様に均一に染まる．周囲の正常肝よりも少ない血管で栄養される．栄養血管が少ないtypeのhepatomaとの鑑別は困難である．

b. 原発性悪性肝腫瘍

消化器系悪性腫瘍の一般的血管造影所見は，

- 動静脈への侵潤（encasement）
- 動静脈の変位（displacement）
- 血管新生（tumor vessels）
- 壊死部の造影剤貯留（pools, lakes, puddles）
- 毛細管透過性亢進（tumor blush or stain）
- 動静脈短絡（arteriovenous shunting）

である[11]．

1) Hepatoma（肝癌）

一般的には，血管が豊富（hypervascular）で，栄養血管は拡張し，異常な腫瘍血管を認める．時々，arteriovenous shunt（A-V shunt），arterioportal shunt（A-P shunt）および門脈侵潤を認める（図1）．また，門脈や静脈内の腫瘍栓の栄養血管がいわゆるthread and streak signとして認められることがある[10]（図2）．ただし，高分化型肝癌はhypovascularなため，血管造影による診断は困難である．わが国は肝炎ウイルスによる肝硬変が多く，それに伴う肝癌も多いので，臨床的および病理学的研究が盛んで，肝癌の多段階発育の過程が明らかになってきた．また，血管造影下CT（CTAP；CT during arteial portography，CTA；CT during hepatic arteriography，D-CTA；single-level dynamic thin-section CTA），経動脈性門脈造影下MRIおよびCO_2動注US angiographyに関する研究成果がわが国から発表されている[4,7,8,9,12]．松

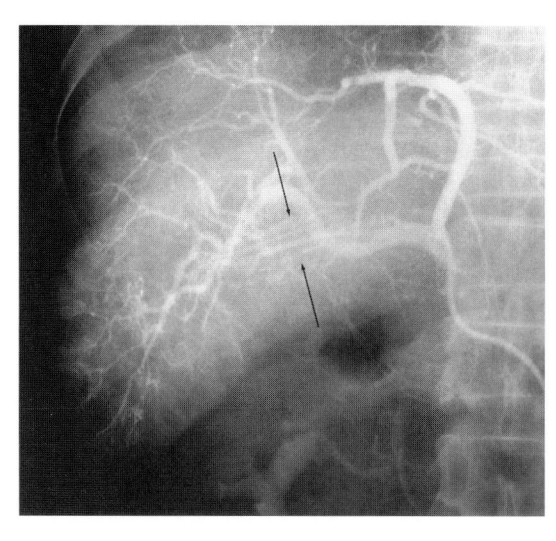

図2 肝癌の症例
右肝動脈造影動脈相で，肝右葉に腫瘍血管を認め，筋状に平行に走る血管（──→）を認める．これが thread and streak sign で，門脈腫瘍栓を栄養する血管による．

井らによると，CTAP 所見は4群（A群：結節内門脈血流は周辺肝と同等，B群：結節内に門脈血流は存在するものの周辺肝に比し低下，C群：結節の一部に門脈血流欠損，D群：結節の大半が門脈血流欠損を示す）に分類可能で，腺腫様過形成（adenomatous hyperplasia；AH）は A 群，異型 AH（atypical adenomatous hyperplasia；AAH）は B 群，高分化肝癌（well-differentiated HCC；wd-HCC）は C 群，中ないし低分化肝癌（moderately-poorly differentiated HCC；mp-HCC）は D 群を示す割合が統計学的に有意に高かった．初期の高分化肝癌（early wd-HCC：ewd-HCC）は，AAH と wd-HCC の中間の門脈血行を示した．また，CTA 所見も4群（I 群：結節内動脈血流は周辺肝と同等，II 群：周辺肝より動脈血流は減少，III 群：結節の一部の動脈血流増加，IV 群：結節内動脈血流増加）に分けられ，AH が I 群，AAH が II 群，wd-HCC が III 群を示す傾向がみられ，IV 群を mp-HCC が示す割合が統計学的に有意に高かった．ewd-HCC は I, II, III 群をほぼ同様の割合で示した[7]．しかし，ewd-HCC の血管造影，CTA および CTAP による検出率は，それぞれ9％，70％，66％と報告されており，術前画像診断が困難な症例がある[12]．なお，CTAP で pseudolesion を示す原因の一つに胃静脈の還流異常がある[5]．

2) Cholangioma

肝内胆管癌（胆管細胞癌）は，胆管粘膜上皮細胞から発生し，小さい場合は一般に hypovascular である．肝内動脈に侵潤すると serrated or serpiginous encasement を示す（**図3**）．胆管に沿って拡がり，mass effect を示さないことがある．腫瘍が大きくなると，比較的 hypervascular となる．A-V shunt や A-P shunt は，認められない．また，門脈侵潤も見られない．肝内動脈枝にびまん性に encasement が認められる diffuse type がある．

c. 転移性肝腫瘍

剖検例の検討では，肝転移の原発巣としては，肺・気管・気管支（17％），胃（15％），膵（10％），大腸（9％）が多く，胃癌，大腸癌の50％，膵癌の70％，全悪性腫瘍の40％以上の頻度で認められる[1]．hypervascular な転移は，膵島細胞癌，腎，甲状腺，子宮，絨毛上皮，嚢胞腺癌，カルチノイドなど

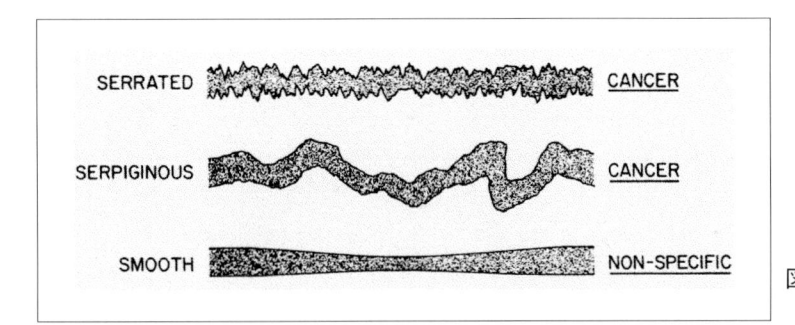

図3　Encasement
（文献11)より引用）

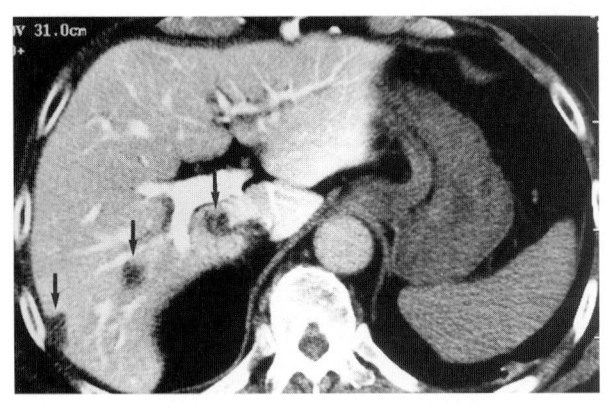

図4　結腸癌肝転移の症例のCTAP像
肝転移が3個あるのが明瞭に認められる（→）.

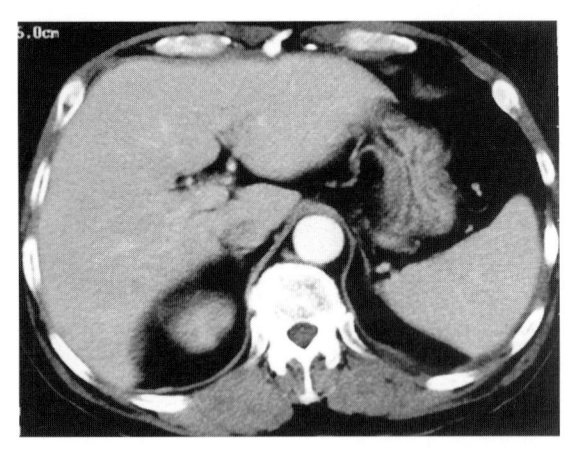

図5　結腸癌肝転移の症例の造影CT像
よく観察しないと肝転移が3個あるのが認め難い.

で，hypovascularな転移は，食道癌，気管支原性癌，膵癌などである．hyperまたはhypovascularな転移としては，胆嚢癌，胆管癌，消化管の癌，悪性黒色腫などがある．転移性肝腫瘍の血行動態は，肝癌とは異なることが判明している．生体顕微鏡で観察すると，肝動脈から注入した造影剤は必ず腫瘍の直前で門脈あるいは類洞を介して腫瘍内に流入する．すなわち，門脈枝が直接腫瘍内に入り込み，門脈枝を介し腫瘍に動脈血を栄養している．hypervascularな転移でも，peribiliary plexusを介して腫瘍に直接流入するのではない．転移性肝腫瘍の流出静脈は，類洞であり肝静脈である．肝転移巣の検出には，CTAPが優れている[6]（図4, 図5, 図6）．

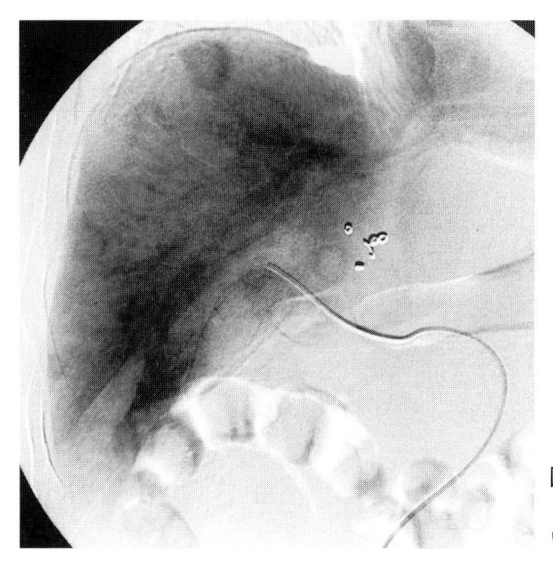

図6 結腸癌肝転移の症例の血管造影像（CTの約1ヵ月後）
右肝動脈造影実質相で辺縁が染まる結節（転移巣）が多発している．

まとめ

　紙面の都合で，臨床でよく遭遇する肝腫瘍の血管造影像についてのみ解説した．現在，腹部血管造影は診断目的よりもIVRの手技として行われることが多く，栄養動脈の同定と選択が求められる．そのためには，注意深く血管造影像を読影することが重要である．

文献

1) 跡見　裕：転移性肝癌．日本医師会雑誌 122：S249-251, 1999
2) 檜垣一行，村瀬順哉，広橋一裕，他：診断困難であった膵全摘後肝腫瘍の一例．映像情報 MEDICAL 31：1171-1173, 1999
3) 本田　実，河原俊司，田村宏平，他：A-P shuntを伴った肝血管腫の3例．画像診断 7：874-879, 1990
4) 工藤正俊：CO_2動注US angiography，カラードプラによりいかに肝癌を描出しうるか．臨床画像 13：140-153, 1997
5) Matsui O, Takahashi S, Kadoya M, et al: Pseudolesion in segmental IV of the liver at CT during arterial portography: Correlation with aberrant gastric venous drainage. Radiology 193: 31-35, 1994
6) Matsui O, Takashima T, Kadoya M, et al: Liver metastases from colorectal cancers: Detection with CT during arterial portography. Radiology 165: 65-69, 1987
7) 松井　修，林麻紀子，角谷真澄，他：血流動態からみた組織悪性度—動脈内造影剤注入下（動注）CTによる解析—．血行動態よりみた肝細胞癌の基礎と臨床（板井悠二，監修）．日本アクセル・シュプリンガー出版，東京，p. 8-13, 1998
8) 村田　智：肝静脈閉塞下CTA．血行動態よりみた肝細胞癌の基礎と臨床（板井悠二，監修）．日本アクセル・シュプリンガー出版，東京，p. 46-51, 1998
9) 中塚豊真，山門亨一郎，田中　直，他：肝腫瘤性病変における経動脈性門脈下MRIの有用性—経動脈性門脈造影下CTとの比較検討．消化器画像 1：63-68, 1999

10) Okuda K, Musha H, Yoshida T, et al : Demonstration of growing casts of hepatocellular carcinoma in the portal vein by celiac angiography : The thread and streaks sign. Radiology 117 : 303-309, 1975
11) Reuter SR, Redman HG : Tumors. In : Gastrointestinal Angiography (ed Reuter SR, Redman HG). WB Saunders, Philadelphia, p 106-188, 1977
12) 高安賢一：早期の肝細胞癌と境界病変の血管造影および angio-CT 像．画像診断 17：1037-1043, 1997
13) Ueda K, Matsui O, Kawamori Y, et al : Hypervascular hepatocellular carcinoma : Evaluation of hemodyamics with dynamic CT during hepatic arteriography. Radiology 206 : 161-166, 1998

(本田　実)

B. 肝腫瘍の動脈塞栓術

わが国では，腫瘍に対する塞栓療法は肝腫瘍，特に原発性肝癌の95％以上を占める肝細胞癌[5]に対する塞栓術を中心に発達してきた．そこで，ここでは肝細胞癌に対する動脈塞栓術（transcatheter arterial embolization；TAE）について述べる．

肝細胞癌に対するTAEは，血行動態における特徴を利用した治療法である．中分化や低分化の肝細胞癌の栄養血管は基本的に肝動脈であるのに対し，正常肝実質は肝動脈と門脈の両者によって栄養される[1]．そこで，門脈血流の保たれた状態では，腫瘍を栄養している肝動脈を塞栓すれば肝細胞癌のみを選択的に虚血壊死に陥らせることが可能となる．一方，乏血性の高分化型肝細胞癌に対しては，TAEの効果は限定される．

進行肝細胞癌に対する保存的治療法としてのTAEは広く普及し[8]，その評価はほぼ確立されたが，より一層の抗腫瘍効果を得るため油性造影剤（Lipiodol Ultrafluid；リピオドール®）と抗癌剤を混入したエマルジョンを肝動脈に注入したのち，ゼラチンスポンジ細片などの塞栓物質で塞栓するという肝動脈化学塞栓術（transcatheter arterial chemoembolization；TACE）が開発され[4]，肝動脈塞栓術の主流となっている．

(1) 適　応

肝細胞癌に対する主な治療法としてTACE以外には肝切除・経皮的エタノール注入療法（percutaneous ethanol injection therapy；PEIT）・経皮的熱凝固療法（percutaneous microwave coagulation therapy；PMCT）やRadio-frequency（RF）凝固療法があげられるが，これらの中でTACEはもっとも適応が広く，切除不能例，再発例や多発例では治療の中心的役割を果たしている．PEIT，PMCT，RFなどのいわゆるAblation治療は，大きさ・個数の制限があるが，TACEと併用することで両者の欠点を補う治療が可能となる．

TACEの適応で腫瘍側因子としては，まず第一にhypervascularな腫瘍であることが重要である．高分化型肝細胞癌などのhypovascularな腫瘍の場合には切除・PEIT・PMCTなどが第1選択となる．

門脈本幹あるいは1次分枝に腫瘍栓を有している場合，TACEを行うと非癌部肝実質に広範な壊死をきたすため，原則として禁忌である．しかし側副血行路の発達により肝内門脈血流が保たれている場合にはTACEの適応となる．

Arterioportal shunt（A-P shunt）を伴う場合には，まずshuntの消失を目的とした塞栓術を施行した後，抗腫瘍効果を目的としたTACEを行うようにしている．しかし，shuntが広範で複雑な場合はshuntの消失は得られにくく，抗腫瘍効果はあまり期待できないことが多い．

次に宿主側因子としては肝予備能が重要である．一般に肝細胞癌の約90％に慢性肝炎や肝硬変の合併が認められ，TACEによって非癌部肝実質に生じる肝障害により予後の短縮をきたす可能性がある．このため肝予備能の評価はTACEの可否や塞栓範囲の決定に重要である．われわれはChild-Pugh分類（表1）を用いて予備能を評価しているが，血清ビリルビン値は重要である．

表1 Child-Pugh 分類

判定基準	1	2	3
脳症（度）	なし	1〜2	3〜4
腹水	なし	軽度	中等度
ビリルビン（mg/dl）	1〜2	2〜3	>3
アルブミン（g/dl）	>3.5	2.8〜3.5	<2.8
プロトロビン時間（秒，延長時間）	1〜<4	4〜6	>6
or （%）	>70	40〜70	<40
原発性胆汁性肝硬変（PBC）では ビリルビン（mg/dl）	1〜<4	4〜10	>10

Grade A	（得点）	5〜6
Grade B	（得点）	7〜9
Grade C	（得点）	10〜15

　血清ビリルビン値が3.0 mg/dl以上はTACEの適応はなく肝庇護療法を行う[6]．2.0〜3.0 mg/dlでは，マイクロカテーテルを担癌区域，亜区域や亜々区域へ挿入し，小範囲に限定したTACEを行うことが可能であるが[3]，原則として肝庇護療法を優先する．アルブミン値が2.8 mg/dl以下の場合も，小範囲のTACEに留めるべきで，2.0 mg/dl前後では無理なTACEは行わない．腹水を認める場合には，アルブミンの補給や利尿剤の投与などを行いコントロールした後にTACEをすべきである．

(2) 手　技

a. 血管造影

　Seldinger法により経皮的に大腿動脈あるいは症例により上腕動脈よりカテーテルを挿入し，まず腹腔動脈造影を行う．次に上腸間膜動脈造影を行うが，これは経上腸間膜動脈的に門脈の描出を行い門脈侵潤や門脈腫瘍栓による門脈血流の変化を確認するのが主目的であるため，血管拡張薬を用いる．上腸間膜動脈よりアルプロスタジル（リポプロスタグランジンE1；パルクス®やリプル®）を5 μg注入し，30秒後に撮影する．その後，固有肝・総肝動脈造影，左右肝動脈造影，担癌区域動脈造影を行うが，マイクロカテーテル（coaxial catheter system）での造影となることが多い．

　血管造影により，肝動脈の変異，胆嚢動脈・右胃動脈・副左胃動脈・鎌状靱帯動脈などTACEを避けるべき血管の同定，腫瘍の部位・大きさ，栄養動脈の同定，肝内転移の有無，門脈侵潤や門脈腫瘍塞栓の有無，門脈側副血行路の有無などを把握した後，塞栓すべき担癌区域動脈へマイクロカテーテルを挿入する．

b. リピオドールと抗癌剤のエマルジョンの作製（図1a）

　TACE時の混入抗癌剤としては，アントラサイクリン系抗癌剤単独・アントラサイクリン系抗癌剤とマイトマイシンC併用，あるいはアントラサイクリン系抗癌剤とシスプラチンなどの白金製剤併用などが使用されるが，われわ

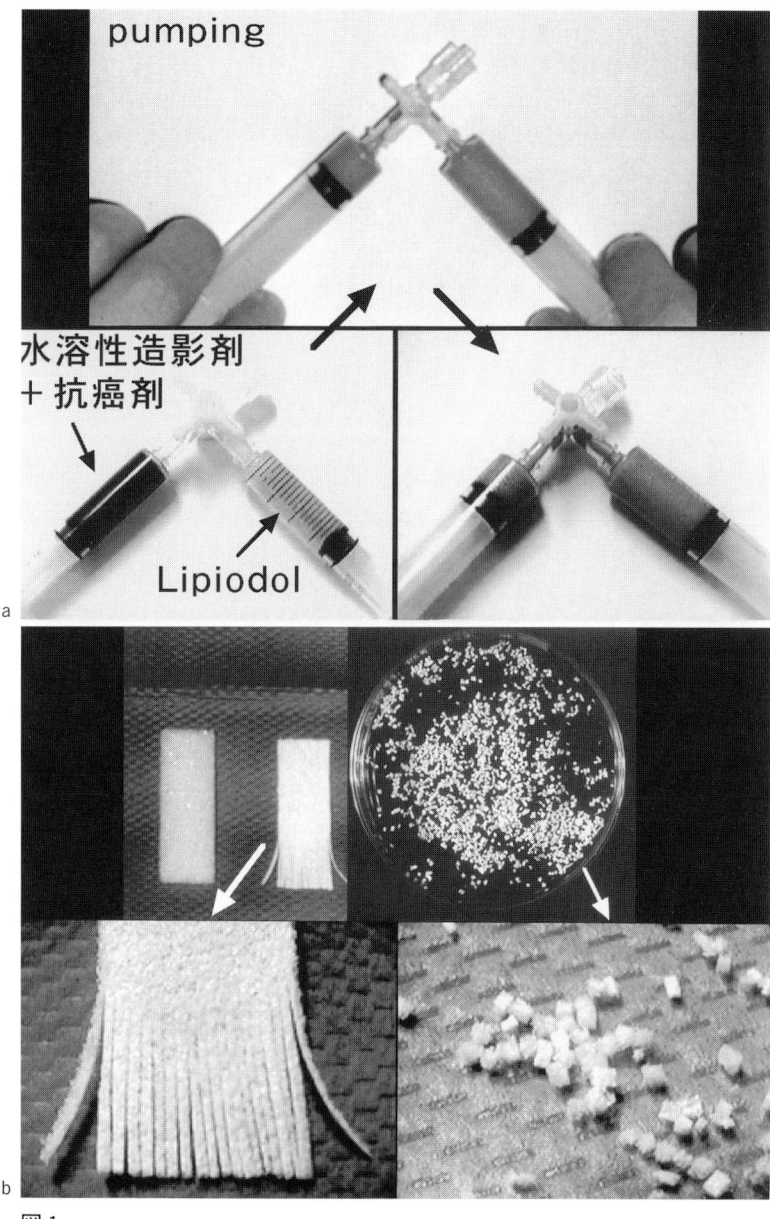

図1
a：リピオドールと抗癌剤のエマルジョンの作製
　水溶性造影剤に抗癌剤を溶解した注射器とリピオドールを入れた注射器を三方活栓で連結し，約20回用手的にパンピングを行う．
b：ゼラチンスポンジ細片の作製

れの施設ではアントラサイクリン系抗癌剤（エピルビシン）とマイトマイシンCを混入抗癌剤としている．

　エピルビシン40 mg・マイトマイシンC 10 mgを水溶性造影剤3～5 mlで溶解し，10 mlの注射器に吸引する．一方，3～5 mlのリピオドールを10 mlの注射器に吸引する．両注射器を三方活栓で連結し，用手的に約20回パンピングを行いリピオドールエマルジョンを作製する．使用するリピオドールの量

リピオドールエマルジョン

は多すぎると肝障害が強くなることから，われわれの施設では3～5 ml としているが，腫瘍径 Xcm につき Xml を使用する施設もある．

c．ゼラチンスポンジ細片の作製（図1b）

TACE に用いられる塞栓物質には多くの種類が存在するが，肝細胞癌に対する TACE にはゼラチンスポンジが用いられることが多い．これは生体吸収物質であり異物反応が少なく，入手が容易でまた自由な大きさの細片を作製できる利点を持つ．

ゼラチンスポンジを眼科用はさみを用いて1 mm 角の細片に切断したものを，水溶性造影剤に浸しておく．ゼラチンスポンジの大きさが1 mm 角よりも小さくなると，胆管の障害が強くなるため注意する．

ゼラチンスポンジ

d．塞　栓

X線透視下にマイクロカテーテルよりリピオドールエマルジョンを注入した後，ゼラチンスポンジ細片を用いて塞栓術を行う．目的の動脈以外に流入させないように，リピオドールエマルジョンは2.5 ml の注射器を，ゼラチンスポンジ細片は1 ml の注射器を用いて X 線透視下にゆっくり注入する．塞栓術後の造影で，腫瘍濃染像が消失していることを確認し，不十分な場合にはゼラチンスポンジ細片を追加する．

e．TACE の実際

【症例1】 68歳，男性，区域塞栓症例（図2）

C型肝炎・肝硬変の経過観察中に超音波検査にて肝臓に腫瘤を指摘された．AFP：16.5　PIVKA II：135．造影 CT では早期相で後区域に直径2 cm の濃染像を認めた．

総肝動脈の造影で後区域に腫瘍濃染像が認められる．マイクロカテーテルを後区域枝に挿入した造影では，後区域枝根部より分岐する腫瘍血管とその末梢の濃染像が認められる．腫瘍血管の選択は困難と考え，後区域枝よりエピルビシン 40 mg，マイトマイシン C 10 mg，リピオドール 4 ml のエマルジョンを注入後，ゼラチンスポンジ細片にて塞栓を行った．塞栓術後の造影では，後区域枝は描出されず，また腫瘍濃染像は消失している．TACE 後2ヵ月の CT では，後上区域に良好なリピオドールの集積が認められる．

【症例2】 54歳，男性，多発症例（図3）

C型肝炎・食道静脈瘤の経過観察中に AFP 値の上昇を認めた．AFP：145．腹腔動脈の造影で，後上区域に巨大な腫瘍濃染像が認められ，この他，後下区域，前上・下区域，尾状葉にも腫瘍濃染像が認められた．マイクロカテーテルを用い前区枝・後区枝・尾状葉枝よりエピルビシン 40 mg，マイトマイシン C 10 mg，リピオドール 5 ml のエマルジョンを注入後，ゼラチンスポンジ細片にて塞栓を行った．塞栓術後の造影では，腫瘍濃染像は消失している．

【症例3】 62歳，女性，門脈腫瘍栓症例（図4）

TACE 後の経過観察中に超音波検査にて門脈腫瘍栓を指摘された．AFP：35　PIVKA II：240．腹腔動脈の造影で，後上区域に腫瘍濃染像が認められ，後期相では門脈本幹に欠損像が認められた．マイクロカテーテルを用いた後上区域枝の造影では，腫瘍より門脈内へ進展する腫瘍塞栓が描出された．後上区域枝よりエピルビシン 40 mg，マイトマイシン C 10 mg，リピオドール 3 ml

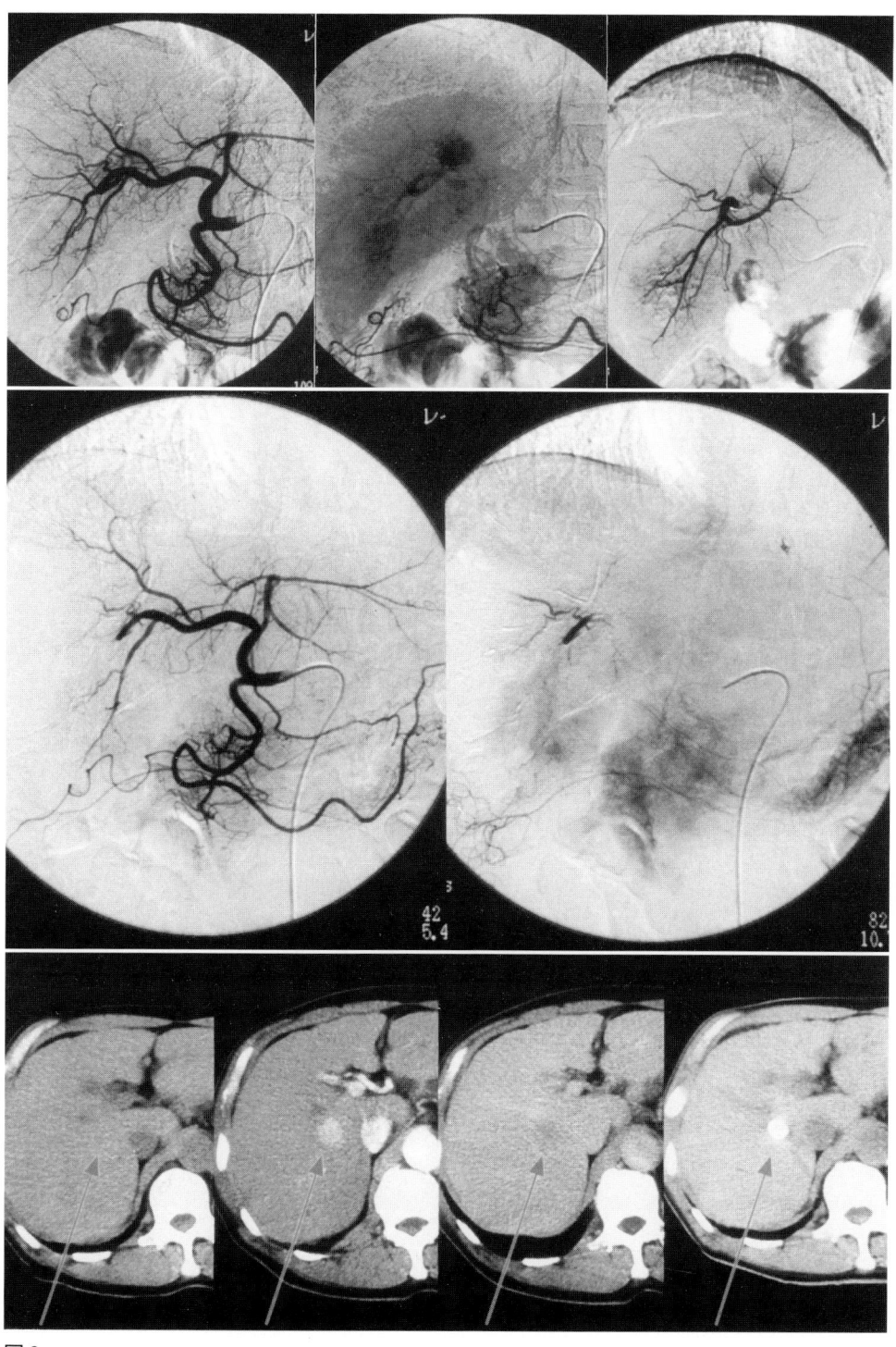

図2 【症例1】 68歳,男性 肝細胞癌
 a:総肝動脈造影,b:同後期相,c:後区域枝造影;後区域枝根部より分岐する腫瘍血管と腫瘍濃染像がみられる.d:塞栓術後造影;後区域枝は描出されず,腫瘍濃染像は消失している.e:TACE前後のCT(左より単純,造影早期相,後期相,塞栓後2ヵ月);後上区域に良好なリピオドールの集積がみられる.

図3
【症例2】 54歳,男性　肝細胞癌
　a:腹腔動脈造影,b:同後期相,c:尾状葉枝の選択的造影,d:塞栓術後造影,e:TACE前後のCT（左より単純,造影早期相,後期相,塞栓後2ヵ月）後上区域・尾状葉に良好なリピオドールの集積がみられる.

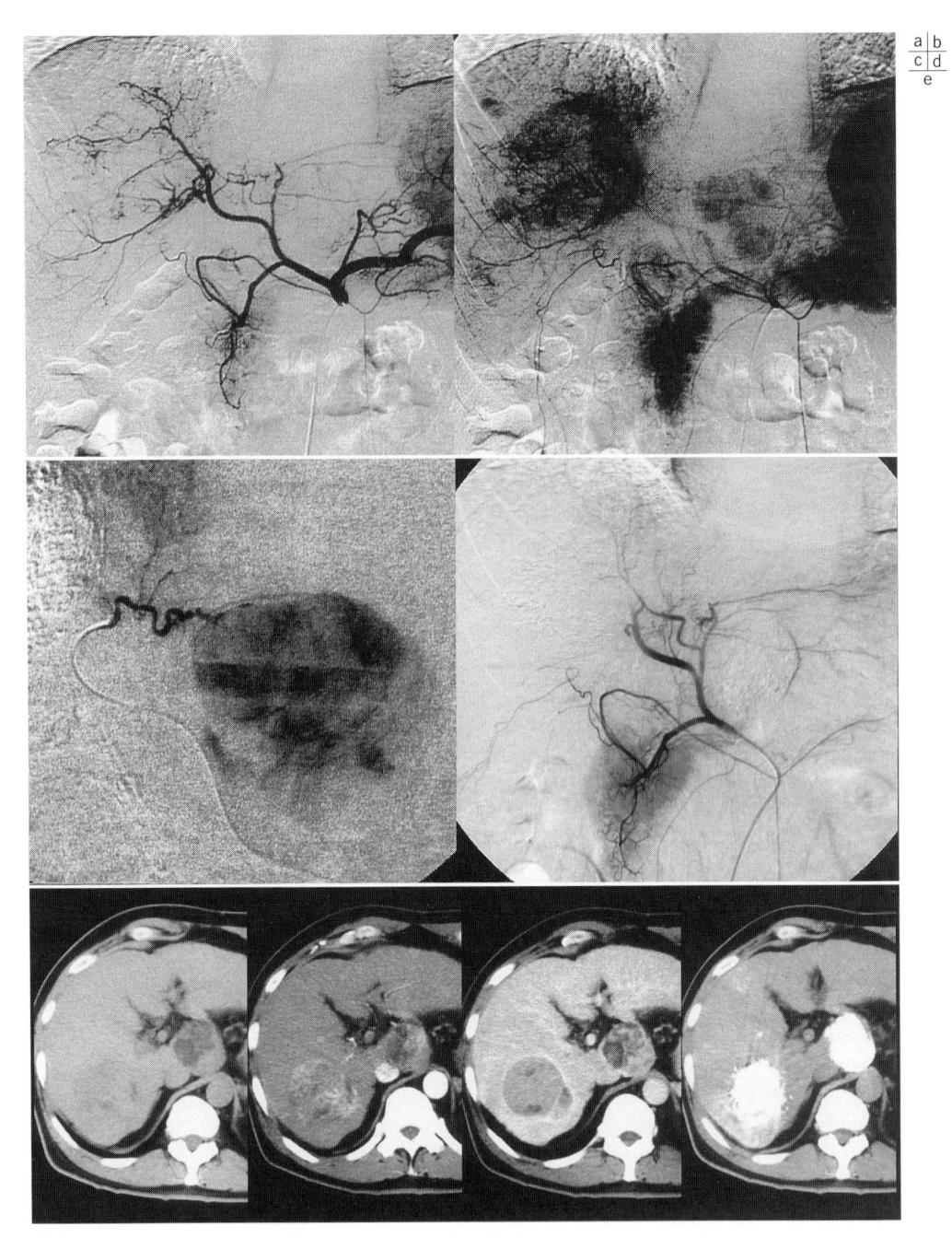

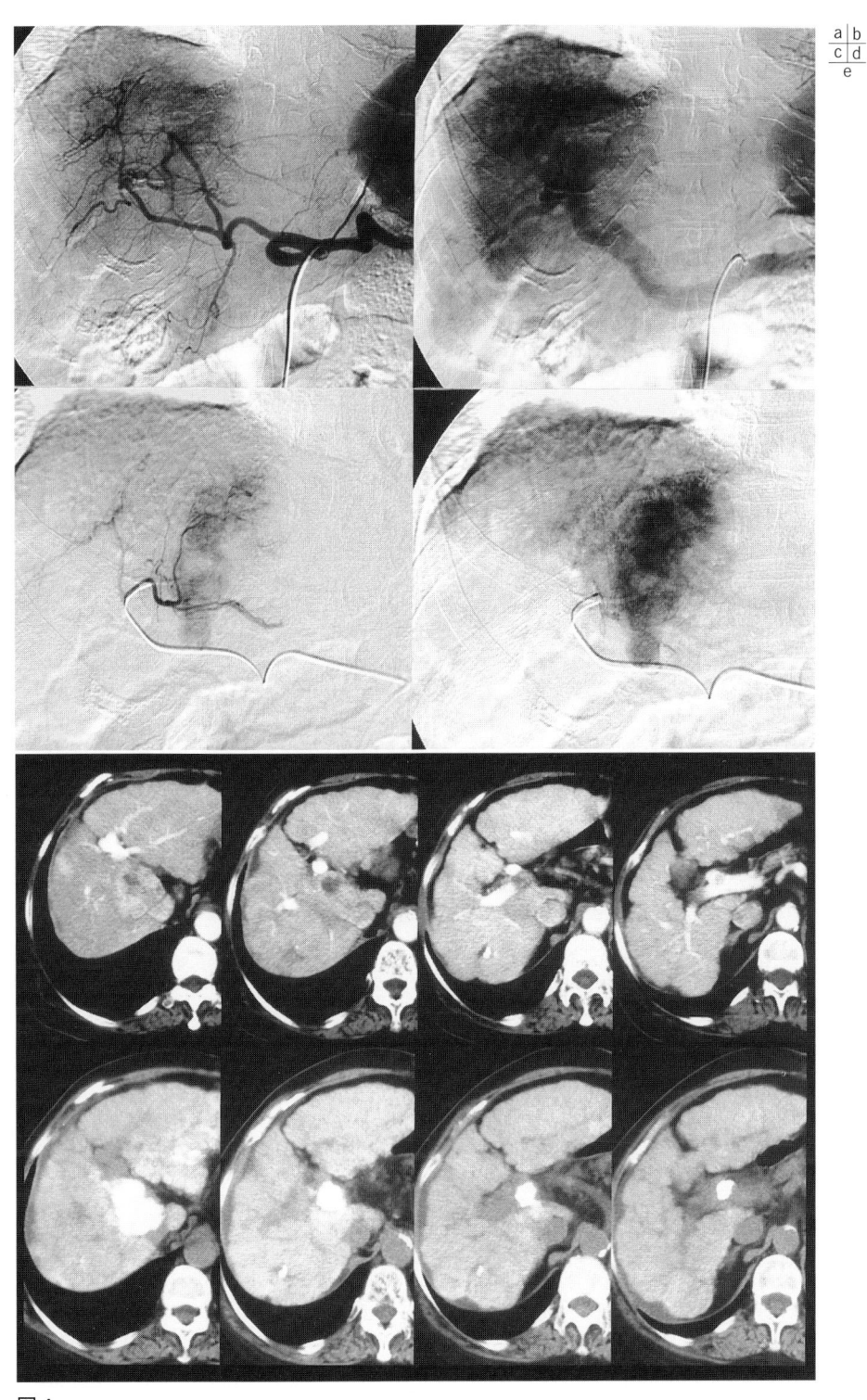

図4

【症例3】 62歳，女性　肝細胞癌
　a：腹腔動脈造影，b：同後期相，c：後上区域枝の選択的造影・早期相，d：同後期相，e：TACE前後のCT（上段：TACE前造影CT　下段：TACE後1ヵ月単純CT）後上区域および門脈腫瘍栓に良好なリピオドールの集積が認められる．

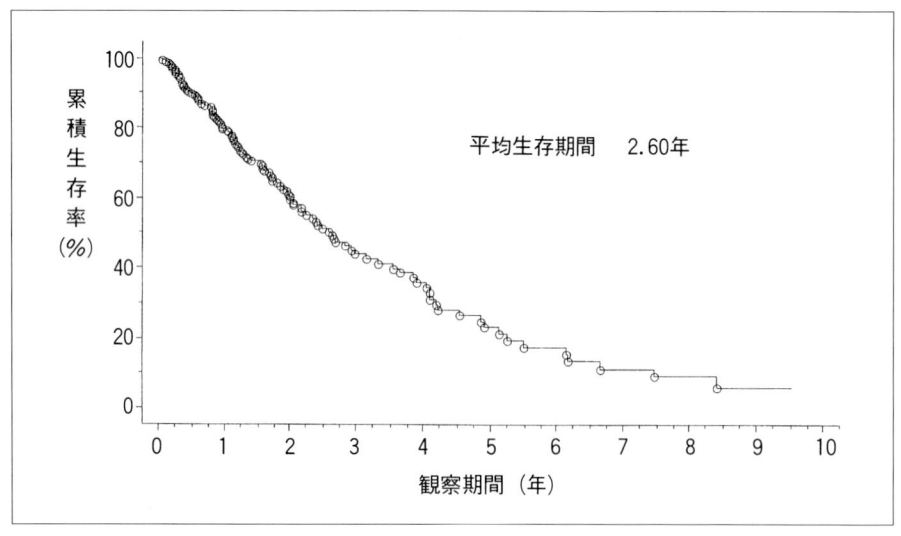

図5 累積生存率

のエマルジョンを注入後,ゼラチンスポンジ細片にて塞栓を行った.TACE後1ヵ月のCTでは,後上区および門脈腫瘍栓に良好なリピオドールの集積が認められる.

(3) 成　　績

原発性肝癌に関する追跡調査—第13報—によれば[5],1980年から1995年までに全国825施設で肝細胞癌13228症例に対し肝動脈塞栓術が行われており,この累積生存率は,1年60.4%,2年39.2%,3年26.1%,5年13.3%である.われわれの施設では1985年から1997年の間に213症例に対し肝動脈塞栓術を行っており,この累積生存率は,1年79.7%,2年59.8%,3年43.9%,5年23.1%であった[2](図5).

(4) 合併症

発熱,腹痛,悪心・嘔吐などいわゆる塞栓術後症候群を呈することが多い. 　塞栓術後症候群

a. 発　　熱

ほぼ全例に認められる.TACE直後～2日後から出現し,5～10日ほど持続することが多い.悪寒戦慄をきたす場合がある.腫瘍壊死による吸収熱と考えられている.

b. 腹　　痛

軽度のものを含めるとほとんどの症例で認められるが,硬変肝より正常肝の末梢を強固に塞栓した症例で程度が強い傾向がある.一般に2～3日で軽減するが稀に強い腹痛が遷延することがある.このような場合,胃十二指腸潰瘍,急性胆囊炎,急性膵炎などをきたしていることが疑われる.

c. その他

肝膿瘍,胆汁性囊胞(biloma),肝梗塞,胆囊梗塞,食道胃静脈瘤の悪化な

どをきたすことがある．また稀な例であるが下横隔動脈を塞栓した場合に短絡路を介した肺塞栓や脳梗塞の合併が報告されている[7]．胆嚢動脈を TACE した場合，壊死性胆嚢炎が高率に発症する．また，左肝動脈から分岐する鎌状靱帯動脈を TACE した場合，腹壁に発赤やびらんが生じる．

文 献

1) Breedis C, Young G,: The blood suply of neoplasms in the liver. American Journal of Pathology 30: 969-977, 1954
2) 越野 司，廣田省三，佐古正雄，他：原発性肝細胞癌に対する CARBOPLATIN・EPIRUBICIN 併用化学塞栓療法の臨床的研究．神戸大学医学部紀要 58: 247-260, 1998
3) Matsui O, Kadoya M, Yoshikawa J, et al: Small hepatocellular carcinoma -treatment with subsegmental transcatheter arterial embolization. Radiology 188: 79-83, 1993
4) Nakamura H, Hashimoto T, Oi H, et al: Transcatheter oily chemoembolization of hepatocellular carcinoma. Radiology, 170: 783-786, 1989
5) 日本肝癌研究会：原発性肝癌に関する追跡調査-第13報-．肝臓 40: 288-298, 1999
6) 岡崎正敏，東原秀行，小金丸史隆，他：肝細胞癌に対する肝動脈塞栓術―切除不能症例を中心に．臨床放射線 36: 529-534, 1991
7) 小俣 香，村上隆介，大矢 徹，他：下横隔膜動脈の TAE 後脳内に Lipiodol の貯留を認めた肝癌の一例．臨床放射線 36: 1187-1190, 1991
8) 山田龍作，中塚春樹，中村健治，他：各種悪性腫瘍に対する transcatheter arterial embolization の経験．脈管学 18: 563-571, 1978

(越野　司)

C. 肝腫瘍に対する動注療法

　肝腫瘍に対する動注療法は，従来，血管造影時に one shot にて抗癌剤を投与する方法が行われてきたが，皮下埋め込み式リザーバーの開発により外来での反復動注が可能となった．また，IVR 技術の進歩および器具の改良により，現在では経皮的なカテーテルの留置が外科的留置に取って代わりつつある．本稿ではリザーバーを用いた動注化学療法の手技を中心に述べる．

(1) 適　　応

　原発性肝癌，転移性肝癌ともに手術不能例が動注療法の適応となるのはいうまでもない．また，手術不能例であっても肝病巣の進展状況や肝予備能によっては経皮的エタノール注入やマイクロ波凝固療法などの ablation therapy が行われることも多い．したがって，転移性肝癌の場合はこれらの適応がなく，肝病巣が予後決定因子であると考えられた場合に動注療法の適応となる．ただし乳癌などの消化器癌以外の肝転移では，すでに全身病となった一病変としてみられることも多く，局所療法としての動注療法には限界がある．また，肝実質性黄疸を認めず，全身状態が保たれている必要がある．
　切除不能肝細胞癌の場合，動脈塞栓療法（TAE）や ablation therapy が困難な高度門脈浸潤が認められるびまん型や塊状型の高度進行肝細胞癌が動注療法の適応となる．ただし，肝予備能の高度低下例では，慎重な適応の決定が必要である．
　リザーバーを用いた動注療法は，患者にとって長期の入院生活から解放され QOL の向上に多いに貢献する治療法であるが，一方では強力な化学療法を行えば QOL の低下を招きかねない．十分な informed consent のもとに本治療法が施行されるべきである．

(2) 手　　技

　リザーバーを用いた肝動注療法を行うにあたり最大のポイントは，動注による副作用を防止し，長期にわたって効果的な治療が継続できるカテーテル留置を行うことにある．すなわち，①薬剤が肝内に均等に分布し，肝外へは流出しないようにするための血流改変術，②肝動脈の閉塞を生じにくく，逸脱を防止するためのカテーテル留置術が基本となる．

a. 血流改変術

　肝動脈が複数存在する例は，約40％に認められる[5]．その代表的な破格としては，上腸間膜動脈から分岐する転位右肝動脈，左胃動脈より分岐する転位左肝動脈があげられるが，そのほか多くの破格が存在する．カテーテルの留置血管は1本であり，その他の肝動脈を塞栓することにより，肝動脈の血流を1本化する（図1）．塞栓物質としては金属コイルが基本であり，場合により NBC（N-butyl cyanoacrylate）-Lipiodol 混合液などの液体塞栓物質を併用する．通常，肝動脈の1本化を行った場合，塞栓術直後より吻合枝を介した肝全体の血管が造影されることが多い．

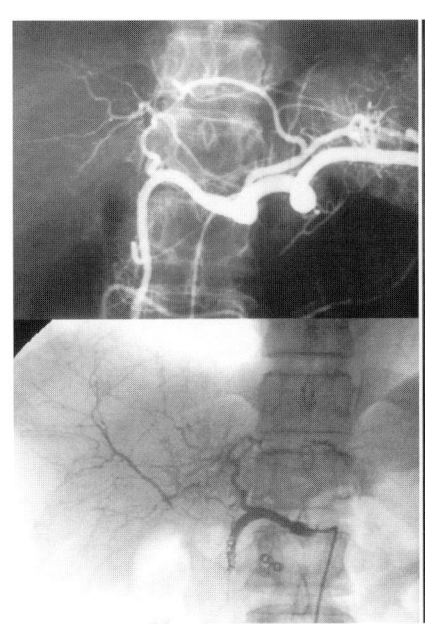

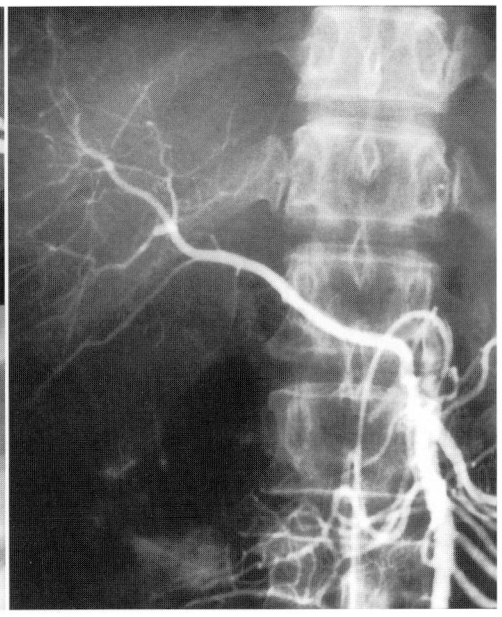

図 1　肝動脈の 1 本化
a：腹腔動脈より転位左肝動脈を認める．
b：上腸間膜動脈より転位右肝動脈を認める．
c：転位肝動脈を塞栓し，中肝動脈に血流を 1 本化する．

　肝動注による消化器合併症を防止するためには，胃十二指腸動脈，右胃動脈の塞栓術が必要である．胃十二指腸動脈の塞栓術は多くは通常の造影カテーテルおよび Gianturco coil にて可能であるが，右胃動脈は細く急峻に分岐することも多く，マイクロカテーテルを用いても必ずしも容易とはいえない．マイクロカテーテルの先端に形状をつけたり，場合によっては左胃動脈より胃小彎の吻合を介して右胃動脈にマイクロカテーテルを進めるといった工夫も必要になってくる（図 2）．この場合の塞栓物質としてはマイクロコイルおよび NBC-Lipiodol を使用する．

b. カテーテル留置

　経皮的な肝動脈へのアプローチは，大腿動脈のほか，浅腹壁動脈，左鎖骨下動脈，左上腕動脈，橈骨動脈などがある．基本的には肝動脈の走行に対してカテーテルが追従しやすいアプローチを選択すべきであり，必ずしも一つのルートに固執する必要はない．左鎖骨下動脈経由の場合は，局麻下に左鎖骨下動脈分枝（多くは胸肩峰動脈）を露出し，カットダウン法によりカテーテルを挿入する方法が広く用いられているが，透視下や超音波ガイド下に直接穿刺する方法も行われている．

　留置した肝動脈の閉塞防止およびカテーテル逸脱の防止のために，現在いわゆる「投げ込み法」に代わり側孔式カテーテル留置法が標準的な術式になりつつある[1]．これにはカテーテル先端を胃十二指腸動脈に固定する GDA coil 法と，脾動脈に固定する SPA coil 法がある（図 3）．いずれにおいてもカテーテル先端による血管壁への物理的刺激を避けることができるが，SPA coil 法は技術的に難しいばかりでなく，経過中に側副血行路の発達が多いため，現在の

GDA coil 法
SPA coil 法

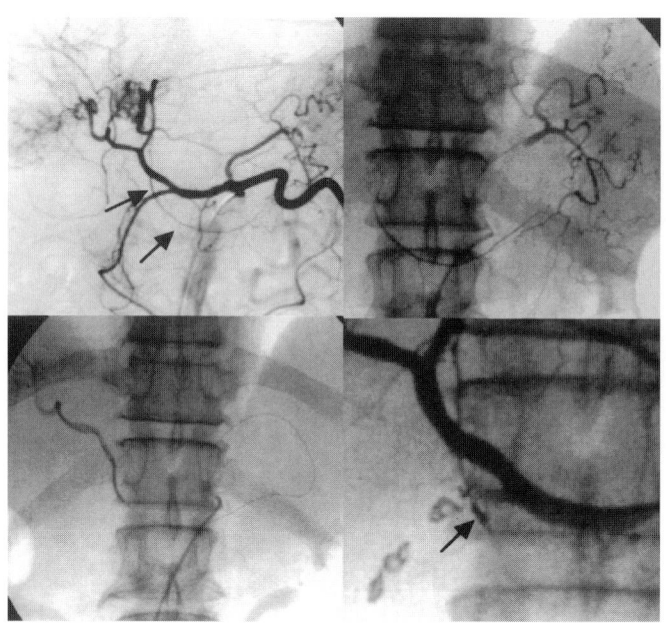

図2 右胃動脈塞栓術（左胃動脈経由）
a：右胃動脈は総肝動脈より急峻に分岐している（→）．
b：左胃動脈にマイクロカテーテルを挿入．
c：胃小彎の吻合を介して右胃動脈に到達．
d：マイクロコイルおよびNBC-Lipiodolにて塞栓する（→）．

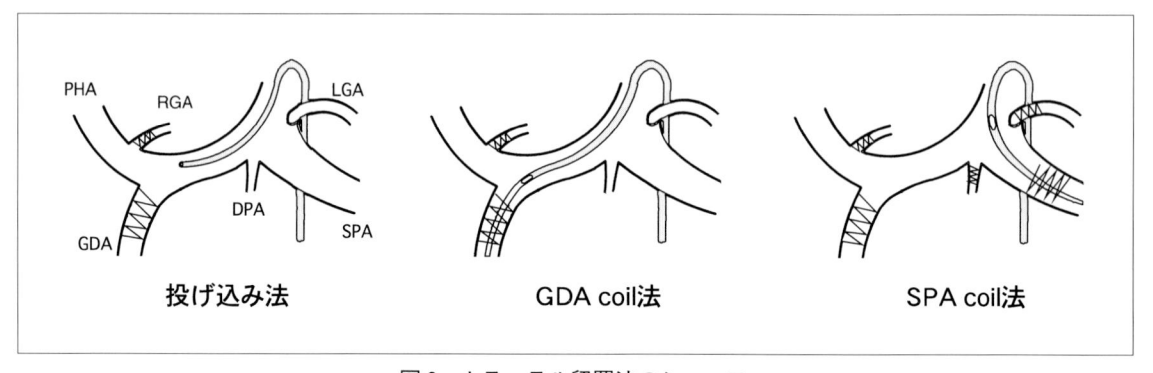

図3 カテーテル留置法のシェーマ
PHA：固有肝動脈，GDA：胃十二指腸動脈，RGA：右胃動脈，LGA：左胃動脈，SPA：脾動脈，DPA：後背膵動脈
（文献[1]より改変引用）

first choice は GDA coil 法と考えられ，症例により他の留置法を考慮するべきである．ただし，肝細胞癌では腫瘍血管が豊富で肝動脈径も太いことが多く，投げ込み法であっても肝動脈閉塞率は比較的低い．以下われわれが用いている大腿動脈直接穿刺による GDA coil 法について述べる．

①鼠径部に約2 cm の皮膚切開を加え 18G エラスター針にて穿刺を行う．シースを用いずに 4Fr 血管造影カテーテルを over the wire にて進め，造影により血管解剖を十分把握した後，血流改変術を行う．

②0.018 inch ガイドワイヤーを用い 5Fr 留置用カテーテル（long-tapered Anthron PU catheter）に交換する．カテーテルには留置時に総肝動脈に側孔がくるよう，あらかじめセーレなどにより側孔を作成しておく．

③留置用カテーテルの胃十二指腸動脈への固定は，対側大腿動脈から 4Fr カテーテルを用いて Gianturco coil を用いて行うが，留置用カテーテル

内にマイクロカテーテルを挿入し，側孔より先端を出し胃十二指腸動脈内に進め，マイクロコイルおよびNBC-Lipiodolにより胃十二指腸動脈内のテーパー部分の固定を行う1ルート法も有用である[7]．
④留置カテーテルのテーパー部分の内腔はマイクロコイルにより閉塞する．
⑤リザーバーを埋没するための皮下ポケットおよび穿刺部から皮下ポケットまでの皮下トンネルを作成し，カテーテルと接続する．

c. フローチェックとメンテナンス

カテーテルのフラッシュは1～2週間に1回，5 ml の生食とヘパリン3000単位にて施行する．留置カテーテルからの薬剤分布は，^{99m}Tc-MAAを用いたフローシンチグラフィあるいはリザーバーからのCTAにより定期的な確認が必要である．実際の薬剤注入時に疼痛，消化器症状などが急に出現した場合および肝内の病巣に治療効果の差異が認められる場合は，必ずこれらによるフローチェックが必要であり，異常所見が認められた場合リザーバーよりDSAを行う．

d. 薬剤投与方法と治療スケジュール

肝動注療法にはさまざまな薬剤が使用され，多くのregimenが存在する．ここでは，本邦で用いられている代表的なregimenを紹介する．

1) 大腸癌肝転移

大腸癌肝転移に対しては本邦では5-FUの単剤投与が一般的である．その投与方法はone shot動注のほか，5-FUの効果が時間依存性であるため持続動注も行われてきた．現在では，荒井ら[2]の開発したWHF（Weekly high dose法）が現在もっとも用いられている．これは5-FU 1000 mg/m² を1週間に1度外来にて5時間かけて動注する方法であり，外来ではディスポーザブルバルーンポンプを用いて投与する．

2) 胃癌肝転移，乳癌肝転移

5-FU 330 mg/m² の毎週動注，adriamycin 20 mg/m² またはepirubicin 30 mg/m² の4週に1度の動注，MMC 2.7 mg/m² の2週に1度の動注を行うFAMあるいはFEM療法が一般的である．

3) 肝細胞癌

肝細胞癌に感受性の高い抗癌剤は認められず，多くの症例で肝予備能の低下を合併するため，強力な化学療法は不可能であり，薬剤の選択および投与量には一定の見解はみられないのが現状である．adriamycin, epirubicinなどのanthracycline系薬剤の単剤投与やFAM, FEM療法などの多剤併用療法が行われてきたが[4,9]，肝予備能および骨髄機能の良好な症例では，EEP療法（epirubicin, etoposide, cisplatinum）などの強力な多剤併用療法が可能な場合がある[9]．

4) その他

近年，抗癌剤の効果増強や副作用軽減の目的でbiochemical modulationの概念が生まれ，CDDPが5-FUのmodulatorとしてその効果を増強することが明らかになり，5-FUの持続投与と少量連日のCDDP併用療法（low dose FP療法）が進行・再発消化器癌において新しいregimenとして注目されており[8]，動注療法においても消化器癌肝転移のみならず肝細胞癌への応用も行われつつある．

(3) 成　績

　肝動脈への動注カテーテルの挿管は手技に習熟すれば，ほぼ全例で可能である．大腸癌肝転移に対するWHF療法の奏効率は58〜78％，生存期間中央値は16〜26.8ヵ月の成績が報告されている[2,6]．胃癌肝転移に対するFAM療法では，41〜72％の奏効率が得られ，生存期間中央値は9〜15ヵ月であるが，肝外病巣を認めない症例での生存期間中央値は17.0ヵ月と動注による肝病巣のコントロールは比較的良好といえ，むしろ予後因子は癌性腹膜炎などの肝外病巣によることが多い[3]．肝細胞癌に対してはanthracycline系薬剤を中心とする動注療法で奏効率15.4〜25％，EEP療法では47％との報告がある[4,9]．

(4) 合併症

　Seldinger法による血管造影の手技を基本としているため，カテーテルによる内膜損傷や穿刺部出血などが生じ得る．また，血流改変やカテーテル固定時に使用するコイルやNBC-Lipiodolなどの塞栓物質の逸脱やoverflowによる血管閉塞の結果，十二指腸潰瘍や膵炎を生じることがある．

　カテーテル留置によりもっとも高率に生じ得る合併症は肝動脈閉塞であり，従来の投げ込み法では高頻度に認められる．カテーテルの逸脱は，多くは留置後1週間以内に認められる．定期的なカテーテル位置のチェックが必要であり，万一逸脱を生じ適切な薬剤分布が得られなくなった場合は，再度血流変更術などのreinterventionが必要となる．カテーテル，リザーバーの感染は糖尿病合併例に多いが，埋め込み時に死腔を作らないなどの注意が必要である．また，感染が穿刺部に波及すると仮性動脈瘤を生じる可能性があり，システムの抜去も含め早急な対応が必要である．留置カテーテルに起因する血栓塞栓症の出現は，大腿動脈経由ではまず問題とはならないが，左鎖骨下動脈アプローチでは，稀ではあるが椎骨動脈領域の脳虚血症状出現の報告がある．

　薬剤による合併症としては，薬剤固有の副作用（骨髄抑制，消化器症状など）のほか，動注療法に特異的なものとして，薬剤が標的臓器以外に漏れた場合の急性胃粘膜病変や膵炎などが経験される．これらは，血流改変術が不十分である場合のほか経過中にカテーテルの逸脱や肝動脈閉塞を生じた結果，薬剤が胃動脈や後背膵動脈に流入して生じることがある．また，経過中に肝臓の脂肪変性や萎縮，抗癌剤のperibiliary plexus（PBP）の障害に起因するbilomaなどを認めることがあり，その際は抗癌剤の減量や休薬も考慮すべきである．

文　献

1) Arai Y, Inaba Y, Takeuchi Y : Interventional techniques for hepatic infusion chemotherapy. In : Interventional Radiology (Third Edition) (ed Castaneda-Zuniga WR). Williams & Wilkins, Baltimore, pp 192-206, 1997
2) Arai Y, Inaba Y, Takeuchi Y, et al : Intermittent hepatic arterial infusion of high-dose 5-FU on a weekly schedule for liver metastases from colorectal cancer. Cancer Chemother Pharmacolo 40 : 526-530, 1997
3) 荒井保明, 木戸長一郎, 有吉　寛：転移性肝癌, 動注化学療法. 肝胆膵 25：

677-685, 1992
4) Iwamiya T, Sawada S, Ohta Y : Repeated arterial infusion chemotherapy for inoperable hepatocellular carcinoma using an implantable drug delivery system. Cancer Chemother Pharmacolo 33 (suppl) : 134-138, 1994
5) Kemeny M, Hogan H, Goldberg D, et al : Continuous hepatic artery infusion with an implantable pump : Problems with hepatic artery anomalies. Surgery 99 : 501-504, 1986
6) 熊田 卓, 荒井保明, 伊東和樹, 他:大腸癌肝転移に対する大量5-FU週1回5時間持続注入療法―多施設共同研究―JHAISG (Japanese Hepatic Arterial Infusion Study Group). 日本癌治療学会誌 28 : 1449, 1993
7) 大木早人, 熊田 卓, 中野 哲, 他:肝動注療法における新しいカテーテル留置法―1ルートによる血流改変およびカテーテルの固定―. IVR 9 : 326-327, 1994
8) 佐治重豊, 相羽恵介, 荒木 浩, 他:低用量CDDP・5-FU療法の現況について―全国アンケートを中心として―. 癌と化学療法 24 : 1892-1900, 1997
9) 高安幸生, 小竹正昌, 楢崎勝弘, 他:進行肝細胞癌に対するIVR, リザーバーによる動注化学療法. IVR 10 : 263-267, 1995

(井隼　孝司)

D. 肝腫瘍に対する PEIT と Thermal ablation

　肝腫瘍に対する経皮経肝的局所療法としては，主に腫瘍径 3 cm 以下の小肝癌に対して，すでに広く行われているエタノール注入療法（PEIT；Percutaneous Ethanol Injection Therapy）に加えて，最近では，マイクロ波凝固療法（PMCT；Percutaneous Microwave Coagulation Therapy）や Radiofrequency（RF）ablation therapy などの熱凝固を利用した Thermal ablation の手技も進歩している．その適応，禁忌，穿刺手技，術前・術後の処置などについては，いずれの治療法にも共通する点が多いため，ここでは，特殊な機器を要さず安価に施行できるためもっとも普及している PEIT について，詳細に述べ，現在徐々に普及し PEIT に替わりつつある PMCT や RF ablation therapy についても簡単に紹介する．

エタノール注入療法
　（PEIT；Percutaneous Ethanol Injection Therapy）
マイクロ波凝固療法
　（PMCT；Percutaneous Microwave Coagulation Therapy）
Radiofrequency（RF）ablation therapy
Thermal ablation

D-1．経皮的エタノール注入療法
　　　（PEIT；Percutaneous Ethanol Injection Therapy）

（1）適　　応

①腫瘍径 3 cm 以下，3 個以下の肝細胞癌・転移性肝癌
② TAE のみにてコントロール不良な肝細胞癌

（2）禁　　忌

①大量の腹水貯留
②著明な出血傾向

（3）術前処置

①アルコールアレルギーの有無をチェックする．
②穿刺前にアトロピン硫酸塩 0.5 mg とペンタゾシン 15 mg 混筋注あるいは静注．
③穿刺用プローベおよびアタッチメントなどの消毒
　機種によってはアタッチメントはディスポーザブルで，プローベにはディスポーザブルのカバーを装着する．

（4）手　　技

①超音波あるいは CT による穿刺経路の確認
　穿刺成功のカギはこの穿刺経路の選択によるところが大きい．できるだけ距離の短い経路で，大血管を避けるようにする．
②穿刺部位を消毒し，穴あき覆布をかける．

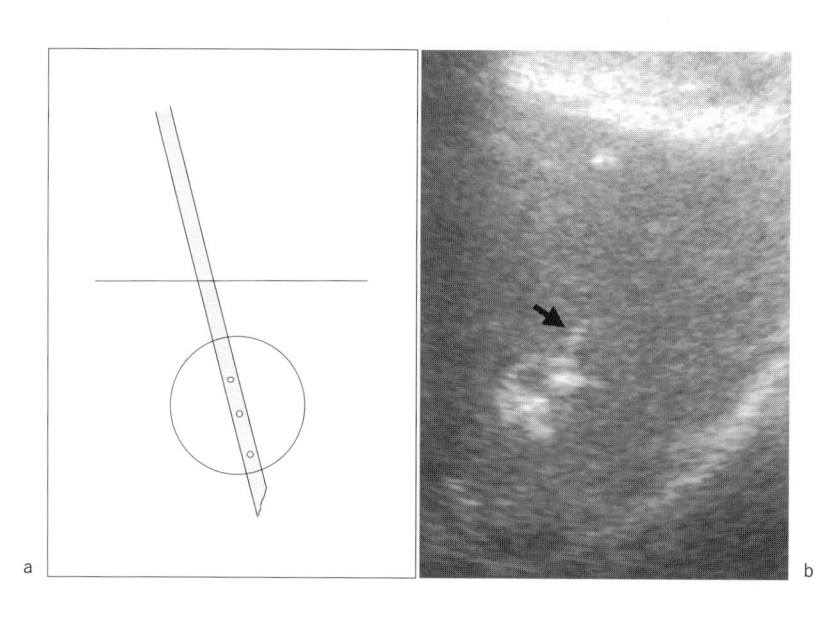

図1
a：PEIT ニードル（八光）使用の場合，腫瘍を貫いて注入．
b：エタノール注入中，腫瘍全体が高エコーとなる．→は，穿刺針．

③穿刺部位の局所麻酔

腹膜できれば呼吸停止下で肝表面まで十分に麻酔する．

局所麻酔が不十分であれば，穿刺時やエタノールが穿刺経路からリークした時の痛みが強い．

この時，気泡を注入すると超音波ガイド下穿刺が困難となるので注意．

④超音波あるいはCTガイド下腫瘍穿刺

安全のため，細径の穿刺針を用いるが，PEIT用に開発された先端閉鎖・側孔付き穿刺針（21G PEIT ニードル，八光）が有用である．この穿刺針を用いる場合には，腫瘍を貫くように穿刺する（図1a）．この時，エタノールが注入された腫瘍は全体に高エコーとなり（図1b），後方音響効果を伴うようになるため腫瘍の近位部に先に注入してしまうと再穿刺追加注入が困難となるため，必ず腫瘍の遠位部より注入を開始する．

⑤エタノール注入

無水エタノール9ccと油性造影剤リピオドール1ccの混合液を用いることによって，注入された部位が透視下あるいはCTによって確認できる点が有用である．また，超音波ガイド下で，肝静脈や門脈内にエタノールが流入するのがリアルタイムに観察できる．

⑥エタノール注入量

1回注入量の目安は5cc程度で，リピオドールを混合した場合はCTあるいは透視によって，無水エタノールのみを注入する場合は，超音波ガイド下に，肝静脈や門脈内への流入が認められた時点で注入を中止する．腫瘍全体が高エコーとなるまで穿刺部位を変えて穿刺する．週2回の割合で総注入量が腫瘍の体積の1.5倍になるまで追加する．

⑦穿刺針の抜去・穿刺部位の再消毒

(5) 術後処置

①術後バイタルサインのチェックを怠らない．

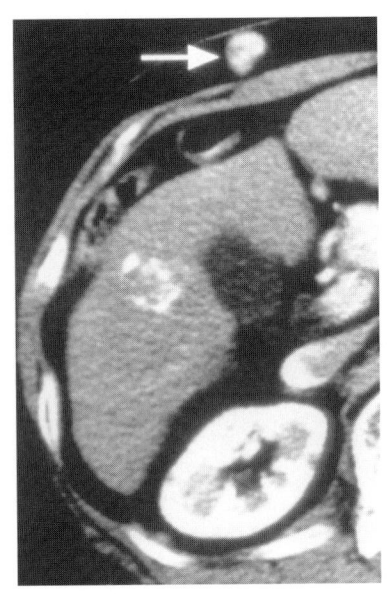

図 2
腹壁皮下脂肪内の播種巣（⇨）が強く造影されている．

② 2, 3 時間の経過観察で著変なければ，安静解除・摂食可能である．
③ 施行回数が増加する場合には，肝機能の悪化に注意する．

(6) 成　　績

a. 手術との比較[1]

腫瘍径 3 cm 以下の早期肝細胞癌では，5 年生存率は，手術 89.6 %，PEIT 71.9 % と若干成績が劣るが，腫瘍径 2 cm 以下の進行肝細胞癌の手術例の 5 年生存率 65 % よりは優れている．

b. TAE との併用[2]

腫瘍径 5 cm 以上の単発あるいは 5 cm 以下 3 個以上の進行肝細胞癌に対し，TAE と PEIT の併用療法では平均生存期間 25 ヵ月，TAE 単独治療では 8 ヵ月であり，TAE との併用により有意な生存期間の延長が得られる．

(7) 合併症とその対策

a. アルコールアレルギー
- 重篤なショック症状をきたすため術前に要チェック．

b. 疼痛によるショック
- 十分な腹膜・肝表面の局所麻酔．
- 鎮痛剤にアトロピン硫酸塩の併用で予防する．

c. 腹腔内出血
- 大量の腹水貯留・出血傾向を有する患者は禁忌．
- 21G 以下の細径の穿刺針を用い，穿刺回数は必要最小限にする．
- 肝表面に突出する腫瘍では要注意．

d. 門脈内血栓
- 超音波で門脈内に流入するエタノールをリアルタイムにモニターする．

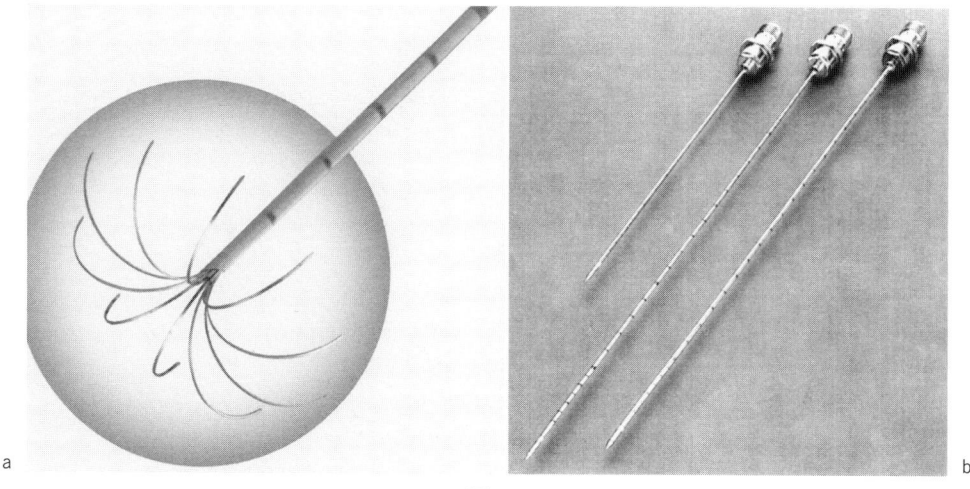

図3
a：RF ablation 用電極（LeVeen Needle Electrode, Boston Scientific 社）
b：PMCT 用モノポーラ型電極（Microtaze, Azwell 社）

e. 穿刺経路の腫瘍播腫[3,4]（図2）

2 cm 以上の中〜低分化な進行肝癌の場合には頻度が高く，確立された予防法がない現状では，術後は穿刺経路を含めた注意深い経過観察が必要．早期発見で治療可能であり，予後は比較的よい．

D-2. マイクロ波凝固療法（PMCT；Percutaneous Microwave Coagulation Therapy）Radiofrequency（RF）ablation therapy

いずれも熱凝固を利用したいわゆる Thermal ablation であり，近年，肝腫瘍に対する優れた局所制御能が報告されはじめ，PEIT に替わる局所療法として普及しつつある治療法である．RF ablation 用（LeVeen Needle Electrode, Boston Scientific 社，図3a），PMCT 用（Microtaze, Azwell 社，図3b）の電極針はいずれも18Gで，21GのPEIT針に比して太く，特にPMCTでは，14Gの外套針が必要で，PEIT に替わって広く普及するために，より細径の電極針の開発がまたれる．

(1) 成　績

a. PEIT と PMCT の比較[5,6]

Seki らは，腫瘍径 2 cm 以下の肝細胞癌の 5 年生存率は，高分化型では両者に有意差はないが，中から低分化型では PEIT 35 % と PMCT 78 % と PMCT の方が優れており，その原因は局所制御能の差であったと報告している．一方，Horigome らは，腫瘍径 3 cm 以下の肝細胞癌では，15 mm 径以下では PMCT が PEIT に比して明らかに優れた局所制御能が認められ，高分化型の場合には PMCT と PEIT はほぼ同等であると報告している．

b. PEIT と RF ablation の比較[7]

Livraghi らは，腫瘍径 3 cm 以下の肝細胞癌では，完全壊死率は PEIT 80％，RF ablation 90％で両治療間に有意差はないが，1 腫瘍あたりの平均治療回数が PEIT 4.8 回，RF ablation 1.2 回であり，RF ablation の方がより少ない穿刺回数で効果が認められたと報告している．

文 献

1) Sakamoto M, Hirohashi S : Natural History and Prognosis of Adenomatous Hyperplasia and Early Hepatocellular Carcinoma : Multi-institutional Analysis of 53 Nodules Followed Up for More Than 6 Months and 141 Patients with Single Early Hepatocellular Carcinoma Treated by Surgical Resection or Percutaneous Ethanol Injection. Jpn J Clin Oncol 28 (10) : 604-608, 1998
2) Allgaier HP, Deibert P, Olschewiski M, et al : Survival Benefit of Patients with Inoperable Hepatocellular Carcinoma Treated by a Combination of Transarterial Chemoembolization and Percutaneous Ethanol Injection-A Single Center Analysis Including 132 Patients. Int J Cancer 79 : 601-605, 1998
3) Ishii H, Okada S, Okusaka T, et al : Needle Tract Implantation of Hepatocellular Carcinoma after Percutaneous Ethanol Injection. Cancer 82 (9) : 1638-1642, 1998
4) 福田哲也，廣田省三，松本真一，他：肝生検，PEIT 後にみられた肝細胞癌の腫瘍播種―3 例の画像的遡及と文献的考察―．日本 IVR 学会誌 13 (4) 428-432, 1998
5) Seki T, Wakabayashi M, Nakagawa T, et al : Percutaneous Microwave Coagulation Therapy for Patients with Small Hepatocellular Carcinoma-Comparison with Percutaneous Ethanol Injection Therapy. Cancer 85 (8) : 1694-1702, 1999
6) Horigome H, Nomura T, Saso K, et al : Standards for Selecting Percutaneous Ethanol Injection Therapy or Percutaneous Microwave Coagulation Therapy for Solitary Small Hepatocellular Carcinoma : Consideration of Local Recurrence. Am J Gastroenterology 94 (7) : 1914-1917, 1999
7) Livraghi T, Goldberg SN, Lazzaronni S, et al : Small Hepatocellular Carcinoma : Treatment with Radio-freqency Ablation versus Ethanol Injection. Radiology 210 : 655-661, 1999

〔松本　真一〕

7 胆　道

A. 胆道疾患の血管造影

　近年，CT，US，MRIなどの各種画像診断装置の著しい進歩により，血管造影が疾患の質的診断に果たす役割は少なくなってきており，胆道疾患の診断においても例外ではない．しかし，悪性疾患における手術適応をはじめとする治療方針の決定のためには依然として血管造影が施行されることが多いのも事実である．本稿では，胆道系の血管解剖とともに各種胆道疾患の血管造影所見について述べる．

(1) 胆嚢動脈および胆管系の血管解剖

胆嚢動脈

　胆嚢動脈はその約76％がCalotの三角の内側，すなわち総肝管より右側の右肝動脈部より分岐し，Calotの三角の外にある右肝動脈より分岐するものが13％，左肝動脈より分岐するものが6.2％，固有肝動脈より分岐するもの2.1％，胃十二指腸動脈より分岐するもの2.6％とされている[2]．胆嚢動脈は径が約1mm程度であり，通常2本に分かれ，前方に向かうものは胆嚢の腹膜側に分布し，後方に走るものは胆嚢の非腹膜側と胆嚢床に分布する．これらはそれぞれ浅および深胆嚢動脈と呼ばれている．これら2本の胆嚢動脈間には多数の交通枝がある[1]．また，浅および深胆嚢動脈が別々に分枝する場合も20％程度ある[13]．

　肝外胆管の動脈は胃十二指腸動脈，後上膵十二指腸動脈，固有肝動脈，左右肝動脈，胆嚢動脈からの血管が胆管壁に網目状の血管叢，epicholedochal plexusを形成している．そしてこのうちの1本が優位となっているものをproper epicholedochal arteryとしている[2]．これらの血管はしばしば血管造影上その同定が困難であるが，血管拡張剤の併用により描出率は向上するとされている．また，胆管周囲動脈は，動脈塞栓術（TAE）などにより左右肝動脈の中枢側や固有肝動脈での閉塞が生じると拡張し，肝動脈閉塞部の主要な側副血行路となる[13]．

　胆嚢の静脈系については，胆嚢静脈は胆嚢外壁で静脈叢を形成しており，肝外胆管の静脈叢と交通があってこれらの静脈はcholecystic veinとなる．また，胆嚢が肝と付着している部位に2から20のcholecystic veinがあり，肝の方形葉に入るとされている[1]．

(2) 血管造影法

通常の腹部血管造影法と変わりはないが，最近ではdigital subtraction angiography (DSA) を用いることにより，少量の造影剤でより明瞭な画像が得られるようになってきている．カテーテルは，4〜5Frのシェファードフックタイプをはじめとする腹部血管造影用のカテーテルを用いるが，現在はマイクロカテーテルが一般的に普及し，選択性のみならず造影能も向上しているため，特に血管分岐が複雑な症例においては無用な血管損傷を避ける意味でも，総肝動脈より末梢の選択的あるいは超選択的造影時には必要に応じて各種のマイクロカテーテルおよび細経ガイドワイヤーを併用することが望ましい．

胆道疾患に対する血管造影としては，まず，上腸間膜動脈造影にて上腸間膜静脈から門脈を描出し，胆道疾患の門脈系への影響の有無を確認する．この場合は当然のことながら，プロスタグランディンなどの血管拡張剤を併用することにより門脈の造影能が向上する．次いで，腹腔動脈造影を施行し総肝動脈の評価をした後，胆管疾患では，総肝動脈，胃十二指腸動脈，あるいは後上膵十二指腸動脈の選択的造影を施行する．胆囊疾患では，右肝動脈など胆囊動脈分岐部近くで造影を施行するが，胆囊動脈は血流も乏しいため常に同定が可能であるとは限らない．しかし，実質相においてしばしば胆囊壁が染まりとして確認できるため，これが胆囊動脈の同定を容易にすることがある．胆囊動脈の血管造影所見の評価のためには，細径カテーテルを用いて超選択的に胆囊動脈を造影するといった報告もみられる[10]．また，血管拡張剤や血管収縮剤を併用した，いわゆるpharmacoangiographyを施行することによって，より所見が明確になることもある．すなわち，胆囊動脈が造影不良の場合，血管拡張剤を用いることによって，胆囊動脈の同定や胆囊壁の濃染像が得られたり，後述のように慢性胆囊炎と胆囊癌の鑑別のために血管収縮剤を併用することによって血管収縮の見られる慢性胆囊炎と収縮の見られない胆囊癌との診断に役立つ場合もある．

(3) 胆囊および胆管の疾患と血管撮影所見

US, CT, MRIなど他の画像診断モダリティー，経皮的あるいは内視鏡的胆道造影やそれらを介して行われる生検などが著しく発達した現在，胆囊および胆管の疾患のなかで血管造影が診断の決め手となる疾患はほとんどなく，その多くが外科的治療の適応の有無の判定あるいはvascular mappingのために施行される．しかし，門脈や肝動脈といった血管への浸潤の確認は，悪性腫瘍の進展度診断には有効であり，切除の可能性や術式など治療方針を決定するうえで重要な情報を提供している[5]．

a. 胆道良性疾患と血管撮影所見

上述のように現在，胆道の良性疾患すなわち結石や炎症を診断するために血管撮影が施行されることはほとんどなくなったといえるが，慢性胆囊炎に関しては胆囊癌との鑑別に苦慮することも多く術前評価も含めて血管撮影が施行されることが多い．

急性胆囊炎の血管撮影所見としては，胆囊動脈の拡張と分枝数の増加がみら

れ，毛細管相では胆嚢が明瞭に濃染され静脈相では cholecystic vein が比較的早期によく造影される[1]が，現在，急性胆嚢炎に血管撮影を施行することは皆無といっても過言ではない．一方，慢性胆嚢炎では，胆嚢動脈分岐の屈曲蛇行，新生血管，壁の濃染などが主な所見であるが，胆嚢動脈の拡張や数の増加はみられず，所見に乏しいことも多く，毛細管相では胆嚢壁が薄く均一に染まり胆嚢壁の全周が追えるとされている[1]．また，李によれば慢性胆嚢炎で壁肥厚が中等度以下の症例では，びまん性の蛇行あるいは屈曲蛇行像が動脈所見として特徴的であり，高度の炎症と壁肥厚例においては硬化，管径不整，閉塞などの進行癌でも見られる所見を認めるものの，動脈異常部分に一致した明瞭な濃染像の欠如が癌との鑑別点になり得るとしている[10]．

慢性胆嚢炎

同様に胆嚢良性疾患においても血管造影上の所見には乏しく，あっても非特異的な所見のみであることが多い[1]．

b．胆嚢癌（図1，図2）

胆嚢癌

胆嚢癌の血管撮影所見は胆嚢動脈の拡張および偏位，腫瘍血管と腫瘍濃染像，胆嚢血管の狭窄と閉塞，門脈と上腸間膜静脈の閉塞と狭窄，門脈の副血行枝，肝転移による腫瘍濃染像，肝動脈分枝の圧排所見とされている[3]が，早期例ではこれらの変化はほとんど見られない．森岡ら[7]による胆嚢癌の主要血管造影所見のシェーマを図3に示す．

佐古らは，従来，胆嚢癌の血管造影上の特徴所見とされる胆嚢動脈の拡張，血管増生，屈曲蛇行や広狭不整などは，慢性胆嚢炎でも高率に認められ，両者を鑑別することは困難であるとしたうえで，毛細管相直前の遅い動脈相での胆嚢動脈末梢にみられる淡い斑状の染まり，羽毛状濃染像（flocculent stain sign）が胆嚢癌に特徴的な血管造影所見であると報告している[11]．また，大野らも胆嚢癌の血管造影像を慢性胆嚢炎と比較して報告しており，それによると胆嚢癌の血管造影所見としては bristly vessel（短い直線，断片状の血管増生）や stretch encasement（伸展された動脈に広狭不整を認めるもの）がみられることが特徴的で，慢性胆嚢炎では胆嚢動脈の拡張，tortuosity, tortuous encasement（屈曲蛇行した動脈に広狭不整を認めるもの）などがみられるものの stretch encasement や bristly vessels は認められないとしている[8]．大野らはさらにミリスロール単独，あるいはミリスロール，アンギオテンシン併用 pharmacoangiography により正診率の向上を図っている[9]．

血管造影による胆嚢癌の深達度診断について，窪川らは早期癌では異常所見がないか腫瘍濃染像のみの所見を示し，encasement が見られる症例は深達度 ss 以深であるとしている．また，肝浸潤に関しての肝床部の濃染は，肝床部での肝内門脈枝と胆嚢との血管交通が確認されていることから信頼性のない所見とされているものの，これをふまえたうえで $hinf_0$ および $hinf_2$ 以上で高率に深達度の診断が可能であったとしている[6]．

c．胆管癌（図4）

肝内胆管癌

肝内胆管癌の血管造影所見は肝細胞癌に比し vascularity や shunt には乏しく，基本的に hypovascular tumor であり動脈の encasement や閉塞が主たる所見となる．すなわち動脈相においては異常血管の増生を見ることは少なく，腫瘍径が大きくなるにつれて血管の狭窄，広狭不整像を認め，比較的淡く辺縁不明瞭な不整形濃染像を示すようになる．腫瘤形成型で腫瘍径の大きなものでは腫瘍濃染像も比較的高率に認められ，また，組織学的に高分化型ほど

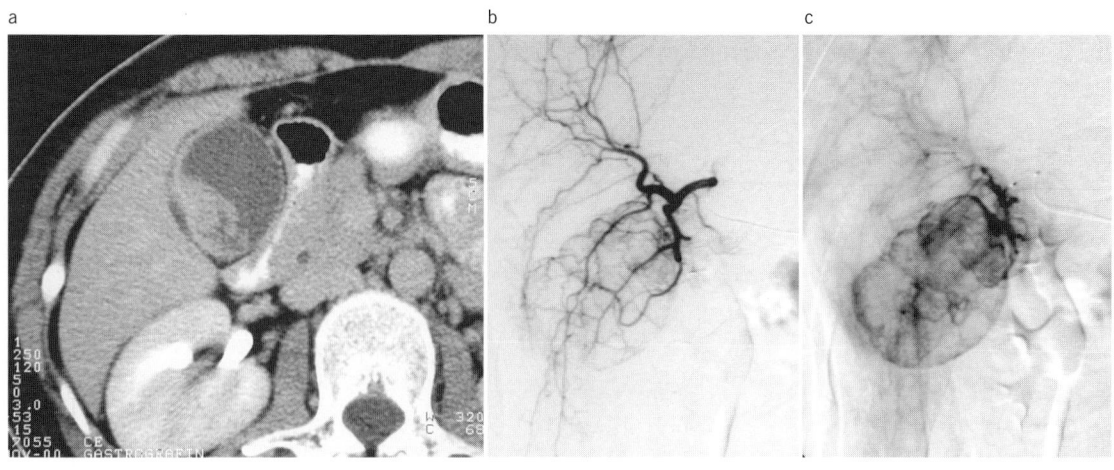

図1【症例】43歳，女性，胆嚢癌
a：腹部CT；胆嚢に不整な形状の腫瘤が見られ，壁肥厚も認められる．
b：右肝動脈造影動脈相
c：同実質相；右肝動脈より分岐する胆嚢動脈に拡張が見られ，走行の不整，広狭不整および実質相での斑状の濃染像などを認める．

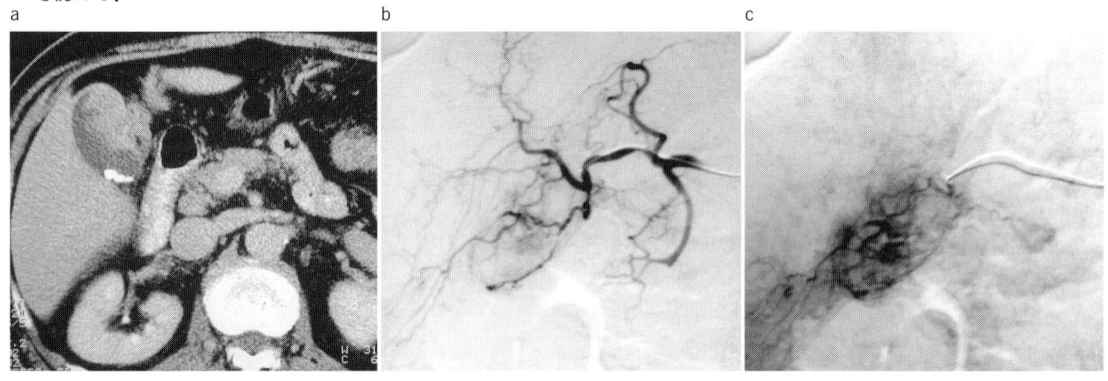

図2【症例】73歳，男性，胆嚢癌
a：腹部造影CT；胆嚢壁の不整な肥厚および内腔に腫瘍が認められる．また，胆石も見られる．
b：右肝動脈造影動脈相
c：同実質相；胆嚢動脈の拡張，蛇行が見られ，広狭不整（一部に閉塞）も明らかである．また，実質相では，斑状のstainを認める．

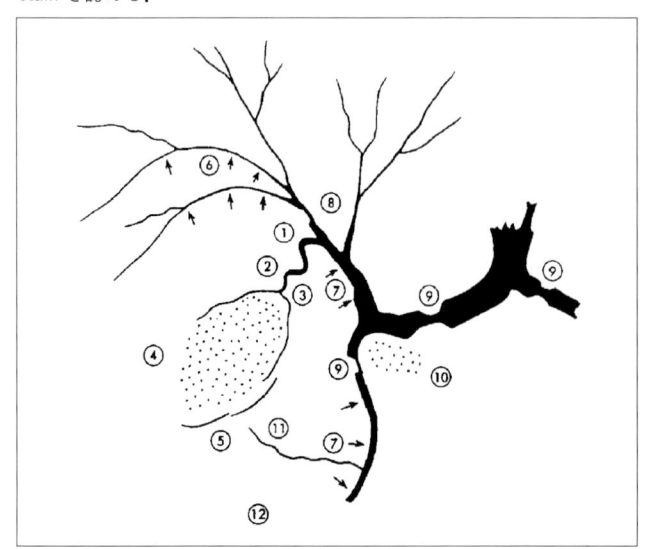

図3 胆嚢癌の主要血管造影所見
①胆嚢動脈拡張
②胆嚢動脈走行不整
③胆嚢動脈断裂
④tumor stain
⑤uneven thick wall
⑥肝内動脈枝の圧排
⑦胃十二指腸・固有肝動脈圧排
⑧肝動脈右枝の狭窄閉塞
⑨胃十二指腸・総肝・脾・膵頭部動脈の狭窄
⑩膵頭部の濃染像
⑪胃十二指腸動脈分岐からの血流
⑫中結腸動脈分岐からの血流
（森岡ら：文献[4,7]より引用）

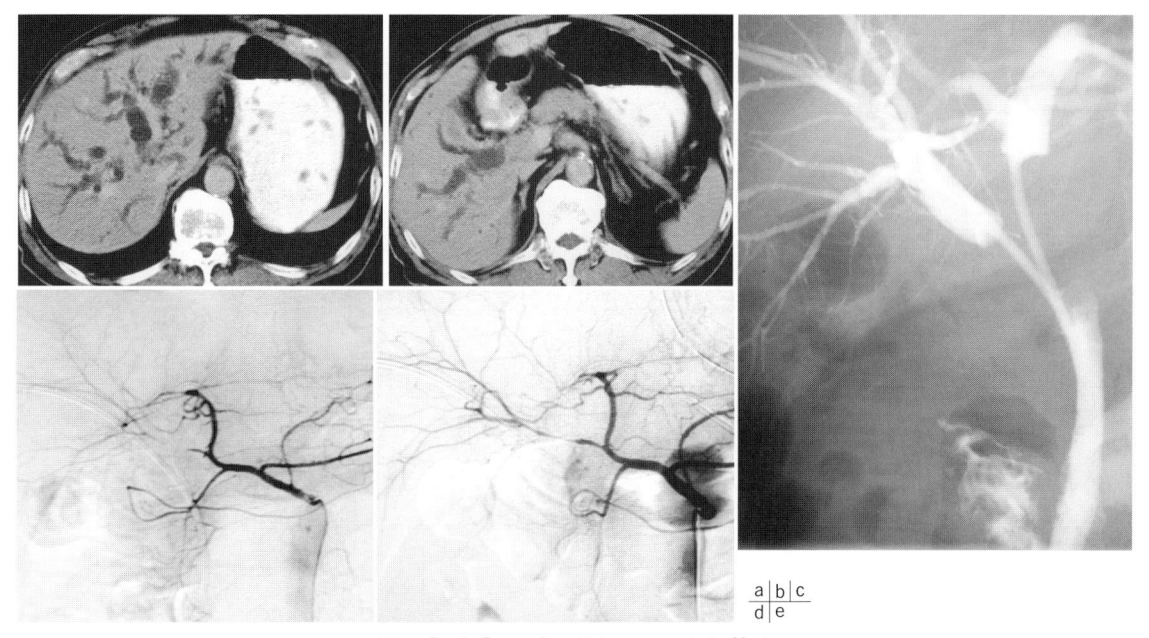

図4【症例】70歳，男性，肝門部胆管癌
a, b：腹部CT；肝内胆管は著明に拡張しており，肝門部付近での閉塞が疑われる．
c：PTCD造影；左右肝管から総肝管に完全閉塞が認められる．胆嚢管の描出は認められない．
d：腹腔動脈造影
e：同斜位；右肝動脈に不整な高度の狭窄像が見られ，右肝動脈末梢は左肝動脈よりの肝内側副血行路を介して造影される．実質相での明らかな腫瘍濃染像は見られなかった．

hypervascular massを呈するともされている[12]．門脈相でも変化に乏しいことが多いが，腫瘍の増大に伴い門脈枝の狭窄，断裂像を呈することもある．

肝門部胆管癌の血管撮影所見としては，微小な新生血管と動脈の不整なencasementや閉塞，門脈の狭窄あるいは閉塞があげられ，腫瘍濃染像を呈することは少ない．しかし，胆管癌における血管撮影の意義は，診断の確定というよりはむしろ壁外浸潤範囲の決定にある．血管解剖の項で述べたように肝外胆管の血管は多数の血管による網目状の動脈叢であり，上・中部の胆管ではepicholedochal plexusが，下部胆管では加えて前・後上膵十二指腸動脈の分枝に変化が起きやすい．手術適応が検討されるような胆管癌では，これらの血管にencasementが認められるが，いわゆる腫瘍血管や腫瘍濃染像はほとんど見られず，一般に切除可能例では無所見であることも多い．一方，進行した胆管癌においては肝動脈，胃十二指腸動脈あるいは門脈にまでencasementや圧排狭窄が見られるものもあるが，これらは切除困難で手術適応となる症例も少なく，血管造影自体の適応がないものも多い[4]．このように血管造影は，病変の進展状態を明らかにする，特に動脈，門脈への侵襲状態を示すことで手術適応などの治療方針の決定に役立っている．

以上，胆道疾患の血管造影所見について簡単に述べた．胆道疾患の血管造影所見は，CT，US，MRIが現在のように発展する以前に検討されたものが多く，現在では質的診断への貢献度は他のモダリティーに比し低下していることは否めない．今後は，血管撮影装置とCTを組み合わせたいわゆるIVR-CT

肝門部胆管癌

を用いて CTA を施行することにより,新たな知見が得られてくると考えられる.

文献

1) 有山 襄:血管造影法.胆道 X 線診断学(窪田博吉,亀田治男,編).南江堂,東京,p. 286-310, 1978
2) 平松京一,甲田英一,毛利 誠,他:胆嚢動脈及び胆管系の動脈.腹部血管の X 線解剖図譜(平松京一,編).医学書院,東京,p. 83-94, 1982
3) 稲本一夫:血管造影法.日本臨床 40:109-116, 1982
4) 木戸長一郎,荒井保明:腫瘍.放射線医学大系 23 胆道・膵臓(田坂 晧,編)中山書店,東京,p. 209-231, 1986
5) 近藤 哲,二村雄次:胆嚢・胆管癌診療の動向.癌と化学療法 18:1243-1247, 1991
6) 窪川良廣,有山 襄,須山正文,他:胆嚢癌の進展様式と画像診断.消化器外科 22:39-46, 1999
7) 森岡恭彦,大澤 忠,木村 健:新腹部血管造影法.中外医学社,東京,1983
8) 大野浩司,藤田正人,秋本昌一,他:胆嚢癌の血管造影像―慢性胆嚢炎との比較―.臨床放射線 34:213-217, 1989
9) 大野浩司,山下正人,曾我忠司,他:胆嚢癌,慢性胆嚢炎の鑑別におけるミリスロール,アンギオテンシン併用 pharmacoangiography の有用性.臨床放射線 40:559-565, 1995
10) 李 茂基:超選択的胆嚢動脈造影法による胆嚢疾患の鑑別診断.日消誌 90:673-684, 1993
11) 佐古正雄,大槻修平,渡辺英明,他:胆嚢壁肥厚の画像診断―血管造影による質的診断へのアプローチ―.日医放会誌 44:1-10, 1984
12) 田岡大樹,水野修吾,川原田嘉文:胆道造影,胆道鏡,血管造影による肝内胆管癌の進展度診断.消化器画像 1:185-192, 1999
13) 豊島正美,山田龍作:動脈造影からみた胆道.新・画像診断のための解剖図譜 6 肝臓・胆道・膵臓・脾臓(小川健二,編).メジカルビュー社,東京,p. 154-155, 1999

(若林 雅人/蘆田 浩)

B. 胆道疾患に対するドレナージ・ステント留置術

　胆道疾患に対する治療法は，interventional radiology（IVR），内視鏡的治療，手術手技の発展より，疾患や症例の状態に応じて，拡大手術から非手術的治療まで，幅広い選択肢から選ばれるようになってきた．

　本稿では，閉塞性黄疸に対する治療法の中でも，代表的なIVR手技である経皮経肝的胆道ドレナージ（percutaneous transhepatic biliary drainage；PTBD），およびmetallic stent（MS）を用いた内瘻術について，当院で用いているデシジョンツリー[6]（図1）に沿って述べる．

経皮経肝的胆道ドレナージ
（percutaneous transhepatic biliary drainage；PTBD）

metallic stent（MS）

(1) 黄疸患者が受診したら

　胆道疾患では黄疸を主訴として来院することが多く，来院時には緊急手術も考慮した血液生化学検査をオーダーする．黄疸の診断・治療法の説明に際し，当科で使用している「閉塞性黄疸についての説明」を図2に示す．

　次に腹部超音波検査を行い，胆管拡張の有無，原因は結石や胆嚢炎などの良性疾患か，あるいは胆道癌や膵頭部癌などの悪性疾患か，狭窄（閉塞）はどのレベルかをおおよそ判断する．可能であればMagnetic resonance cholangio-pancreatography（MRCP）を行い，適切なドレナージ経路選択の指標とする．

　続いてdynamic CTにて，疾患ならびに狭窄（閉塞）範囲のより詳細な診断を行う．胆道疾患の診断には種々のモダリティがあるが，詳細に読影すればCTがもっとも情報量が多いと考えられるため，疾患に応じた適切な撮像法を行う必要がある．診断と同時に減黄術の適否も判断する．

　減黄術は，良性狭窄ではその適応が問題となることは少ないが，悪性狭窄では，①原疾患が高度に進行しており，減黄術を行っても全身状態の改善が望めず，予後が1ヵ月以内であると推定される症例，②両側肝内胆管3次分枝以降への広範囲な腫瘍進展を認める症例では，ドレナージ手技自体が侵襲的であるばかりでなく，ドレナージを何本も留置したとしても，黄疸が改善することはほとんど期待できない．また，最後までドレナージが留置されたままの状態となり，QOLも著しく損なわれる．したがって，このような症例では減黄術の適応なしと考え，対症療法のみにとどめている．

(2) 外瘻術

a. 外瘻術の選択

　外瘻術の適応ありと判断された場合，「経皮経肝的胆管ドレナージ（PTBD）の説明」（図3）を用いて説明を行う．

　いずれの原因による閉塞性黄疸でも，腹水・出血傾向が認められる場合には内視鏡的経鼻胆道ドレナージ（endoscopic naso-biliarydrainage；ENBD）が第1選択となる．

　当院では，良性疾患が疑われた場合や，悪性疾患による肝外胆管狭窄ではENBDを第1選択としている．しかし，ENBDが留置できなかった時には，可及的にPTBDに切り替える必要がある．このような場合，腹水貯留症例で

内視鏡的経鼻胆道ドレナージ
（endoscopic naso-biliary-drainage；ENBD）

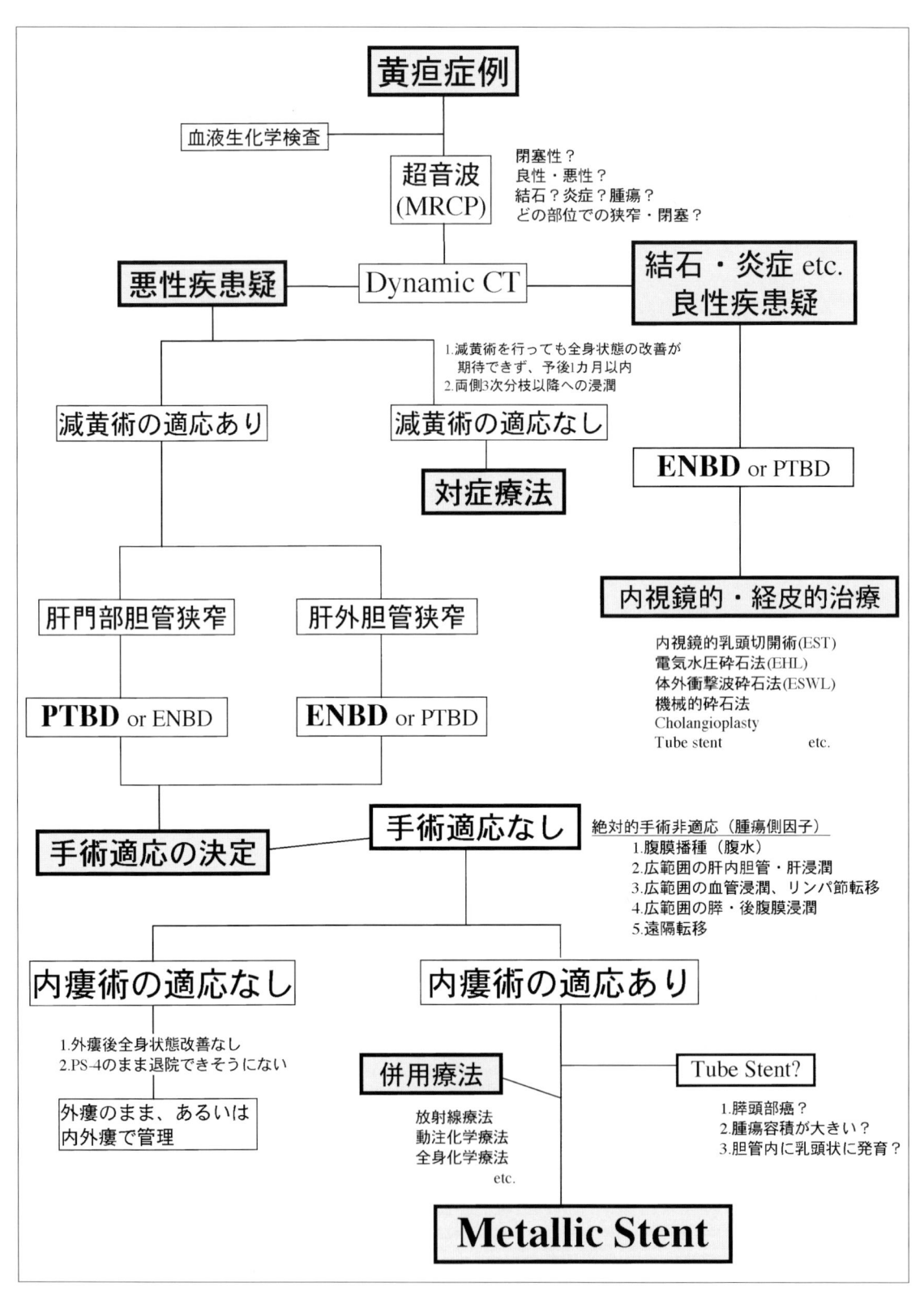

```
黄疸症例
  │
  │──血液生化学検査
  │
超音波
(MRCP)        閉塞性？
  │           良性・悪性？
  │           結石？炎症？腫瘍？
  │           どの部位での狭窄・閉塞？
  │
Dynamic CT
  ├────────────────────────────┐
悪性疾患疑                     結石・炎症 etc.
                               良性疾患疑
  │
  │   1.減黄術を行っても全身状態の改善が
  │     期待できず，予後1カ月以内
  │   2.両側3次分枝以降への浸潤
  │
減黄術の適応あり    減黄術の適応なし
                     │                ENBD or PTBD
                   対症療法               │
                                     内視鏡的・経皮的治療
                                       内視鏡的乳頭切開術(EST)
肝門部胆管狭窄   肝外胆管狭窄         電気水圧砕石法(EHL)
                                       体外衝撃波砕石法(ESWL)
                                       機械的砕石法
PTBD or ENBD   ENBD or PTBD           Cholangioplasty
                                       Tube stent    etc.

手術適応の決定 ── 手術適応なし    絶対的手術非適応（腫瘍側因子）
                                     1.腹膜播種（腹水）
                                     2.広範囲の肝内胆管・肝浸潤
                                     3.広範囲の血管浸潤、リンパ節転移
                                     4.広範囲の膵・後腹膜浸潤
                                     5.遠隔転移

内瘻術の適応なし   内瘻術の適応あり
  │                  │
  1.外瘻後全身状態改善なし    併用療法 ── Tube Stent?
  2.PS-4のまま退院できそうにない              1.膵頭部癌？
                          放射線療法         2.腫瘍容積が大きい？
外瘻のまま、あるいは      動注化学療法       3.胆管内に乳頭状に発育？
内外瘻で管理              全身化学療法
                            etc.
                         Metallic Stent
```

図1　黄疸症例に対する診断・治療の進め方
(文献[6]より改変)

1. 「黄疸」てなに？
　肝臓はさまざまな働きをしていますが，その中の一つに「胆汁」という，おもに脂肪を分解する消化液（酵素）を作っています．肝臓で作られた胆汁は，肝臓の中の「胆管」という管を通って十二指腸に排出されます．胆管の途中には「胆嚢」があり，肝臓で作られた胆汁を効率よく使うことができるように，一時蓄える役目を果たしています．食物を食べた時にはこの胆嚢が収縮し，胆汁を十二指腸に排出します．大便の色が茶色いのは，おもにこの胆汁の色です．
　胆管が何かの原因で狭くなったり（狭窄），つまったり（閉塞）して通りが悪くなると，胆汁を十二指腸に排出できず，胆管の中に溜まってしまいます．そのため胆管が太くなり（拡張），胆汁の成分（ビリルビン）を血液の中に再吸収（逆流）して，皮膚や目が黄色くなってきます．この状態を「黄疸」といいます．
　胆管の通りが悪くなって起こる黄疸は，肝炎などの肝臓そのものの病気で，肝臓の細胞が壊れた時に起こる黄疸である「肝細胞性黄疸」と区別して，「閉塞性黄疸」といいます．

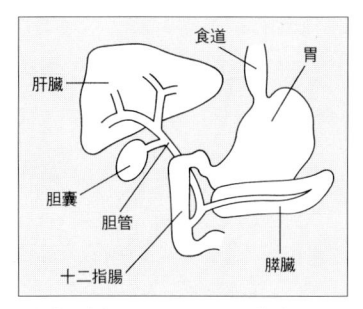

2. どのような原因で「閉塞性黄疸」が起こるのでしょうか？
　「閉塞性黄疸」の原因はいろいろありますが，一番多いのは胆管内に石ができて通りが悪くなる「胆管結石」です．その他の原因には，「胆管腫瘍」「胆管炎」「胆嚢炎（胆嚢が腫れた状態）」や，「胆嚢の腫瘍」など，胆管そのものが狭くなる場合や，「膵炎（膵臓が腫れた状態）」「膵臓の腫瘍」「肝臓の腫瘍」「リンパ節腫大」など，胆管が周りから押されて狭くなったり，つまってしまう場合などがあります．治療法を決めるために，閉塞性黄疸が起こっている原因について，さらに検査を進めていくことになります．

3. 「黄疸」になったらどのような症状が起こるの？
　黄疸になると，皮膚や目が黄色くなったり，体がかゆくなったりします．血液検査では黄疸の程度を示す「ビリルビン」の値，胆管の障害の程度を示す「アルカリフォスファターゼ（Al-P）」や「γ-GTP」の値が増加してきます．また，胆汁が血液の中に再吸収され，腎臓から排泄されるようになりますので，おしっこが濃い紅茶のような色になってきます．さらに，胆汁が腸に流れなくなりますので，便の色が白っぽくなってきます．

4. 胆汁が溜まり，「黄疸」が続くとどうしていけないの？
　黄疸が長く続くと，血液の中に増加した「ビリルビン」が，大事な臓器や組織に蓄積し障害を与えます．肝機能，腎機能が悪くなったり，また，腸内の細菌が胆汁の流れの悪くなった胆管に逆流し，感染して「急性胆管炎」を起こすと高い熱を出し，肝機能不全の状態になり，命にかかわる危険性も出てきます．

5. 「閉塞性黄疸」の治療は？
　閉塞性黄疸を改善するためには，まず，胆管の中に溜まっている胆汁を体の外に出す必要があります．拡張した胆管に「細い管」を入れ，胆汁を体の外に排出します（ドレナージといいます）．この方法として，皮膚・肝臓を通して胆管に細い管を入れ，胆汁を外に出す「経皮経肝的胆管ドレナージ」や，胃カメラの要領で十二指腸の胆管の出口から管を入れる「内視鏡的胆管ドレナージ」があります．
　ドレナージにより胆汁を体の外に排出すると，黄疸が改善してきます．それにしたがって，熱のある場合は熱が下がり，皮膚や目の黄色い色や体のかゆみもとれ，おしっこの色も元通りの薄い黄色になってきます．しかし，胆汁は体の外に出て腸に流れませんので，大便の色はまだ白っぽいままです．

6. その後の治療は？
　黄疸がある程度改善（総ビリルビン値が 3 mg/dl 以下）してきたら，胆管に入れた管から「造影剤」を注入して撮影し，胆管がどこで・どのように・どうして狭窄または閉塞しているのかを診断します．この造影検査は，黄疸の改善具合によりますが，ドレナージを行ってから2〜3日ぐらい後になります．
　閉塞性黄疸を起こしている原因がわかりましたら，本格的な治療に移ります．どのような治療を行うのかは病気によってさまざまです．本格的な治療が始まってもこのドレナージは，胆汁が十二指腸に流れる状態になるまで（手術を行った場合はその後も），しばらく入れておくことになります．
　今後どのような検査を行い，また，どのような治療を行うのかは，主治医から詳しく説明させていただきます．

平成　年　月　日
説明医：　　　　　　　　　印
〒780-0821 高知市桜井町 2-7-33　高知県立中央病院　（　　）科
TEL：088-882-1211　内線（　　）

図2　閉塞性黄疸についての説明

「黄疸についての説明」の中でも説明しましたように，胆汁を体の外に排出するため，胆管に細い管を入れる「経皮経肝的胆管ドレナージ（PTBD）」を行うことになりました．細い管は体の表面から，皮膚・肝臓を通って胆管に入れます．実際にどのような手順で行っていくのか説明させていただきます．

1. どのような検査が必要でしょうか？

　肝機能の検査，血が止まるまでの時間などを調べる「血液の検査」，腹水が溜まっていないかどうか，胆管がどのあたりで狭くなっているのか，また，つまっているかを調べるためにまず超音波検査を行います．続いて閉塞性黄疸が起こっている原因をさらに詳しく調べるCT検査，胆管がどのような形で拡張しているのかを調べるMRI検査などを行います．ただし，すべての検査が必要なわけではありません．どのような検査を行うのかは，主治医からその都度説明させていただきます．

2. 胆管に管を入れる前にすることは？

　病棟を出る前に，安心して検査が受けられるように，また，血圧が下がるのを防ぐために，軽い鎮痛剤を筋肉注射します．検査室にはベッドで移動し，点滴を始め，血圧計を着けます．そして，超音波で管を入れる胆管を確認します．

3. どのようにして管を入れるのでしょうか？

　超音波で確認しながら，体の表面から肝臓を通して胆管に針を刺し，管を入れます．「みぞおち」から入れる場合と，「右の肋骨の間」から入れる場合があります．

　針を刺す前に痛み止めを筋肉注射します．次に，針を刺す部位に局所麻酔を行います．この麻酔は痛みをなくすことができますが，触っている感じ，押されている感じが残ります．また，肝臓の中や胆管には麻酔ができませんので，針が肝臓を通っていく時，胆管に入る時に痛みを感じることがあります．痛みがあっても少しの間ですから，動かないようにして下さい．管が入る時には，もう少し強い痛みを感じることがありますが，この時も体を動かさないように頑張って下さい．

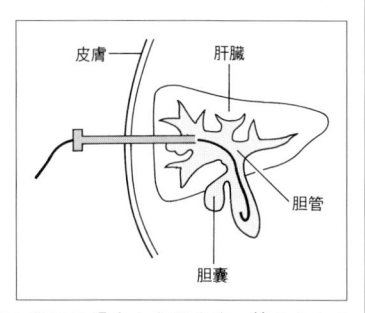

　通常，管は1本だけ入れますが，胆管がつまっている部位，場所によっては何本か入れる場合もあります．管を入れましたら，管が抜けないよう皮膚に縫いつけて終わりです．

4. どのような合併症があるのでしょうか？

　みぞおちから入れる場合には，左肩から左側の首の付け根に，右の肋骨の間から入れる場合には，右肩から右側の首の付け根に痛みを感じることがあります．また，管が入っていく時には，胃の裏あたりに鈍い痛みを感じることもあります．

　管を入れ終わった後も痛みが続いているときには，痛み止めを追加しますのでお知らせ下さい．痛みは病室に戻る頃おさまります．ごく稀に，肝臓を針が通った穴から出血することがあります．血圧が下がる程度まで出血が続くと緊急手術を行って止血しなければならない場合があります．しかし，今まで緊急手術になった方はありません．また，右の肋骨の間から入れる場合には，気胸（空気が胸の中に入り，肺がちぢこまり呼吸が苦しくなる状態）を起こすことがあります．たいていの場合何もしなくてもおさまりますが，もし息が苦しくなったときは，胸に管を入れて空気を吸い出し，肺を膨らませる処置（胸腔ドレナージ）が必要になることがあります．

5. 胆管に管が入った後はどうするの？

　胆管に入れた管には胆汁を集める「容器」をつなぎます．翌日からはその「容器」を持って起き上がることができます．息をしたり，動いたりするときに，管が入っている部位にしばらく違和感がありますがご了承ください．

　管を入れた後，熱が出ることがあります．術後は予防的に抗生剤を投与しますので，翌日まで点滴をします．水分は病室に戻ってすぐ飲んでいただいて結構です．夕食は流動食が出ます．翌日からは今まで食べていた食事に戻ります．

　万一，管が抜けた場合には，胆汁の出が悪くなり，管を入れたあたりが痛くなりますので，すぐに看護婦にお知らせ下さい．腹部の写真を撮影し，管が抜けているかどうか確認します．抜けていましたら，すぐに入れ替えをすることがあります．

　2〜3日後，胆管に入れた管に造影剤を注入して撮影する検査を行います．注入中にお腹が張った感じがしたり，痛みがあればすぐ注入をやめますのでお知らせ下さい．その日は少し熱が出ることもあります．

　黄疸を改善させ，原因となる病気を診断・治療するために，どうしても必要な処置ですから，どうか頑張って下さい！

平成　年　月　日

説明医：　　　　　　　　印

〒780-0821　高知市桜井町 2-7-33　高知県立中央病院　（　　）科

TEL：088-882-1211　内線（　　）

図3　経皮経肝的胆管ドレナージ（PTBD）

は，PTBDルートの腹水を吸引して行うこともある．

一方，肝門部胆管狭窄では，ENBDによる左右ドレナージは手技的にも難しく，また後述するように，ドレナージチューブが狭窄部を通過するための変化で，病変範囲の正確な診断が困難になることから，PTBDを第1選択としている．しかし，腹水貯留例ではENBDが選択される場合もある．

以下，PTBDについて述べる．

b. PTBDにおける注意[7]

PTBDを行うにあたっては，以後の診断・IVR手技に支障をきたすことがないよう，超音波，MRCP，CTなどの所見を参考にして，もっとも適切なルートやドレナージ本数などを前もって検討しておくことが重要である．

肝外胆管狭窄症例では，減黄目的のみであれば，左外腹側枝からの留置を第1選択としているが，後述の内瘻術や腔内照射を行う場合には，経路のスムースさ，疼痛軽減の点から考えて，右前後枝合流部付近からの留置を行う方がよい．

肝門部狭窄症例では，胆管へのチューブ挿入部位が病変部に近いと，炎症性変化や瘢痕組織により，胆管内進展範囲の診断が困難になることがあるため[2]，できるだけ長い距離のチューブが胆管内に留置されるような穿刺部位を選択する．悪性疾患では，根治手術を前提とする場合には，進展範囲の正確な診断のため，また腔内照射などの併用療法を行う場合には，全区域ドレナージが理想的である[10]．しかし，全身状態が不良であったり，明らかに手術や併用療法の適応なしと考えられる症例では，胆管炎を合併していない限り，できるだけドレナージ本数が少なくてすむよう，まず残存機能が良いと判断される区域にのみドレナージを置き，全身状態，黄疸，炎症所見などの改善の程度をみて，必要ならば他区域のドレナージを追加するようにしている．

c. PTBD実際の手技[7,16]

1) One step法（図4）

胆管拡張が4mm以上であれば，one step法を原則としている．実際の手技としては，

① 穿刺経路を決定し，皮膚・筋層・筋膜・腹膜まで十分に麻酔を施す．
② 皮膚に小切開を加え，穿刺方向に沿って皮下組織・筋層・筋膜を十分に広げる．この拡張操作は，カテーテルを滑らかに挿入するうえで非常に重要で，筋膜まで十分拡張する．
③ 超音波画面上の穿刺ラインを目標胆管にあて，患者に軽く息を停止させ，18G穿刺針（US対応針；クリエートメディック）で一気に穿刺する．
④ 胆汁の逆流を確認する．以後の操作に際し，穿刺孔からの胆汁漏出を防止するため胆汁を少量吸引する．
⑤ 透視下（あるいは超音波ガイド下）に0.035インチJ型ガイドワイヤー（COOK）を挿入する．目的の部位までガイドワイヤーが挿入できたら，穿刺針を抜去し，透視下にドレナージカテーテルを挿入する．
⑥ カテーテルを皮膚に固定し手技を終了する．
⑦ 胆汁を吸引し細胞診・細菌検査に提出する．ただし，拡張した胆管を急激に減圧すると迷走神経反射により血圧低下をきたすことがあるので，必要量のみ吸引するにとどめる．

いずれにせよ穿刺からカテーテル留置まで，余計な拡張操作などは省略し，

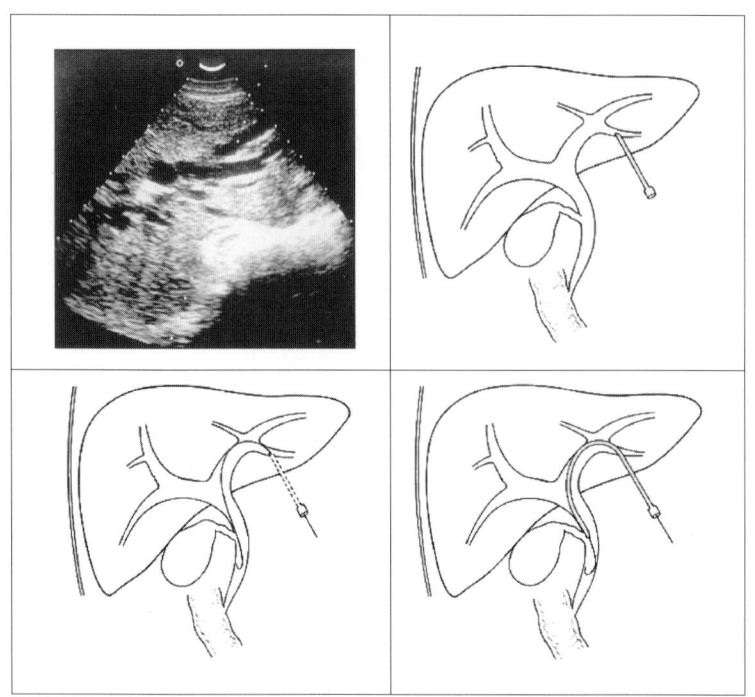

図4 PTBD (One step 法) の実際
　a：超音波画面上の穿刺ラインを目標胆管にあてる．
　b：18G 穿刺針にて一気に穿刺．胆汁の逆流を確かめる．
　c：ガイドワイヤーを挿入する．
　d：ドレナージチューブを留置する．
（文献[16]より改変）

腹腔内に胆汁を漏らすことなく，できるだけ短時間で留置することが重要である．

2) Two step 法

胆管拡張が軽度の場合には，one puncture access kit (COOK) を用いた two step 法を行う．

21G 穿刺針で穿刺後，0.018 インチガイドワイヤーを挿入し，5Fr ダイレーターと交換する操作が加わるが，ダイレーターに 0.035 インチガイドワイヤーを挿入してからは前述の操作と同様である．

どちらの方法で PTBD を行うにせよ，手技中は胆管内圧を高めることがないよう，できるだけ造影剤を注入しない方がよい．ガイドワイヤーがうまく挿入できない時にだけ，胆管の走行を確認する目的で少量の造影剤を注入する．この際，吸引した胆汁以上に造影剤を注入し過ぎないよう注意する必要がある．

外瘻術の早期・長期管理上の問題点および対処法を**表1**に示す[4]．

(3) 外瘻術後の診断と治療の進め方

外瘻術後の胆道造影で，悪性狭窄と診断したら，減黄を待つ間に必要な検査をできるだけ2週間以内に終了させ，進展範囲，肝予備能，血液生化学検査，performance status (PS)，年齢などから総合的に手術適応を検討する．当院では，①腹膜播種（腹水），②広範囲の肝内胆管浸潤・肝浸潤，③広範囲の血管浸潤・リンパ節転移，④広範囲の膵・後腹膜浸潤，⑤遠隔転移の1項目でも満たす場合には，根治手術の適応なしと判断している．

表1　胆道外瘻術の早期管理および長期管理上の問題点とその対処法

I. 早期管理	II. 長期管理
1. 術後4〜6時間は絶対安静，バイタルサイン，尿量，悪寒，発熱，疼痛の有無のチェック 　→多量の胆汁排泄による迷走神経反射でショックをきたすことあり 2. 帰室時より水分可，夕食は状態に変化なければ流動食可 3. 胆汁流出状況，量，色，性状の観察 　→血性胆汁・流出不良の場合は生食5 mlをゆっくり注入・排泄を繰り返す 4. 翌朝まで静脈確保 5. 抗生物質は術後1週間投与 6. ドレナージチューブの管理 　→挿入部付近に痛みが出現したらカテーテルが逸脱していることがあるので透視で確認	1. 胆汁の体外喪失に伴う体液・電解質バランスの失調 　→定期的な血液生化学検査 　→早期の内外瘻化・内瘻化 2. 減黄不良，胆管炎症状 　→胆道造影やCTにてドレナージ不良域の存在を確認 　→追加留置，チューブ先端の位置替え 3. 胆汁流出量減少，感染胆汁の流出 　→チューブの移動・逸脱がないか確認 　→位置替え，あるいは再留置 4. 挿入部固定のゆるみ，感染による皮下膿瘍 　→固定のやり直し，創傷処置 5. 挿入孔より胆汁漏出 　→チューブ逸脱の前駆症状 　→胆道造影，位置替え，再留置 　→早期内瘻化

カテーテル挿入部痛・胆汁流出量低下を認めたら透視で確認せよ！

(文献[4]より改変)

(4) 内瘻術

　内瘻術は，外瘻術でみられる胆汁喪失による水分・電解質のアンバランスや消化吸収の問題，外瘻チューブに起因する数々の合併症，ならびに精神的苦痛を改善し，患者のQOLを向上させる目的で行われる．

　悪性狭窄症例では，外瘻術後も全身状態の改善がみられず，PS-4の状態のままで退院ができそうにない症例は，完全内瘻にすると入院中に黄疸が再発した時には，再度外瘻が必要となるため，外瘻のままか内外瘻として管理する場合もある．

a. 内瘻術の選択

　内瘻術は，チューブステントとのrandomized trialによりMSの有用性が確立されている[1]．経皮的留置，内視鏡的留置いずれの方法を用いるかは施設の状況により異なる．現在本邦で使用可能なMSを表2に示すが，使用にあたっては，各MSの特徴，特に構造，拡張力，柔軟性，視認性，短縮の程度，deliveryの方法などをよく理解しておく必要がある．

　良性狭窄に対するMS留置術の適応については，いまだ確立されておらず，①cholangioplastyでも効果がないか，すぐに再発してくる症例，②全身状態から手術不能と判断された症例，③手術を拒否する症例を適応と考える意見が大勢を占めている[5]．

　悪性狭窄に対するMSの選択と留置方法は，原因疾患，外瘻留置部位，狭窄の範囲や症例の状態に応じて種々の方法が報告されている．当院では，手術および併用療法の適応なしと判断された症例では，一期的な内視鏡的MS留

表2 本邦で使用可能なステントの種類と分類

	Self-expandable		Balloon-expandable
Rigid	original GZ stent (hand-made) Spiral Z-stent (Medico's Hirata)	modified GZ stent (COOK) Memotherm (BIRD)	Palmaz stent (J & J) Bridge Biliary Stent (Medtronic)
Flexible	Easy Wallstent (BSKK) Accuflex (BSKK) Symphony (BSKK) Ultraflex Diamond stent (BSKK) Memotherm Flex (BIRD)	Za-stent (COOK) SMART stent (J & J) NT ステント-II* (テルモ) Passager* (BSKK) Gore Biliary Stent* (Goa Tex)	Strecker stent (BSKK)

*covered MS

置を行い,できるだけ短期間で退院可能な状態にもっていく場合もある.

b. MS の選択

現在多くの MS が市販されているが,その留置法について確立されたものはない.また,異なった MS 間での臨床成績に差を認めたという報告もない. modified GZ-stent (COOK) と Wallstent (BSKK) で,留置経路,留置部位,疾患による開存率,ならびに合併症発生率の検討を行ったが,臨床的有意性に差はみられていない[6].しかし,Accuflex (BSKK) では留置時の「ねじれ」によるステント部閉塞のため,Memotherm (BIRD) や Symphony (BSKK) は rigidity が高いため,使用しにくい印象を持っている.

MS の選択にあたっては,それぞれの特徴をよく理解し,初回留置時から再閉塞時にはどのように再 stenting するのかを考えて行うことが重要である. 当院では現在,肝外胆管狭窄に対しては Spiral Z-stent (Medico's Hirata), Ultraflex Diamond stent (BSKK), Easy Wallstent (BSKK), SMART stent (J & J), Za-stent (COOK) を,肝門部胆管狭窄に対しては,Easy Wallstent, SMART stent, Za-stent を主に使用している.

c. 内瘻術の実際

良性狭窄に対する MS 留置法は別稿に譲り[5],本稿では悪性狭窄に対する MS 留置について述べる.

1) 肝外胆管狭窄

悪性肝外胆管狭窄では,経皮経肝的にも内視鏡的にも,tumor ingrowth 予防の点から covered MS の方が,チューブステントや bare MS に比べて開存期間が延長するという報告がなされている[8,13].Covered MS として,経皮経肝用の PTFE で被覆された NT ステント-II (テルモ) と Passager (BSKK) が市販されており,他にポリウレタンなどで被覆した MS を自製して使用している施設も多くみられる.当院でも,Spiral Z-stent や Ultraflex Diamond stent をポリウレタンで被覆したものを使用している.

中部胆管狭窄では,短い MS を留置すると,MS が直線化しようとする力

tumor ingrowth

covered MS

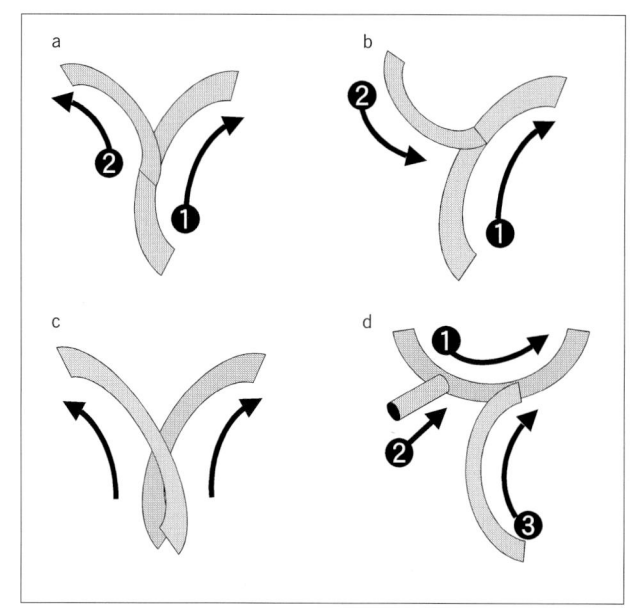

図5. 肝門部への留置方法
a：両側ルートからの partial stent in stent 法：片側ルートから総胆管に留置したステント（❶）内へ，対側から一部重ねて留置（❷）．
b：片側ルートからの partial stent in stent 法：片側ルートから総胆管へ留置し（❶），そのステント間隙を介して対側に留置（❷）．
c：両側ルートからの side by side 法：両側ルートから総胆管でステントが並列するように留置．
d：T字型留置法：片側ルートから左右橋渡し状に留置し（❶），そのステント間隙を介して末梢に留置（❷），そして最後に総胆管へT字型になるように留置（❸）．

により両端部で胆管が過度に屈曲し，粘膜過形成による再閉塞をきたす危険性があるため，また上流側への tumor overgrowth による再閉塞を予防するために，できるだけ膵内胆管から肝門部にわたって留置する．

下部胆管狭窄では，狭窄部からファーター乳頭まで，ある程度距離がある場合には，乳頭機能を温存するため MS 全体が胆管内に位置するよう留置するが，膵頭部癌症例などでは十二指腸内腔に突出するように留置することもある．

2）肝門部胆管狭窄

悪性肝門部胆管狭窄に対する留置方法は，PTBD が片側から留置されているのか，両側に複数留置されているかによって種々のバリエーションが報告されているが[3,11,15]，covered MS 留置には限界がある．当院では，手術不能例に対しては，可能な限り少ない本数の PTBD で減黄するようにしているため，左右どちらか一方，ないし左右2本のドレナージからの留置を行う場合がほとんどである[3]．

留置方法として，現在当院で行っている手技は，①左右 PTBD が挿入されている場合，まず片側ルートから総胆管まで留置し，対側ルートから肝門部でステントの一部が，最初に留置したステントの中に重なるように留置する方法（partial stent in stent 法；図5a）．②片側に PTBD が挿入されている場合，まず総胆管まで留置し，そのステント間隙を介して，対側に partial stent in sten 法で留置する方法（図5b），ただしこの方法は，右前後枝が分断されている場合には右からのルートでは留置困難なため，主に左 PTBD が留置されている場合に用いている．③左右両側ルートから，2本のステントを並列に留置する方法（side by side 法；図5c），そして，④片側ルートから左右橋渡し状に留置し，ステント間隙を介して末梢に留置，最後に総胆管に肝門部でT字型になるよう partial stent in stent で留置する方法（図5d）である．左右両側ルート，および片側ルートからの partial stent in stent 法を図6，図7に示す．

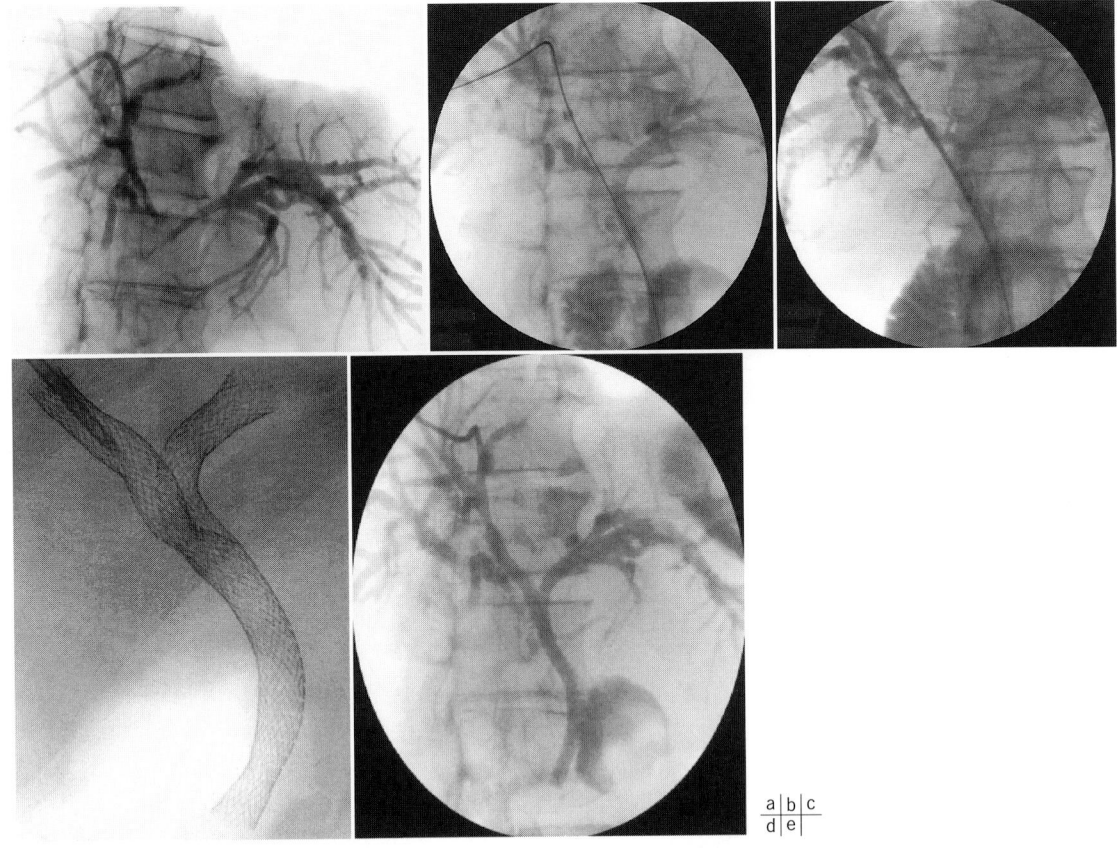

図6. 両側ルートからの partial stent in stent 法（62歳，男性，胆嚢癌）
　a：両側へ PTBD を留置．
　b：左ルートから総胆管に留置したステントのメッシュ間隙を介して，右ルートからガイドワイヤーを挿入．
　c：ステントのメッシュ間隙を介して，2本目のステントの delivery system を挿入．
　d：右ルートからのステントが，肝門部で partial stent in stent となるよう下流側から留置．
　e：ステント留置後の造影では，良好な開存性が得られている．

いずれにせよ，肝門部胆管癌は減黄の有無が予後に影響してくるので，胆管造影像から狭窄部の範囲・性状を詳細に読影し，MS の種類・組み合わせ・留置法などを十分検討して行うことが重要と考えている．

d. MS の合併症
1）早期合併症

メッシュ型の bare MS や covered MS を留置した症例で，胆囊管や膵管閉塞による胆囊炎や膵炎が報告されている．発生頻度は低く，合併しても対症療法で改善する場合がほとんどであるが，留置中はステントの位置・cover の範囲に十分留意する必要がある．

ステント留置直後から開存性が得られない場合がある（超急性閉塞）．原因として，①ステント両端の拡張力や，ステント自体の直線化する力が強いためか，正常粘膜に過度の刺激を与え反応性浮腫が生じる（図8a），②ステントにより押し広げられた腫瘍組織がちぎれ，ステント間隙を介して内腔に突出する，③フィブリンの付着，などが考えられている．③に対しては，外瘻からの

反応性浮腫

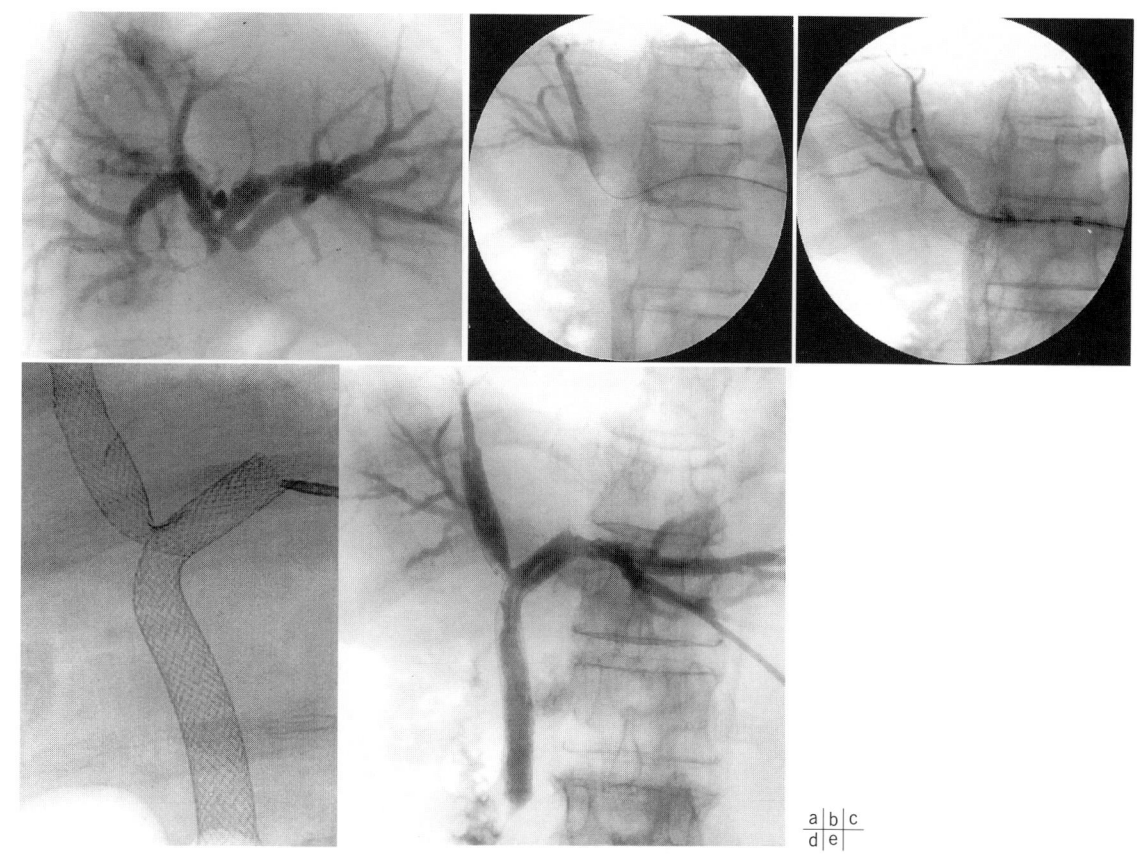

図7. 片側ルートからの partial stent in stent 法（72歳・女性，肝門部胆管癌）
　a：左 PTBD 造影では，右枝との交通性が保たれている．
　b：まず総胆管にステントを留置し，肝門部でステントのメッシュ間隙を介して右枝にガイドワイヤーを挿入．
　c：ステントのメッシュ間隙を介して，2本目のステントの delivery system を右枝に挿入．
　d：右枝上流側から，肝門部で partial stent in stent となるよう留置．
　e：ステント留置後の造影では，良好な開存性が得られている．

洗浄で対処可能なことが多いが，①②の場合には covered stent も含めたステントの追加留置（stent in stent）が必要となる場合がある．

狭窄部でステントを release している時，十二指腸側に逸脱することがある（図8b）．留置に際しては位置調節を確実に行うことが重要であるが，逸脱により狭窄部を cover しきれない場合には，ステントの追加留置が必要となる．

肝門部に side by side 法で留置した場合，ステントが full expand すると，留置後の CT で門脈左枝に圧排像を認めることがある．放射線治療などで腫瘍が control され，長期生存が得られた場合には，同部で胆管門脈瘻を生じた症例が報告されている[9]（図8c）．

2）後期合併症

MS の後期合併症として，第一に再閉塞があげられる．原因として，良性狭窄では粘膜過形成がもっとも多く，他に胆泥，結石形成，真菌塊などが報告されている．悪性狭窄では，tumor ingrowth や tumor overgrowth が原因となるが tumor ingrowth 予防の目的で，covered MS が使用されることが多くな

stent in stent

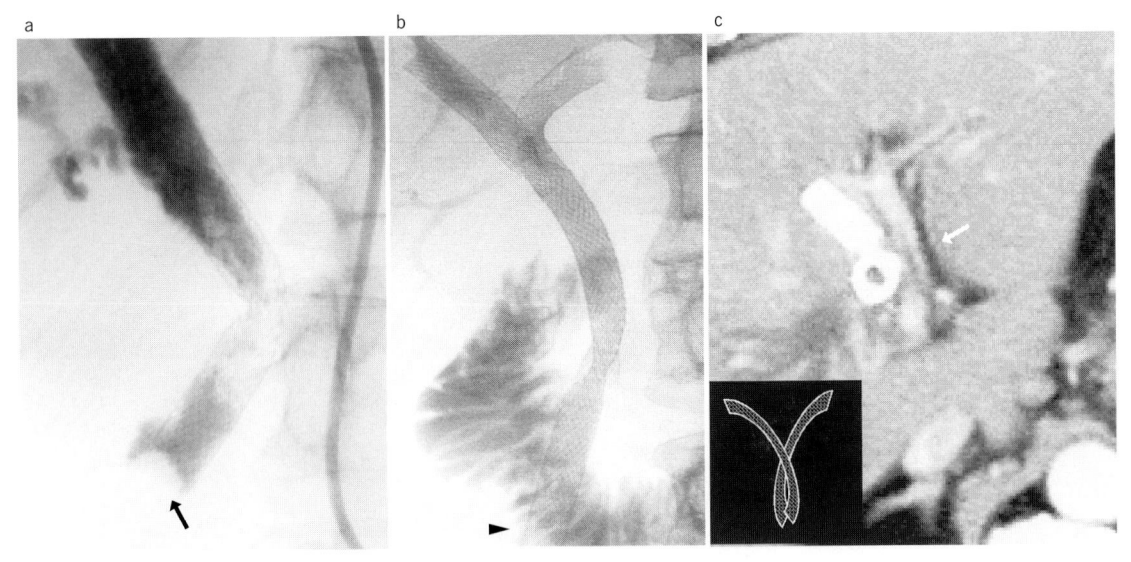

図8. 早期合併症
a：超急性閉塞；ステント留置3日後の造影で，ステントの十二指腸端に反応性浮腫によると思われる狭窄がみられる（→）．
b：逸脱；ステントの release 中，ファーター部で十二指腸内に逸脱（▶）．十二指腸壁に erosion をきたした．
c：門脈左枝の圧排；Side by side 法で留置されたステントが full expand すると，門脈左枝に圧排をきすことがある（⇨）．

ってきている．当院でも，悪性肝外胆管狭窄に対し covered MS の留置を行っているが，開存率の検討では bare MS との間に有意差は得られていない．また膜の破損のため考えられる tumor ingrowth, tumor overgrowth, sludge による再閉塞を経験している．Covered MS の有用性については，さらに症例を重ね検討を加えていく必要がある．

MS が乳頭部をまたいで十二指腸に突出するように留置された場合，特に covered MS では，括約筋機能が損なわれ，消化液逆流や食物残渣により再閉塞をきたしやすいという報告もみられる．十二指腸内への突出留置の是非，方法については今後の検討課題となる．

Accuflex や Wallstent 留置例では，re-intervetion を行う際に抜去するという報告もあるが，通常は一度留置した MS は回収不能である．ただし，十二指腸内に突出するように留置された場合には，内視鏡的に抜去可能である．

悪性狭窄で内腔に腫瘍組織が露出している症例では，放射線治療や動注化学療法など抗腫瘍効果をねらった局所療法，特に腔内照射による腫瘍制御が開存期間の延長を得るうえで有用である[9,12,14]．詳細は本書の 7-C 項の「胆道悪性腫瘍に対する動注・放射線治療」を参照されたい．

文献

1) Davids PHP, Groen AK, Rauws EA, et al : Randomized trial of self-expandable metalstents versus polyethylene stents for distalmalignant biliary obstruction. Lancet 340 : 1488-1489, 1992
2) 早川直和，二村雄次，神谷順一，他：胆道鏡，胆道造影を用いた肝門部胆管癌

の術前進展度診断．胆と膵 10 (10)：1423-1430, 1989
3) 森田荘二郎：胆道系悪性腫瘍に対するIVR．画像診断 17 (5)：526-535, 1997
4) 森田荘二郎：胆道系のIVR—閉塞性黄疸に対する診断と治療法の選択—．医学の歩み 187 (6)：564-569, 1998
5) 森田荘二郎：消化器疾患に対するIVR．良性胆道狭窄．消化器病セミナー70（打田日出夫，編）．へるす出版，東京，p 153-164, 1998
6) 森田荘二郎，打田日出夫：I-IVR最近の位置づけ；特に内視鏡手技の進歩をふまえて，胆道疾患に対するIVR．胆道・膵疾患のIVR治療（税所宏光，江原正明，編）．メジカルビュー社，東京，P 2-9, 1999
7) 森田荘二郎：閉塞性黄疸に対する胆道外瘻術のコツと注意点．臨床放射線のコツと落とし穴，小塚隆弘編，中山書店，東京，p 88-90, 1999
8) Rossi P, Bezzi M, Salvatori FM, et al：Clinical experience with covered Wallstent for Biliary malignancies：23-months follow-up. Cardiovascular Interventional Radiology 20：441-447, 1997
9) 齋藤博哉，桜井康雄，高邑昭夫，他：メタリックステントによる悪性胆道狭窄の治療．胆と膵 16 (10)：931-938, 1995
10) 齋藤博哉，桜井康雄，高邑昭夫：メタリック・ステントup date—胆道—．画像診断 16 (5)：488-497, 1996
11) 齋藤博哉：II-閉塞性黄疸・胆汁うっ滞，肝門部胆管癌における胆汁ドレナージ．胆道・膵疾患のIVR治療（税所宏光，江原正明，編）．メジカルビュー社，東京，P 16-23, 1999
12) 坂口　浩，打田日出夫，吉岡哲也，他：胆道癌におけるIVRと放射線治療．臨床放射線 43 (6)：667-678, 1998
13) Shim CS, Lee YH, Cho YD, et al：Preliminary results of a new covered biliary metal stent for malignant biliary obstruction. Endoscopy 30：345-350, 1998
14) 吉岡哲也，打田日出夫，坂口　浩，他：Expandable metallic biliary endoprosthesis—悪性胆道閉塞190例の検討—．胆と膵 18 (9)：877-882, 1997
15) 吉岡哲也：消化器疾患に対するIVR．悪性胆道閉塞．消化器病セミナー70（打田日出夫，編）．へるす出版，東京，p 143-151, 1998
16) 吉岡哲也：II-閉塞性黄疸・胆汁うっ滞，肝外胆管悪性閉塞における胆汁ドレナージ．胆道・膵疾患のIVR治療（税所宏光，江原正明，編）．メジカルビュー社，東京，P 24-33, 1999

〔森田荘二郎〕

C. 胆道悪性腫瘍に対する動注・放射線治療

　胆道癌は画像診断の進歩に伴い，比較的早期に発見される症例も増えてはいるが，大多数は進行癌である．これらの予後はきわめて不良であるが，適切な減黄処置に加えて動注化学療法や放射線治療を施行することで，予後が改善されQOLの向上が期待できる症例も少なくない．胆道癌では高率に閉塞性黄疸を合併するが，metallic stentによる内瘻術に加えて，胆管癌に対しては腔内照射と外照射による高線量放射線治療を，進行胆嚢癌に対しては動注化学療法と外照射の併用を行い良好な成績を得ている．

metallic stent
腔内照射

(1) 適　　応

　腫瘍が高度に進行していたり，高齢などの理由により，切除の困難な症例が適応となる．腹膜播種や肝臓以外の臓器に転移がある症例は胆管癌，胆嚢癌とも適応がない．胆管癌で肝転移を有する症例に対しては原発巣に対しては外照射を行い，肝転移に対しては動注化学療法を併用しているが，原発巣に対する腔内照射の適応はない．

　閉塞性黄疸を呈した症例では胆管癌，胆嚢癌とも全区域ドレナージが原則的に必要である．肝内胆管にまで腫瘍進展がみられても，ドレナージが施行できれば本療法の適応となる．ドレナージ不良域が存在した場合，経過中に胆管炎を併発するとその治療に難渋する．胆管炎は減黄を悪化させるばかりでなく，肝不全を惹起する危険因子である．放射線治療や動注化学療法などの積極的な併用療法を施行している症例では，胆管炎，ひいては肝膿瘍を併発しやすいので注意が必要である．しかしながら，全区域ドレナージはあくまで積極的な抗腫瘍療法を施行する症例に対する方針であり，遠隔転移などで最初から抗腫瘍療法の適応外と判断した症例，また，胆道外瘻術を施行しても全身状態の改善が見られない症例，Performance Status 4 の症例，退院の可能性がない症例は積極的な治療の適応外である．これらの症例では胆管炎の合併を認めない限り1ないし2本のドレナージに止める．退院の可能性がある症例に関しては内瘻化後，metallic stentによる内瘻術を行い，できるだけ短期間で退院可能な状況にもっていく．退院の可能性のない症例では内外瘻に止めている．

全区域ドレナージ

(2) 手　　技

　経皮経肝胆管ドレナージ（PTCD）による減黄（T. Bil 3.0 以下）と，各種画像診断に引き続いて抗腫瘍療法を開始する．PTCDは挿入ルートが急角度急峻とならないように注意して穿刺目的胆管を選択する．初回は内瘻化は行わず，後日，十分な胆管像の読影をした後に，切除の可否と進展範囲を診断した後に内瘻化を行う．通常12Frの内外瘻用チューブを留置して管理している．

a. 胆管癌に対する放射線治療（図1；症例1）

　胆管癌の組織型は腺癌がほとんどであるため，一般的に放射線感受性が低い．放射線治療の効果を得るには70 Gy以上の線量が必要とされている．胆管の周囲に近接する肝臓や消化管の耐容線量は40～50 Gyであり，外照射単独で

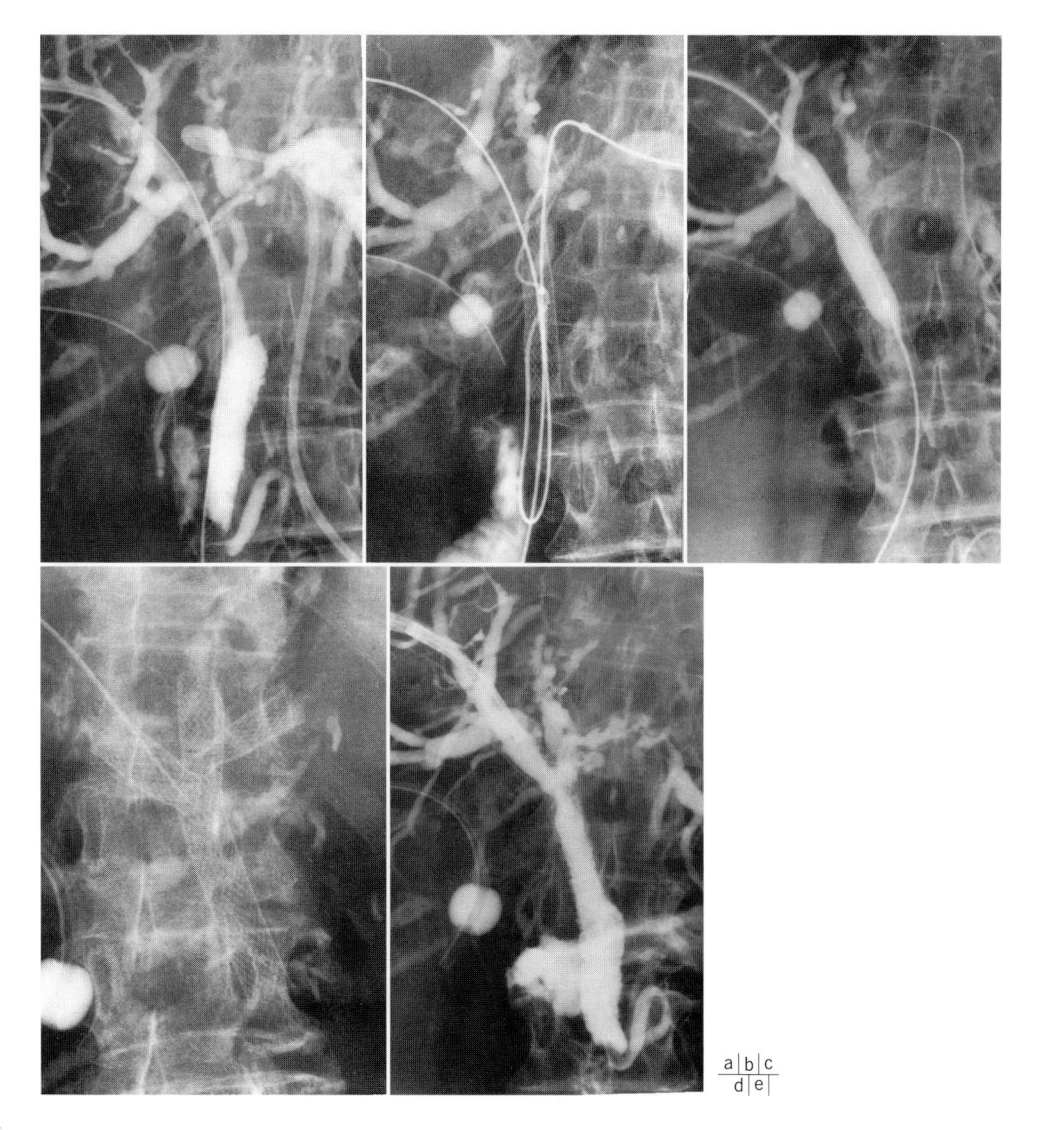

図1

【症例1】84歳，女性，肝門部胆管癌

a：PTCD造影；B3・B4・B8からドレナージを行った．腫瘍は中部胆管から右側は前後枝分岐部，左側は内側区枝を越え，B2・B3分岐部へ及んでいた．PTCSでは，胆管内腔に突出する結節状の腫瘍を認め，さらに腫瘍血管も豊富に存在し易出血性であった．減黄後，内外瘻化とし放射線治療を行った．

b：Metallic stent留置；放射線治療後，B4から総胆管にSMART stentを留置した．

c：Metallic stent追加留置；B3，B8のルートから，留置されているstentの間隙にguide wireを通過させ，stentが一部重なるように追加留置を行った．図はB8のルートからstent間隙にguide wireを通過させ，balloon catheterで間隙を拡張させているところである．

d：斜位像；3本のSMART stentはそれぞれ一部交差するように留置されている．

e：Stent留置完成後PTCD造影；Patencyは良好であり，外瘻チューブを抜去した．

良好な治療成績を得ることはできないため，腔内照射との併用が必要となる．

外照射は10 MVのリニアックX線を用い，直交2門照射で1回の分割線量は2.2 Gyで週4回，44 Gyの照射を行う．照射野は原発部位を中心に肝十二指腸靱帯を十分含める．

腔内照射は外照射終了後，高線量率 ^{192}Ir を用い線源から10 mmの深さで3

高線量率 ^{192}Ir

one-shot 動注	放射線外照射	動注（リザーバーから）
CDDP 50 mg/body VP-16 50 mg/body EPIR 30 mg/body	30〜50 Gy	5-FU 1000 mg 　＋CDDP　10 mg　1qw EPIR　　　20 mg　4qw MMC　　　 4 mg　4qw

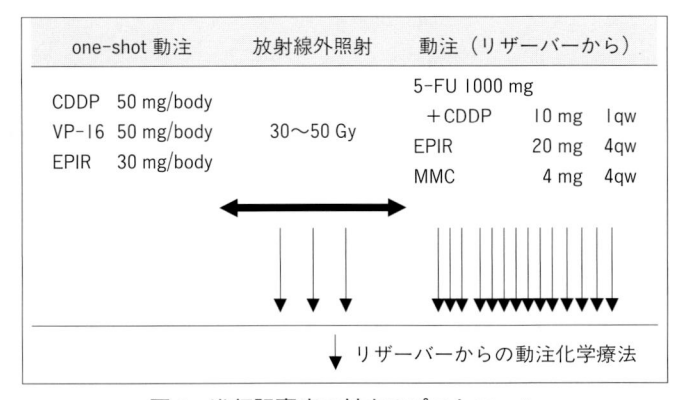

図2　進行胆嚢癌に対するプロトコール

Gy となる条件で，5 回 15 Gy 照射する．胆管内腔の中心から照射するため，抗腫瘍効果が得やすく，かつ合併症が少ない．線源に近い腫瘍部は照射線量が高いが，線源から離れると急激に線量は低下するため，外照射との併用が不可欠である．経皮経肝的に内瘻化した PTCD チューブが，腔内照射用のチューブ挿入の際の外筒になる．PTCD チューブに腔内照射用の 4.7Fr のチューブを挿入する．この中に模擬線源を挿入し，照射範囲を決定する．照射用チューブと高線量率 ^{192}Ir 照射装置を接続して，腔内照射を行う．照射終了後照射用チューブを抜去すると，12Fr 内外瘻チューブだけが留置されていることになる．

b. 胆嚢癌に対する動注化学療法と放射線治療の併用療法(図2, 図3；症例2)

動注化学療法と放射線治療の併用療法のプロトコールを図に示す．まず，血管造影施行時に CDDP 50 mg，VP-16 50 mg，EPIR 30 mg（EEP 療法）の one shot 動注を行う．カテーテル先端を総肝動脈におき，30 分かけて CDDP，VP-16，EPIR の順に動注する．one-shot 動注 1 週間後位から，外照射を開始する．外照射は 10 MV のリニアック X 線を用い，前後対向あるいは直交 2 門照射で 1 回の分割線量は 2.0 Gy あるいは 2.5 Gy で週 4 回，30〜50 Gy の照射を行う．照射野は原発巣を中心に肝十二指腸靱帯から膵頭部を，また症例によっては腹腔動脈根部から上腸間膜動脈根部まで含める．外照射期間中に動注リザーバーシステム留置を行う．肝動注化学療法のリザーバー留置と同様カテーテル先端を総肝動脈，あるいは総肝動脈に相当して側孔を開け，カテーテル先端を胃十二指腸動脈に留置する．

また，血管造影上，右胃動脈が同定される症例では，消化管合併症の防止目的でこれを塞栓し，さらに，肝動脈が複数本存在する症例では金属コイルによる 1 本化を行う．リザーバーからの動注化学療法は CT-angiography にて薬剤分布状況が適切であることを確認後，外照射期間中に週 1 回の動注（CDDP 10 mg＋5-FU 1000 mg/body）を開始する．外照射が終了したら，外来で CDDP 10 mg＋5-FU 1000 mg (1 qw)，EPIR 20 mg (4 qw)，MMC 4 mg (4 qw) を動注する．

閉塞性黄疸を合併した症例では，胆管癌，胆嚢癌とも放射線治療終了後，PTCD 造影，胆道鏡検査を行い，狭窄が残存した部位に metallic stent を留置し，外瘻チューブを抜去する．

EEP 療法

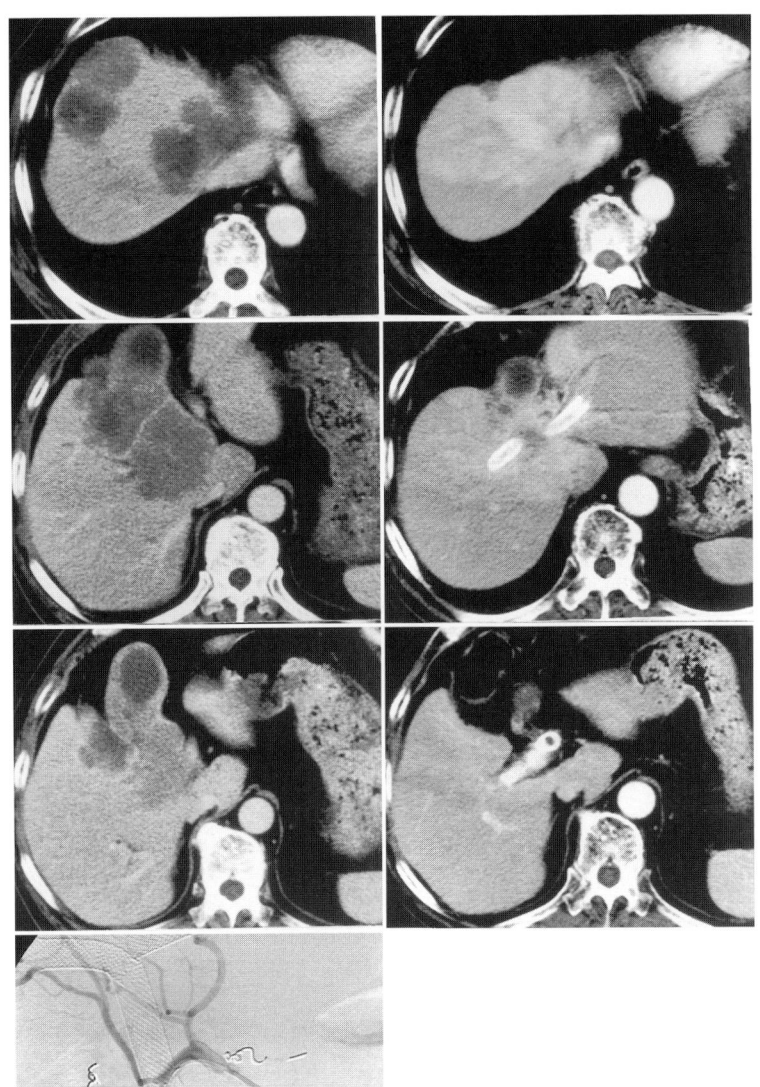

図3
【症例2】65歳，男性，胆囊癌
a, b, c：初診時CT

胆囊壁の不整な肥厚を認め，肝内には著明な癌浸潤と多数の転移巣が認められた．肝十二指腸靱帯内にはリンパ節転移も認められた．この後，閉塞性黄疸が出現し，PTCDを施行している．

d：Reservoir 留置

下腹壁動脈経由にてカテーテル留置を行った．カテーテル先端は胃十二指腸動脈に置き，側孔は総肝動脈に作成した．胃十二指腸動脈，右胃動脈は金属coilで塞栓し，カテーテル先端も金属coilで塞栓してある．

e, f, g：動注化学療法および放射線外照射終了後CT

胆囊壁の肥厚像は消失し，肝転移巣も著明に縮小している．腫瘍は肝門部に残存を認めるのみとなっている．治療効果はPRと判定された．Metallic stent 留置後，外瘻チューブは抜去された．

(3) 成　績

a. 胆管癌（図4, 図5）

現在まで101例に放射線治療を行った．外照射単独15例（36～67.2 Gy），外照射と腔内照射の併用は86例であった．外瘻チューブの抜去は98例（96.7％）で可能であり，抜去不能であった3例のうち2例は全身状態が不良であったため，あえて外瘻を維持した症例である．Metallic stent 留置後の累積胆管開存率は，1年55.7％，2年44.4％，3年34.7％，4年21.7％であった．

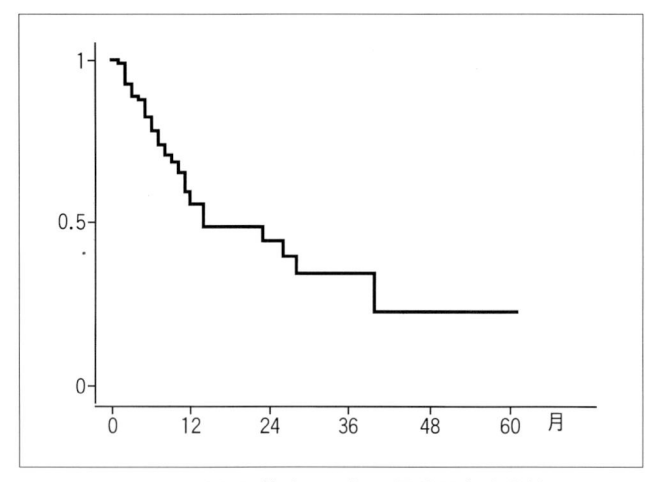

図4 肝門部胆管癌101例の累積開存率曲線

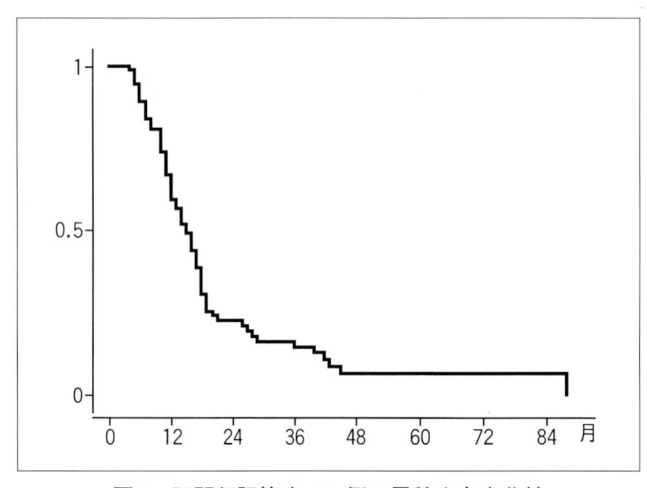

図5 肝門部胆管癌101例の累積生存率曲線

また，累積生存率は，1年60.5％，2年22.4％，3年16.1％，5年8.1％であった．

b. 胆嚢癌（図6，表1）

胆嚢癌37例（stage III 1例，stage IV a 8例，stage IV b 28例）を現在まで治療した．CT上の抗腫瘍効果はCR 5例，PR 8例，NC 16例（うちMR 6例），PD 8例で，奏効率35.1％であり，全体の累積生存率は，6ヵ月58.9％，12ヵ月35.9％，18ヵ月23.8％であった．stage決定因子別に累積生存率を検討すると，腹膜転移陽性例の予後はきわめて不良であり，また，遠隔転移陽性例の予後もきわめて不良であった（$p<0.01$）．腹膜転移陽性例，遠隔転移陽性例を除いた症例群の累積生存率は，6ヵ月83％，12ヵ月45％，18ヵ月24％であった．また，胆管側浸潤（黄疸例），十二指腸浸潤陽性例も有意差をもって不良であった（$p<0.05$）．しかし，肝転移，リンパ節転移，門脈浸潤では有意差は認められなかった．

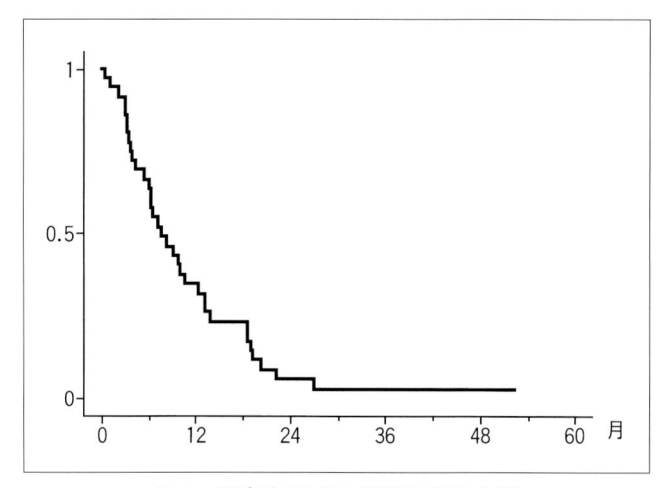

図6　胆囊癌37例の累積生存率曲線

表1　胆囊癌の因子別生存率

肝転移	(−)	=	(+)
肝直接浸潤	(−)	=	(+)
胆管浸潤	(−)	>	(+)
消化管浸潤	(−)	>	(+)
腹膜転移	(−)	≫	(+)
遠隔転移	(−)	≫	(+)
PS	0〜2	>	3, 4
治療効果	CR＋PR	>	NC, PD

PS：Performance Status

(4) 合併症

　合併症には放射線治療や動注化学療法などの抗腫瘍療法に伴うものと，黄疸症例に対して留置された metallic stent に伴うものがある．

　胆管癌に対する放射線治療では，胃・十二指腸潰瘍と胆汁うっ滞による胆管炎が認められる．胃や十二指腸が照射野に含まれるため，照射野の設定には十分注意を払う必要がある．また，高線量の放射線照射後では，特に胆管壁が脆弱となっているため，稀ではあるが胆管門脈瘻をきたすこともある．治療期間中の胆管炎，肝膿瘍も全区域ドレナージを施行していれば，重篤に至ることはない．放射線肝炎や胆管狭窄なども報告されているが，経験はない．

　胆囊癌では化学療法と放射線治療の併用となるため，胆管癌と比較し血液毒性が多い傾向がある．Grade 2 以上の副作用としては，血液毒性には貧血，白血球減少，血小板減少がみられ，また，非血液毒性には口内炎，悪心・嘔吐，十二指腸潰瘍などがみられるがいずれも対症療法にて対応可能であり，重篤に至った症例は認めていない．放射線治療と動注化学療法を併用するため胆管周囲動脈の障害による肝壊死や肝膿瘍が稀に見られる．特に，腫瘍の門脈浸潤による狭窄例，閉塞例では注意が必要である．

Metallic stent 留置による合併症は 7〜27 % で，胆管炎，胆嚢炎，膵炎，胆道出血などが報告されている．留置後 30 日以内の早期合併症には，急性閉塞，一過性アミラーゼ上昇を含む急性膵炎，胆管炎，胆嚢炎がみられ，留置後 30 日以降に発生する後期合併症には，再閉塞，肝膿瘍，胆管炎がみられる．再閉塞には腫瘍の増大に伴うもののほか，debris・sludge，結石形成が原因となる．

文　献

1) 齋藤博哉：肝門部胆管癌における胆汁ドレナージ．胆道・膵疾患の IVR 治療（税所宏光，江原正明）．メジカルビュー社，東京，p 16-23, 1999
2) 齋藤博哉，桜井康雄，高邑明夫：胆道悪性狭窄に対する治療—経皮的アプローチ—．臨放 42：639-646, 1997
3) 吉岡哲也，阪口　浩，打田日出夫，他：胆管癌に対する非観血的治療—IVR と放射線治療の併用—．胆と膵 19：631-638, 1998
4) 森田荘二郎：胆道系悪性腫瘍に対する IVR．画像診断 17：526-535, 1997
5) 齋藤博哉，真口宏介：PTCS 所見からみた EMS 再閉塞の機序．消化器診療プラクティス（11）．肝・胆・膵疾患の内視鏡的治療の実際（木村　健，編）．文光堂，東京，p 85-89, 1995
6) 齋藤博哉，高邑明夫，桜井康雄：高度進行胆嚢癌に対する動注化学療法を中心とした集学的治療．映像情報（M）27：1193-1199, 1995
7) 福田秀一，奥田康司，緒方俊郎，他：進行胆嚢癌に対する CDDP，5-FU 少量持続動注化学療法．胆と膵 19：557-561, 1998

（齋藤　博哉）

8 膵・脾

A. 膵・脾の血管造影

膵の主な分枝血管は原則として，膵の周囲を這うように分布する特徴をもつ．
背側膵動脈，下膵十二指腸動脈のように腹腔動脈，上腸間膜動脈から急峻な角度で屈曲しながら分岐している血管には Cobra，RDP などのプレシェイプカテーテルが向いている．IDO，OHNO，KSF などのループカテーテルも微妙なコントロールができて有用である（表1）．

膵の血管はそれぞれ吻合しているので，秒3ccほどの高い注入圧で造影剤を投与して造影しないと詳細な病変の描出ができないので注意する．アンギオテンシンⅡなどの血管収縮剤，ニトログリセリンなどの血管拡張剤の使用も病変をよりよく描出できることがある[1]．

血管造影所見は主として動脈，静脈のさまざまな程度の encasement（圧排，途絶を含む）と病変の vascularity からなる．（Encasement とは，腫瘍，炎症性病変により，正常血管が"取り囲まれて"血管内腔の狭小化，不整像を呈する状態である．腺癌系統に多く認められ，特に膵管癌はこの変化をよく呈する．その程度により encasement の名称が図1のようにある．）

筆者の考案した Encasement/size index や5段階 vascularity，encasement スケールを参考にして読影するのも初心者には入りやすいかもしれない[2,3]．

膵腫瘍の encasement と vascularity による鑑別診断の簡単な目安を表2に示す．

A-1. 膵の血管造影

1. 炎 症

a. 膵 炎

従来では，膵癌と腫瘤形成膵炎との鑑別は難しいことが多かったが，最近は Dynamic MRI，Dynamic CT によりかなり鑑別がつくようになり，血管造影の意義が薄れている．膵炎の血管造影は hypervascular で，beaded appearance，smooth encasement などと呼ばれる弱い encasement を認める．

b. 自己免疫性膵炎

自己免疫性のものは，線維化が強く，vascularity に乏しい．

ループカテーテル
"腰のある"ナイロン系，メッシュ入りのポリエチレン系のカテーテルに比較的大きな折り返しのカーブをつけたもの．引くとカテ先が先進し，押すとカテ先が抜ける．通常は同時にねじりの力を加えて操作する．

アンギオテンシンⅡ

encasement

膵炎

自己免疫性膵炎

表1　目的血管と推奨カテーテル

造影目的血管	推奨カテーテル
腹腔動脈領域の背側膵動脈	Cobra, RDP, OHNO, KSF, IDO
上腸間膜動脈領域の背側膵動脈	OHNO, KSF, IDO
下膵十二指腸動脈	Cobra, RDP, OHNO, KSF, IDO

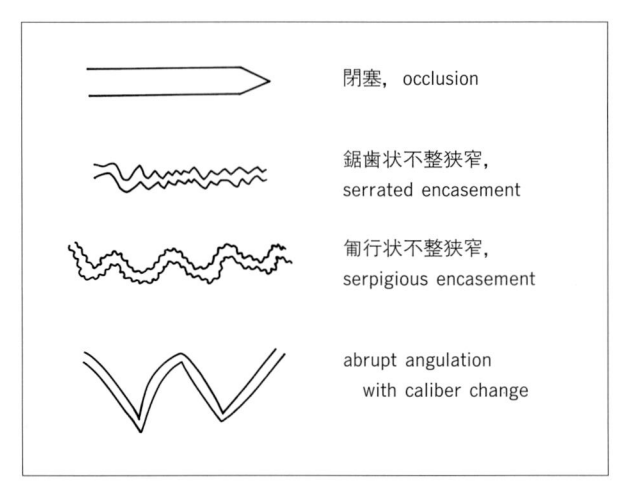

図1　Encasement の程度
上段にいくほど強い浸潤による変化．

- 閉塞, occlusion
- 鋸歯状不整狭窄, serrated encasement
- 匍行状不整狭窄, serpigious encasement
- abrupt angulation with caliber change

表2　膵腫瘍の encasement と vascularity による血管造影診断

	Vascularity 高い	Vascularity 中程度から低い	Vascularity なし
Encasement 強い			膵管癌
Encasement 弱い	膵炎 "未分化癌"	腺房細胞癌 腺扁平上皮癌 乳頭腺癌 sarcomatous change "未分化癌" 悪性リンパ腫	
Encasement なし	膵島細胞癌 RCC metastasis 漿液性嚢胞腺腫 粘液性嚢胞腺癌 平滑筋肉腫	SC tumor 膵芽腫 粘液癌	

c. Groove pancreatitis
膵炎の特殊型．

d. 副　脾
稀に膵内に存在することがあり，腫瘍と紛らわしいことがある．

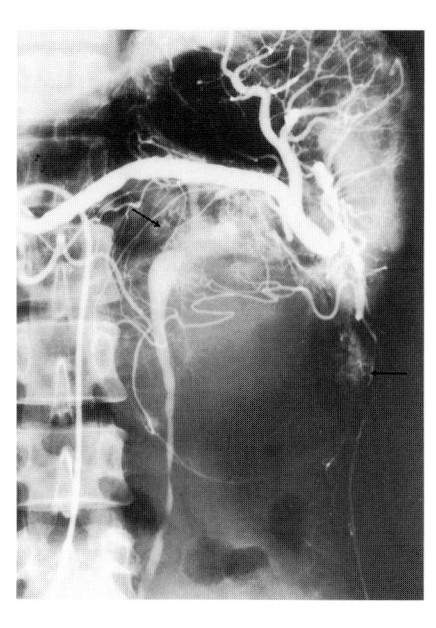

図2 膵粘液性囊胞腺癌
横行膵動脈の拡張と avascular な囊胞部分の一部によく enhance される (→) 壁在結節を認める．

2. 腫　瘍

「膵癌取り扱い規約 第4版」の膵腫瘍の組織型分類に沿って説明する[4]．

(1) 上皮性腫瘍

a. 外分泌腫瘍
1) 膵性漿液性囊胞腫瘍
①漿液性囊胞腺腫　　　　　　　　　　　　　　　　　　　　　　　　漿液性囊胞腺腫

　　小さな囊胞が蜂巣状の形態をなしている．囊胞壁の上皮の胞体内には glycogen 顆粒を有し，上皮直下には豊富な小血管が存在する．ほとんど良性である．石灰化は腫瘍中心部に認められる．Hypervascular な血管造影像を呈する．Encasement は認めない[5]．

②漿液性囊胞腺癌
2) 粘液性囊胞腫瘍
①粘液性囊胞腺腫
②粘液性囊胞腺癌　　　　　　　　　　　　　　　　　　　　　　　　粘液性囊胞腺癌

　　男女比は1：2.4である．40代に好発する．体尾部に多い．石灰化は辺縁部に認められる[6,7]．2～3個の大きな囊胞を形成し，内部に明らかな隔壁を持ち，壁は厚く内部より隆起する乳頭状腫瘍が合併している．血管造影ではこの部分が強く enhance される．Encasement は認められない (図2)．

3) 膵管内腫瘍
特徴的な膵管拡張像と，内視鏡像でファーター乳頭部からの粘液排出が認められる．予後良好である．一般的に，hypovascular で encasement はまず認められない．

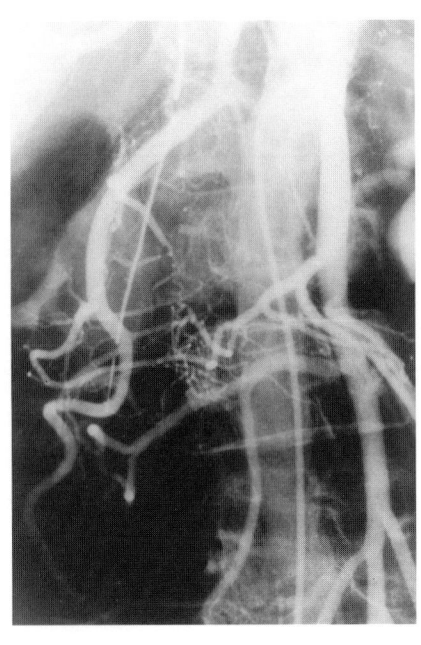

図3 膵管癌（アンギオテンシンII，ニトログリセリン投与後造影）
Avascularに近いvascularityで前，後膵十二指腸動脈に強いencasementを認める．

①膵管内乳頭腫腺腫
②膵管内乳頭腺癌
　・非浸潤性
　・微小浸潤性
③上皮内癌
4）浸潤性膵管癌
①乳頭腺癌
　　純粋なこのタイプは，"髄様型膵管癌"と同様で浸潤傾向が少なく，encasementに乏しい．比較的hypervascularである．
②管状腺癌
　・高分化型
　・中分化型
　・低分化型
　　もっとも一般的な"膵癌"である．男女比は2：1である．腫瘍の大きさの割に強いencasementを認め，avascularに近いvascularityである（図3）．高分化なものほどこの傾向が強い[8,9]．
③腺扁平上皮癌（扁平上皮癌）
　　発生頻度は膵癌の2〜4％である．圧排性発育を呈するが，倍加速度が速く予後不良である．境界は明瞭で辺縁も比較的平滑である．中心部に広汎な壊死を伴う傾向が強い．扁平上皮癌は腺癌の1/2の倍加時間であり，発生機転として，腺癌の扁平上皮化生が有力である．遠隔転移のポテンシャルは低いといわれている．扁平上皮癌の部分がhypervascularであるといわれている[10,11]．Encasementは乏しい．
④粘液癌
　　細胞間質に粘液が貯留する組織型で，encasementは乏しく，淡くenhancementされる[12]．

乳頭腺癌

髄様型膵管癌
　通常の膵管癌と違って線維化が乏しく，細胞成分に富んだもの．淡くenhanceされencasementも乏しい．

管状腺癌

腺扁平上皮癌

粘液癌

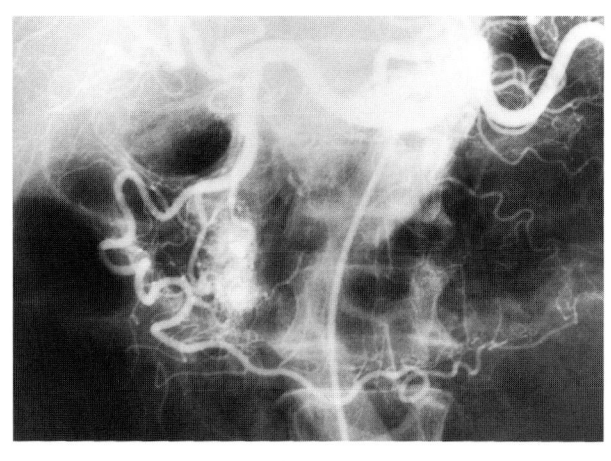

図4 膵島腫瘍
著明な vascularity を膵頭部に認める．Encasement は認めない．

⑤退形成性膵管癌（旧未分化癌）
　・巨細胞癌（多形細胞癌）
　・紡錘細胞癌
　　従来は膵未分化癌として Klopple により giant cell type, giant cell type with osteoclastlike cells, small cell type の3型に分類され，「旧膵癌取り扱い規約」では，円形細胞型，紡錘形細胞型，多形細胞型の3型に分類されている．膵癌の1.3～12.1％を占める．発症年代は60歳代が多く，男性で，体尾部に多い[13～15]．膨張型発育を呈し，hypervascular なこともある．Encasement は大きさの割に少ない．
⑥浸潤性粘液性嚢胞腺癌
⑦膵管内乳頭腺癌由来の浸潤癌
　これら浸潤性膵管癌が肉腫様変化をきたすと，血管造影像は変化する．
5) 腺房細胞腫瘍
①腺房細胞腺腫
②腺房細胞癌
　　膵癌の1.1％である．50～60代に好発し，男女比は2：1である．肉眼的には，境界は明瞭だが被膜がなく，結節状，分葉状で，腫瘍中心部に出血，壊死を伴い，偽嚢胞を形成することがある．組織学的には D-PAS 染色で細胞先端部に好酸性細顆粒（Zymogen 顆粒）がみられ，免疫組織学的には α1-AT，トリプシン，キモトリプシン，リパーゼ，アミラーゼの各酵素にいずれかに陽性で，CEA，CA19-9 は陰性で，クロモグラニン A，インスリン，グルカゴンは陰性である[16,17]．従来 hypervascular であるといわれているよりは実際は hypovascular である．Encasement は乏しい．
b. 内分泌腫瘍（膵島腫瘍）
　非機能性のものは発見時には腫瘍径が大きいことが多く，悪性の比率も70～80％と高率である．出血，壊死により vascularity が低下する．30％に石灰化を認める[18～20]．もっとも hypervascular で，encasement はない（図4）．
c. 併存腫瘍（併存癌：acinar-islet cell carcinoma など）
　腺房細胞癌，島細胞癌，または腺管癌が combined, mixed さらに同一細胞

退形成性膵管癌

肉腫様変化（sarcomatous change）
　腺癌，扁平上皮癌などで，組織の一部が紡錘形の腫瘍細胞に置き換わる変化をきたしたもので，急速に増大し，予後はきわめて悪い．ごく淡く enhancement され，encasement も軽度である．

腺房細胞癌

膵島腫瘍

内に外分泌顆粒と内分泌顆粒が併存する状態（Amphiphil cell carcinoma）で併存する状態である．圧排性発育で，内部壊死の傾向が強く，島細胞癌より弱いvascularityである[21]．

d. 分化方向の不明な上皮性腫瘍

① SC tumor（Solid and cystic tumor） SC tumor

若年女性に好発する．線維性被膜で被包されている．繊細な線維毛細血管を軸に多層性乳頭状に増殖しているため循環不全による変性壊死を起こしやすいと考えられている．被膜内や被膜に接して石灰化または骨化を伴うことがある．転移，浸潤，術後再発が少なく，予後良好である．悪性の頻度は約13％で，肝転移は約4％，リンパ節転移は約2％である．膵外分泌系，内分泌系の両方に分化し得る分化能力の高い，幼若な細胞由来と考えられている．免疫組織学的には抗α1-アンチトリプシン，NSE抗体に対して陽性である[22,23]．hypovascularでencasementは認められない．

② 膵芽腫 膵芽腫

男女比が2：1で，10歳以下に好発する．組織的には充実胞巣，腺房細管状配列，扁平上皮様小体の存在がある．石灰化は20％に認められる．血管造影所見はencasementは乏しく，hypovascularである．

③ 未分化癌

e. 分類不能
f. その他
g. 異型過形成

（2）非上皮性腫瘍

平滑筋肉腫，悪性リンパ腫，神経原性腫瘍，lymphoepithelial cyst，横紋筋肉腫などがある．

a. 膵平滑筋肉腫

膵悪性腫瘍の0.1％である．5cm以下のものは充実型が多いが，それ以上の大きさのものは出血，壊死，嚢胞変性をきたすことが多い．ほとんどリンパ節転移をきたすことはない．発生母地として，small pancreatic duct，vessel wallが考えられている．免疫染色では，muscle specific desmin陽性，vimentin陽性である[27]．Hypervascularでencasementはまず認められない．

b. 悪性リンパ腫

膵原発のものは稀で，悪性リンパ腫の0.9％である．男女比は5：1である．増殖様式はほとんどがdiffuse typeで，細胞形態はlarge cell typeが過半数を占める．しかしanaplastic typeのものは壊死傾向が強く，vascularityもさらに低下する．B細胞リンパ腫がほとんどで，発生母地としてパイエル筋板やMALT（mucosa associated lymphoid tissue）が考えられている[25,26]．血管造影像はhypovascularでencasementは乏しい．

A-2. 脾の血管造影

基本的に脾臓の病変は鑑別診断が困難であるといわれている．

1. 良性疾患[27～30]

良性腫瘍としては血管腫，リンパ管腫，過誤腫，類上皮嚢胞が多い．

a. 血管腫

良性のものが悪性化することはないといわれている．脾臓のものは，嚢胞性変化しやすく，染まる部分が少ないことがある．石灰化が認められることもある．血管造影像は hypovascular であったり，充実成分が多いと濃染像を呈したりとさまざまである．

b. 過誤腫

組織的に赤色髄型（血管型），白色髄型（リンパ腫型）および混合型に分類される．被膜はないが境界明瞭である．8％に脾機能亢進症を認める．大きくなると中心部に星芒状線維性瘢痕を認めることがある．拡張，蛇行した血管増生を伴い hypervascular である．小動脈瘤様拡張と表現されることもある．

c. 類上皮腫

Hypovascular である．

d. 皮様嚢胞

Hypovascular である．

e. リンパ管腫

内膜をリンパ管内皮細胞で被われた嚢胞性腫瘍で毛細管状，海綿状，嚢胞状の3型に分類される．hypovascular である．

f. 平滑筋腫

他の臓器に発生するものと同様 hypervascular である．

g. 脂肪腫，線維腫，神経線維腫

ごく稀であるが，血管造影像は他の臓器に発生するものと類似する．

h. 炎症性肉芽腫

境界明瞭な孤立性の腫瘤で，出血，壊死のまわりに多彩な炎症性変化，修復性の線維性変化が見られ，周辺部には肉芽腫性変化が認められる．部分的に石灰化が認められる．中心部に星芒状の線維性瘢痕を有することがある．血管造影像は血管増生を伴い hypervascular である．

i. 偽嚢胞

脾臓の場合は主に外傷性のものが多い．

2. 悪性疾患[31～33]

悪性リンパ腫がもっとも多く，血管肉腫，悪性内皮腫が続き，その他は大変稀である．

a. 悪性リンパ腫

Diffuse large cell type はきわめて予後が悪い．腫瘍の大きさのわりには，淡く enhancement される．細い血管増生を伴い，encasement に乏しい．

b. 血管肉腫

発育が早く，血行性転移を起こし，化学療法にも反応が悪く，予後も悪い．USでは不規則な管腔構造を呈した高エコーの腫瘤像で，CTでは不均一に濃

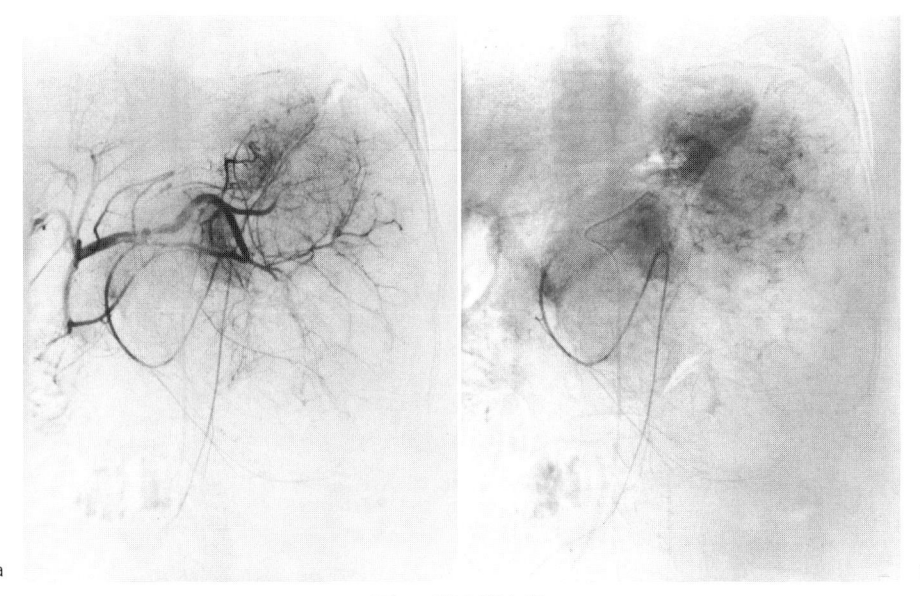

図5 脾血管肉腫
Smoothなencasementを認め，弱いvascularityとpooling像を認める．

染される．血管造影では強い腫瘍濃染像とpooling像を呈する．A-Pシャントの報告もある（図5）．

c. 平滑筋肉腫
Hypervascularである．

d. 悪性内皮腫
Hypervascularである．

e. MFH
Hypervascularなものからhypovascularなものまでさまざまである．Encasementはまずない．

f. 転移性腫瘍
原発巣に応じた血管造影像をとる．悪性黒色腫，絨毛上皮腫，胃癌，甲状腺癌，腎癌，子宮癌，膀胱癌などの報告がある．

文献

1) 大野浩司，山下正人，山川捻隆：ニトログリセリン，アンギオテンシンⅡ併用薬理学的血管造影の有用性について．日医放 49：1436-1438, 1989
2) 大野浩司，曽我忠司，藤本荘太郎，他：浸潤傾向の少ない膵悪性腫瘍—encasement/size indexを用いた膵管癌との鑑別—．画像診断 12：1210-1217, 1992
3) 大野浩司：VascularityとEncasementの5段階スケールを用いた作図による各腫瘍の診断視覚化．日独医報 44：207-216, 1999
4) 日本膵臓学会編：膵癌取り扱い規約 第4版．金原出版，東京，1993
5) 寺田正樹，佐藤守男，岸 和史，他：膵嚢胞腺腫の2例—serous typeとmucinous type—．画像診断 7 (11)：1301-1306, 1987
6) 山本晋一郎，長野秀樹，木元正利，他：膵嚢胞腺癌の画像診断．臨放 33：773-779, 1988

7) 中迫利明, 羽生富士夫, 今泉俊秀, 他: 膵囊胞性疾患の鑑別診断. 胆と膵 11 (1): 53-60, 1990
8) 高島 力, 松井 修: 膵癌における血管造影法の役割. 胆と膵 1 (9): 1165-1172, 1980
9) 井戸邦雄, 平松京一: 血管造影の評価と限界. 画像診断 2: 1049-1055, 1982
10) 吉田隆典, 佐々木淳, 荒巻政憲, 他: 膵全摘術後生存中の膵腺扁平上皮癌の1例. 日臨外医会誌 58 (7): 1640-1644, 1997
11) 木村昭二郎, 林 邦昭, 本保善一郎, 他: 血管に富む膵腫瘍. 臨放 27: 1243-1247, 1982
12) 大塩学而, 小川勝彦, 真辺忠夫, 他: 膵の腫瘍性病変 (6) 粘液癌と粘液産生癌. 外科治療 56 (5): 579-582, 1987
13) 元島幸一, 宮口 修, 藤本正博, 他: 膵未分化癌の1例. 胆と膵 11 (5): 641-645, 1990
14) 北川 隆, 相馬光宏, 太田知明, 他: 膵未分化癌の9剖検例における臨床的検討. 旭市病誌 21: 37-43, 1989
15) 平野 誠, 花立史香, 村上 望, 他: 膵多形細胞型未分化癌の1例. 胆と膵 12 (9): 1151-1156, 1991
16) 樋口章夫, 上本伸二, 戸田 隆, 他: 血中エラスターゼ高値を呈した膵腺房細胞癌の1例. 胆と膵 5: 1329-1333, 1984
17) 乾 和郎, 中江良之, 渡辺禎介, 他: AFP高値を示した膵腺房細胞癌の一剖検例. 胆と膵 5 (5): 783-789, 1984
18) 川原田嘉文, 矢野隆次: 膵腫瘍 1) 膵内分泌腫瘍. 膵疾患の臨床. 臨消内科 10 (増刊): 1109-1120, 1995
19) 是木茂幸, 堀江義則, 三浦総一郎, 他: 脾腫瘤により発見され α-fetoprotein (AFP) 高値を呈した非機能性ラ氏島腫瘍の1例. 日消誌 93 (5): 382-387, 1996
20) 菊地弘美, 相馬法子, 須藤俊之, 他: 多種ホルモン産生・多発性膵島細胞 (悪性インスリノーマ) の1例. 胆と膵 12 (7): 931-936, 1991
21) 上田順彦, 小西一朗, 広野禎介, 他: 膵の acinar-endocrine cell carcinoma の1例. 胆と膵 18 (臨時増刊) 899-903, 1997
22) 松田 健, 沖浜裕司, 相本隆幸, 他: 膵の solid and cystic tumor—自験例ならびに本邦報告405例の臨床的検討—. Tama Symposium Journal of Gastroenterology 12 (1): 28-35, 1998
23) 小西二三男, 松能久雄: 膵真性囊胞の病理・分類の問題点—solid and cystic tumor および類縁疾患—. 胆と膵 11 (1): 25-31, 1990
24) 石田一彦, 藤田直孝, 野田 裕, 他: 膵原発と考えられた leiomyosarcoma の1例. 日消誌 93 (3): 220-225, 1996
25) 原田幹彦, 松井則親, 守田知明, 他: 閉塞性黄疸を呈した膵頭部悪性リンパ腫の1例. 日消誌 92 (4), 814-819, 1995
26) 中辻直之, 東 隆司, 高山智燮, 他: 長期生存中である膵原発悪性リンパ腫の1切除例. 膵臓 12: 491-500, 1997
27) Bostic WL: Primary splenic neoplasm. Amer J Path 21: 1143-1165, 1945
28) 岸川 高, 徳永光雄, 三原桂吉, 他: 脾腫瘍—とくに放射線診断について I. 囊胞・良性腫瘍. 臨放 23: 267-277, 1984

29) 鬼塚英雄, 川島 明, Elliot K, 他: 脾の良性疾患. 画像診断 12: 1081-1095, 1992
30) 齋藤博哉, 藤田信行, 森田 穣, 他: 脾原発 inflammatory pseudotumor の 1 例. 臨放 31: 1151-1154, 1986
31) 岸川 高, 徳永光雄, 三原桂吉, 他: 脾腫瘍—とくに放射線診断について II. 悪性腫瘍. 臨放 23: 452-462, 1984
32) 平崎照士, 都崎和美, 岡咲博昭, 他: 脾原発血管肉腫の 1 剖検例. 癌の臨床 40: 211-216, 1994
33) 永岡 栄, 豊島 宏, 板東隆文, 他: 脾原発悪性リンパ腫の 2 手術例. 癌の臨床 41: 1219-1224, 1995

(大野　浩司)

B. 膵炎に対する動注療法

(1) 適　　応

　急性膵炎に対する動注療法は発症から1週間以内の早期の壊死性膵炎が適応となるが，浮腫性膵炎でも造影CTで膵の著明な腫大がみられ，膵周囲への炎症の波及が高度な症例は適応となる．いずれでも可及的に発症早期に施行すべきである[2]．

> 壊死性膵炎
> 　膵実質に出血壊死を認めるものであり造影CTで実質内に明らかな造影不良部分を認めるものを指す[1]．

> 浮腫性膵炎
> 　間質の浮腫を主体とし出血壊死などを認めないものであり造影CTで腫大を認めるも膵内の造影不良部分がみられないものを指す[1]．

(2) 手　　技

　大腿動脈よりのアプローチにて腹腔動脈および上腸間膜動脈造影を施行し血行動態を把握する．カテーテル留置位置はこれと術前に施行されたCT所見を参考に決める．基本的には炎症が強い部位がもっともよく造影される血管・部位を選択するが，経過中に血行動態が変化する可能性もあり腹腔動脈および上腸間膜動脈の両方にカテーテル留置するのが望ましい（two catheter method）．留置後には低い注入速度で再度造影し灌流を確認する．可能であればCTAにて確認するのがよい[3]．

> two catheter method

　留置方法についてはさまざまな工夫がなされているが[4]，われわれはdouble lumenの6.5Frシースを用い2本の3Frカテーテルを腹腔動脈および上腸間膜動脈の両方に留置するか，一側の大腿動脈の2ヵ所を穿刺している．血行動態によりそれぞれのカテーテルからの注入薬剤の配分を決定している．使用するカテーテルは可能な限り抗血栓性のコーティングがなされたものを使用すべきである．腹腔動脈に留置するのに安定性が悪い場合は側孔を開けたカテーテルを脾動脈・総肝動脈・固有肝動脈・胃十二指腸動脈などに進め，側孔を腹腔動脈に位置するよう留置した後，先端を閉塞する（tip occlusion method）などの処置が必要である．

> tip occlusion method

　ベッドサイドにて輸液ポンプにて蛋白分解酵素阻害剤の持続動注を行う．投与する薬剤・量はメシル酸ガベキサート（FOY®）2400 mg/dayまたはメシル酸ナファモスタット（注射用フサン®）240 mg/dayである．動注期間としては5日間が一般的である．

> 蛋白分解酵素阻害剤
> FOY
> フサン

(3) 成　　績

　動注療法が施行された症例の死亡率は17.9〜27％と報告されており，70歳以上で予後が不良である[5,6]．67％の症例で動注開始後2日以内に，80％の症例で3日以内に疼痛が消失したと報告されている．発症から2日以内に動注が開始された症例は3日以降に開始された症例より死亡率が低いとされる．抗生物質持続動注療法の併用で死亡率が低下するとの報告もみられる．

【症例1】17歳，男性

大量飲酒後に上腹部痛が出現し，救急搬送された．初診時血液生化学所見はWBC 16400/mm³，RBC 525/mm³，Plt 17.5/mm³，Ht 49.3％，アミラーゼ 1618 IU/*l*，膵アミラーゼ 1624 IU/*l*，リパーゼ 5147 IU/*l* であった．

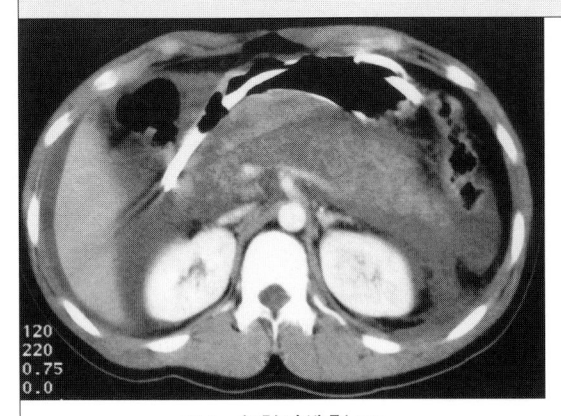

図1　初診時造影CT
膵は全体に腫大し造影効果が低下している．明らかな壊死部分は指摘できない．膵周囲を中心に著明な液体貯留を認め腎周囲腔にも及んでいる．

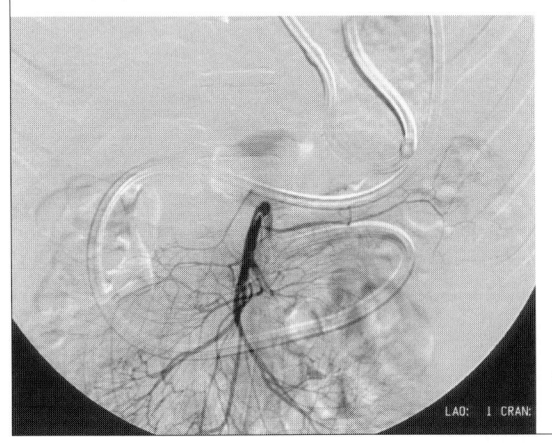

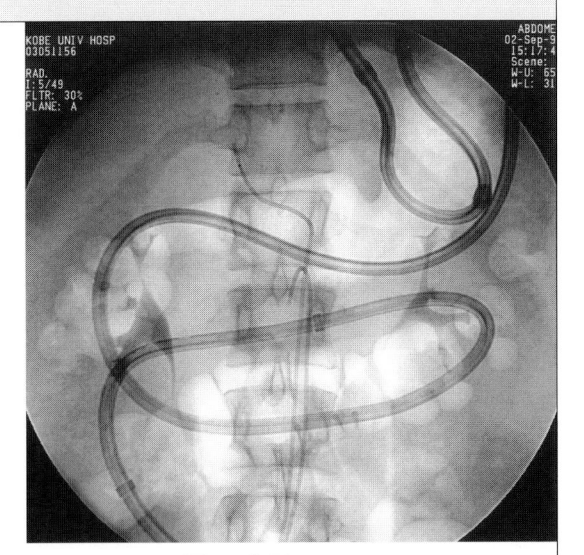

図4　留置カテーテル
腹腔動脈に留置するのに安定性が悪いため側孔を開けたPUアンスロンカテーテルを総肝動脈に進め側孔を腹腔動脈に位置するよう留置した後，先端を閉塞した．上腸間膜動脈にも5Frカテーテルを留置した．腹腔動脈：上腸間膜動脈＝3：1の割合でメシル酸ナファモスタット（注射用フサン®）を240 mg/dayで5日間持続動注した．抗生物質はimipenemを全身投与した．

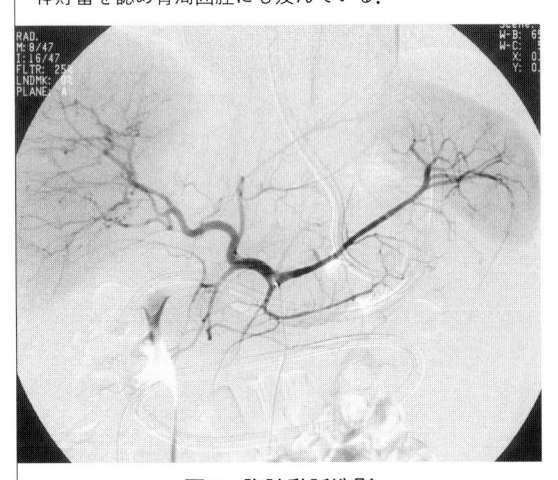

図2　腹腔動脈造影
拡張した前後上膵十二指腸・背膵・横膵・膵尾動脈などが描出され膵頭部から尾部に一致して染まりがみられる．膵の大部分は腹腔動脈から供血されている．

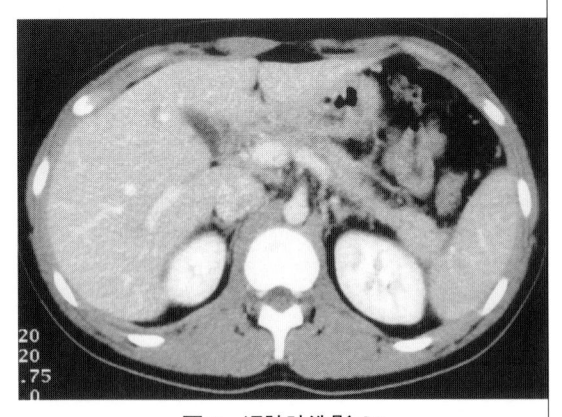

図5　退院時造影CT
約40日後に軽快退院となった．膵の腫大は消失し造影効果も回復している．仮性囊胞はみられない．貯留した液体貯留も消失している．

←図3　上腸間膜動脈造影
膵実質の染まりはほとんどがみられない．

(4) 合併症

　留置カテーテルにより脾動脈に偽動脈瘤を形成した報告がある[7]．血管造影手技に伴うものを除けば合併症はほとんど認められない．蛋白分解酵素阻害剤の大量投与で高カリウム血症の可能性がある程度である．

文　献

1) 松野正紀：重症急性膵炎の治療指針．厚生省特定疾患難治性膵疾患調査研究班平成7年度研究報告，27-35, 1995
2) 武田和憲，砂村眞琴，渋谷和彦，他：重症急性膵炎におけるIVR―発症早期の膵酵素阻害剤・抗生物質持続動注療法．消化器外科 22：1619-1624, 1999
3) 北村卓也，松枝和宏，池田　弘，他：CT-arteriographyによる血流評価が治療に有用であった重症急性膵炎の1例．胆と膵 20：173-178, 1999
4) 末吉　智，坂口　浩，松尾尚樹，他：持続動注療法が奏功した重症急性膵炎の2例―カテーテル留置法の工夫．IVR 10：435-438, 1995
5) 武田和憲，渋谷和彦，江川新一，他：重症急性膵炎に対する膵酵素阻害剤・抗生物質持続動注療法の効果に関する全国集計結果．外科治療 80：173-177, 1999
6) 小川道雄，広田昌彦，早川哲夫，他：重症急性膵炎全国調査：不明例の追加調査を加えた最終報告．厚生省特定疾患消化器疾患調査研究班難治性膵疾患分科会　平成10年度研究報告書，23-35, 1998
7) 勝盛哲也，檜垣　正，重松　忠，他：側孔付バルーン・カテーテルを用いた膵酵素阻害剤持続的動注療法により脾動脈に偽動脈瘤を形成した急性膵炎の1例．IVR 10：197-200, 1995

〈吉川　武／廣田　省三〉

9. 門脈圧亢進症

A. TIPS：経皮的肝内門脈肝静脈短絡術

(1) TIPSとは

　経皮的肝内門脈肝静脈短絡術，(Transjugular Intrahepatic Portosystemic Shunt；TIPS)とはその言葉のごとく頸静脈からのアプローチにより肝臓内に門脈—肝静脈間の短絡路を経皮的手技で作製するものである．本法の治療理論は門脈系と大循環との間に短絡路を作製することにより亢進している門脈圧を減圧し治療するもので，外科的シャント手術と基本的には同様であるが，最大の利点は経皮的に行え低侵襲的な点である．

　TIPSは1969年Roschが実験的に下大静脈—門脈間の短絡路に細いコイルスプリングチューブを挿入した報告が最初である[1]．その後，種々の短絡路の作製方法が考案されたが，短絡路の開存，保持ができなかったため実用的方法には至らなかった．臨床応用の最初の報告は1983年，Colapinto[2]がBalloon catheterを用いたものであるが，やはり長期間の開存が得られなかった．現実的な臨床応用は1989年，Palmaz stentを短絡路に挿入したRichterの報告[3]まで待たねばならなかった．その後，欧米において多数例が報告され，その有効性が証明されつつあり[4,5]，本邦においても1992年山田ら[6]，高橋ら[7]の報告以来，いくつかの報告がなされるようになってきた[8,9]．

(2) 適応と禁忌

a. 適　応
1) 消化管出血

　門脈圧亢進症の際に発生する側副血行路は食道静脈瘤，胃静脈瘤，十二指腸静脈瘤，下腸間膜静脈を介した痔静脈瘤，腸間膜静脈瘤などがあり，全消化管に起こり得る（図1）．消化管出血はこれら静脈瘤の破裂や門脈圧亢進症性胃腸症，portal hypertensive gastropathy；PHGにより発生するが，もっとも発生頻度が高く日常臨床上重要なのは食道静脈瘤であり，現在本症に対する第1選択の治療法とされるのは内視鏡的硬化療法である．それゆえ，内視鏡的硬化療法が無効あるいは効果不良な静脈瘤例がTIPSの適応とされ，また門脈圧亢進症性胃腸症による吐，下血も内視鏡的硬化療法の適応外でTIPSの良い適応となる．一方，胃静脈瘤も適応とされるが，巨大な胃—腎短絡路のある孤立性胃静脈瘤例は瘤内の血流が速く大循環との間に太い短絡路があるため内

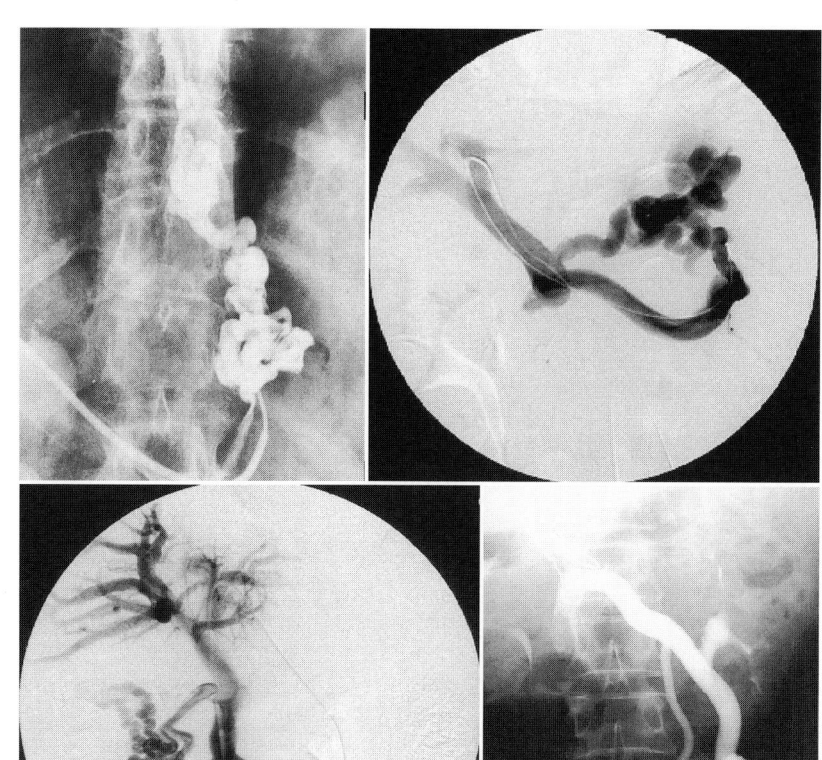

図1 門脈圧亢進症時の各種側副血行路（経皮経肝門脈造影像）
a：食道静脈瘤
b：胃静脈瘤
c：十二指腸静脈瘤
d：腸間膜静脈瘤

視鏡的硬化療法での硬化が困難あるいは危険であるが，門脈圧の低い例が多いためTIPSも効果が不良なこともあり，後述のBRTOがむしろ第1選択と考えられつつある．

2）難治性腹水

門脈圧亢進症例のうち側副血行路の発達が悪い場合には腹腔内の漏出性の腹水の発生を見るが，利尿剤投与，減塩食や肝庇護療法に反応せず，頻回の腹水穿刺，吸引を必要とする難治性腹水がTIPSの適応となる．腹水例に対するTIPSの有効例は約2/3で，施行例のうち約1/3が無効でTIPSが奏効する要因の追求が必要と考えられている．

3）機能面から見た適応

肝機能面から見た適応の検討は従来ほとんどないが，筆者らは自験例の検討からChild分類のA，Bで，特に血清ビリルビン値が3.0 mg/dl以下の例が良い適応と考えている．しかし，難治性腹水の多くの例はChild CでありTIPS施行には患者との十分なinformed concentが必要である．また，腎機能面での基準も明らかでないが，腎機能異常例のTIPS術後に肝，腎不全をきたすことがありその施行は慎重であらねばならない．また，欧米ではTIPS術後にARDSの発生が報告され心肺機能の異常例についても制限があると考えられている．

表1 TIPSの禁忌

I. 絶対的禁忌
    1. びまん性嚢胞性肝疾患
    2. 高度の肺高血圧症
    3. びまん性門脈血栓症
II. 相対的禁忌
    1. 局所的門脈血栓症
    2. Budd-Chiari症候群
    3. 胆管拡張
    4. 肝腫瘍

門脈圧は15 mmHg以上の例がTIPSを施行する一応の適応基準と考えられるが,欧米ではTIPSは肝移植までの橋つなぎとの観点で行われることが多いのに対して,その普及が十分でない本邦の現状ではTIPSの適応は欧米と比べより狭いものとすべきである.

b. 禁　忌

TIPSの禁忌についてRingらは絶対的非適応と相対的非適応に分けて述べている[4]. すなわち,絶対的非適応としてびまん性嚢胞性肝疾患,高度の肺高血圧症,びまん性門脈血栓症の3疾患,また相対的非適応として局所的門脈血栓症,Budd-Chiari症候群,胆管拡張および肝腫瘍の4疾患をあげている(表1).このうち門脈血栓症やBudd-Chiari症候群は最近TIPSが施行され良好な結果を得たとの報告が散見され,必ずしも適応外とは言い難い.

c. 肝癌合併例

欧米の報告では肝腫瘍の合併は前述のごとくTIPSの適応外とされているが,肝癌を合併することの多いウイルス性肝硬変症の発生頻度が多い本邦の現状を鑑みればその適応拡大を考慮せざるを得ない.すなわち,肝腫瘍が動脈塞栓術やPEITなどにより良好にコントロールされているにも関わらず,致死的な静脈瘤破裂や難治性腹水例に対しては救命やQOL改善のためにTIPSの適応拡大が本邦では計られている[10].

肝癌合併例にTIPSを施行する際に最低満たすべき条件として,①穿刺経路に腫瘍がないこと,②腫瘍がTAEやPEITにより十分コントロールされていること,③予後を規定する因子が腫瘍ではなく門脈圧亢進症と判断されることの3点があげられている.

(3) 手　技

a. 器　具（図2）
1) 穿刺針；門脈穿刺セット

Rösch-Uchida puncture needle と Modified Ross needle (Colapinto needle)の2種類がある. Rösch-Uchida穿刺セットは0.38 inchのスタイレット針,5Fテフロンカテール,14G金属カニューラ,9Fダイレーター,10Fシースの5本からなり,門脈穿刺はスタイレット針に5F catheterを被せて行う.

2) 金属ステント

現在,TIPSに使用されている金属ステントにはGianturuco Z-stent, Wallstent, Palmaz stent, Streker stentなど4種類があるが,このうち

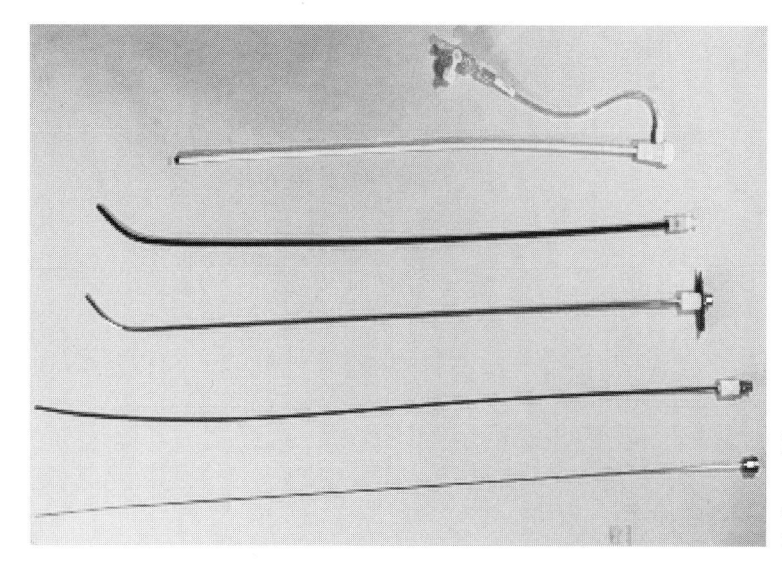

図2　Rösch-Uchida 穿刺セット
　上からスタイレット針，5Fカテーテル，14G金属カニューラ，9Fダイレーター，10Fシース

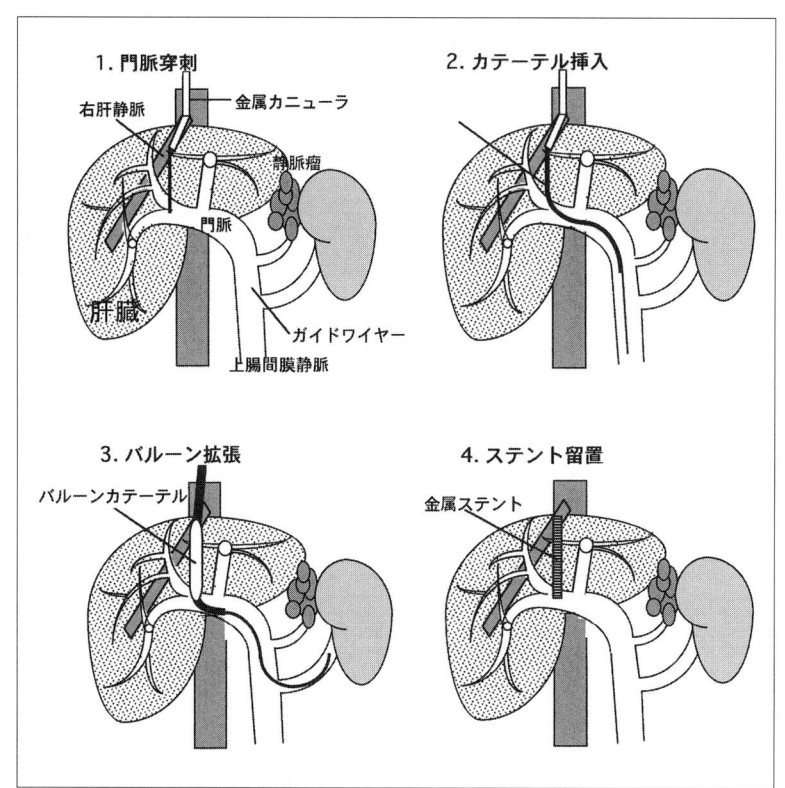

図3　TIPS の手技

flexibility の高い Wallstent，径の調節が可能な Palmaz stent が用いられることが多い．ステント径は 8 mm，10 mm，12 mm の 3 種類が一般的に用いられているが，日本人の体格を考慮すれば 12 mm 径は過大すぎると考えられる．また，ステントの長さは短絡路の長さに応じて種々のものが使用されている．

b. 門脈穿刺手技と手順（図3）

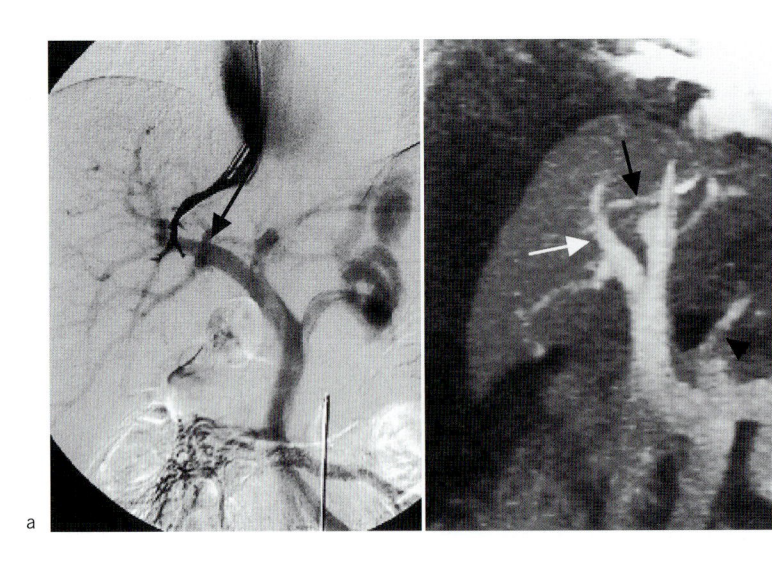

図4 術前画像診断
a：肝静脈—門脈同時造影；
肝静脈と門脈の位置関係が把握できる．➡は穿刺経路を示す．
b：MR angiography；
右肝静脈（➡），門脈右枝（⇒）食道静脈瘤およびその供血路である胃冠状静脈（▶）が明瞭に描出されている．

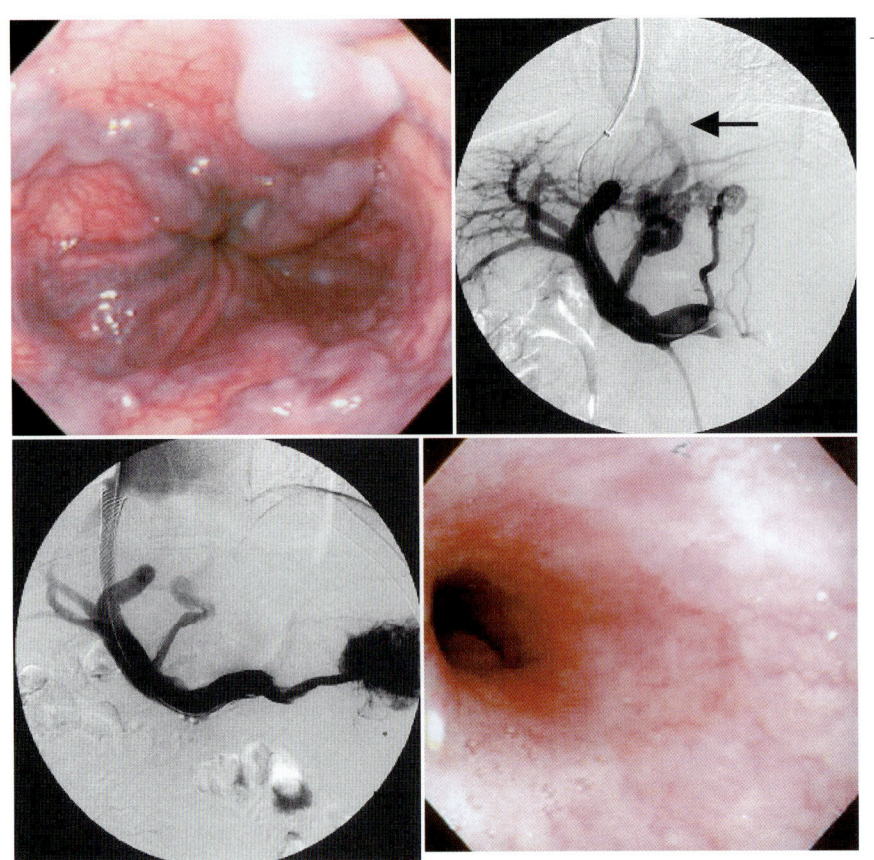

図5 食道静脈瘤例
a：内視鏡像；食道の粘膜に数条のF2〜3のblue varixが見られる．
b：門脈造影像；拡張した胃冠状静脈とこれに連続した食道静脈瘤が認められる（➡）．
c：TIPS後門脈造影像；胃冠状静脈はわずかに造影されるが，静脈瘤はまったく造影されない．
d：TIPS 1ヵ月後内視鏡像；静脈瘤は完全に消失している．

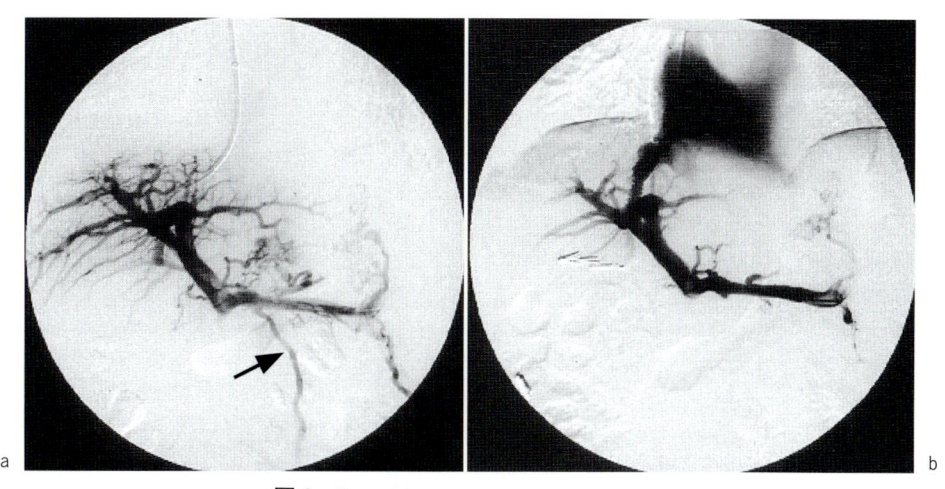

図6 Portal hypertensive gastropathy
a：門脈造影像；明らかな静脈瘤の形成はないが，胃冠状静脈，後胃静脈，短胃静脈分枝が多数造影されている．また，下腸間膜静脈へ血流の逆流を認める（→）．
b：TIPS後門脈造影；ステント内の血流は良好で，側副路はほとんど認めない．

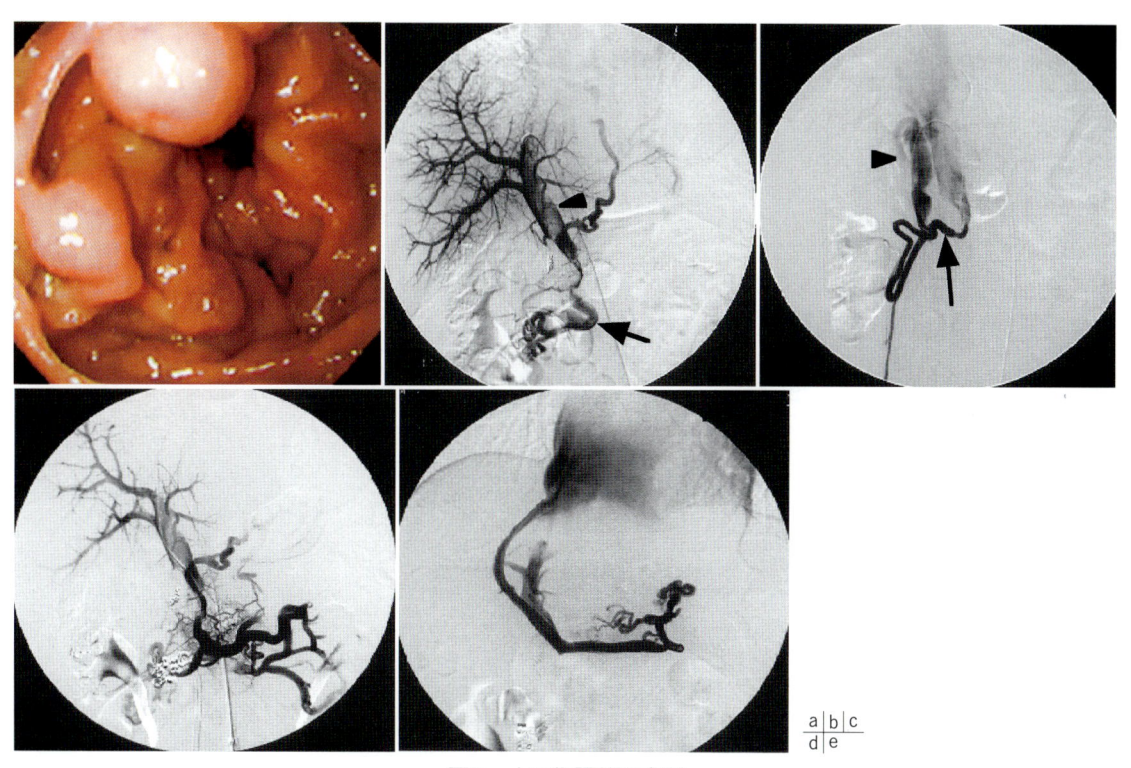

図7 十二指腸静脈瘤例
a：内視鏡像；Fater乳頭部にF3形態の静脈瘤が見られる．
b：経皮経肝門脈造影像；門脈本幹内に血栓が見られ（▶），太い側副静脈を認める（→）．
c：十二指腸静脈瘤造影；十二指腸静脈瘤の供血路（→）と静脈瘤が造影されている（▶）．EOI 10 m/を注入の後，金属コイルで塞栓された．
d：塞栓術後門脈造影；十二指腸静脈瘤は造影されない．しかし，内視鏡観察では瘤の縮小をほとんど認めなかった．
e：TIPS後門脈造影；門脈圧は24 mmHgから13 mmHgに低下し，静脈瘤も完全に消失した．

1) 頸静脈穿刺

通常は右内頸静脈を穿刺するが，内頸静脈は同動脈の背側を走行する太い静脈で，動脈拍動を確認しその外側を穿刺すれば比較的容易である．内頸静脈の穿刺後Seldinger法に準じてガイドワイヤーを挿入し，これに沿わせて穿刺セットを右肝静脈内まで挿入する．

2) 門脈穿刺

門脈の穿刺目標点は門脈右枝の前後分岐部に置き同部にマーカーを置いて穿刺する．穿刺は金属カニューラを約90°前方に回転させ固定し，穿刺針を目標点に向け穿刺する．穿刺すれば穿刺針を抜去し5Fカテーテルにシリンジをつないで陰圧をかけながら血液の逆流のあるまで引き戻す．血液の逆流があれば造影剤を注入してカテーテル先端が門脈内にあることを確認し，ガイドワイヤーを門脈本幹内まで挿入する．ガイドワイヤーが門脈本幹に挿入されれば，これに沿わせて5Fカテーテルを門脈内に挿入し門脈圧を測定した後，門脈造影を行う．

3) 短絡路の拡張

9Fダイレーターと10Fシースをガイドワイヤーに沿わせて門脈内まで挿入し短絡路を拡張する．

次に，バルーンカテーテルを挿入し短絡路部に合わせて留置し，5気圧で膨張させ拡張する．この際，肝静脈および門脈壁に一致したバルーンのくびれが生じるが，この位置を透視下でマーキングしておくとステント留置の目安となり，ステントのmigration回避に有用である．バルーンの拡張時には強度の疼痛を訴えることが多く，筆者らの経験では87例中86例とほぼ全例で麻薬による除痛を必要とした．

4) ステント挿入，留置

短絡路の拡張後，再度10Fシースを挿入して金属ステントを短絡部に合わせて挿入，留置すれば手技が完成する．門脈圧測定と門脈造影を行い，門脈圧減圧と瘤の消失を確認して手技を終了する．

(4) 治療成績

a. 手技上の成績

本法の技術的成功率は欧米では90％前後と良好な成績が報告されているが，本邦の肝硬変症はほとんどがウイルス性に発生するためTIPSの対象となる硬変肝の多くはきわめて硬く，萎縮程度が強く，またしばしば腹水を合併しているため手技が欧米のそれと比べて困難な場合が多い．筆者らの経験では89例中87例でTIPSに成功し（成功率97％），手技的にはIVR施行医にとってさほど難しいものとは思えないが，なかには門脈穿刺に多数回を要した例もある．TIPSの手技の最大のポイントは門脈穿刺で，いかに穿刺回数を少なく行うかが手術時間の短縮，患者の負担軽減，術後肝障害の軽減に結び付く．そのためには術前に肝臓の血管解剖を正確に把握することが重要で，筆者らは穿刺経路をあらかじめ検討するため肝静脈と門脈の同時造影を全例に行い，さらに最近は穿刺角度とシャント距離をあらかじめ測定するため3D-MRAや3D-CTを行っている（図4）．

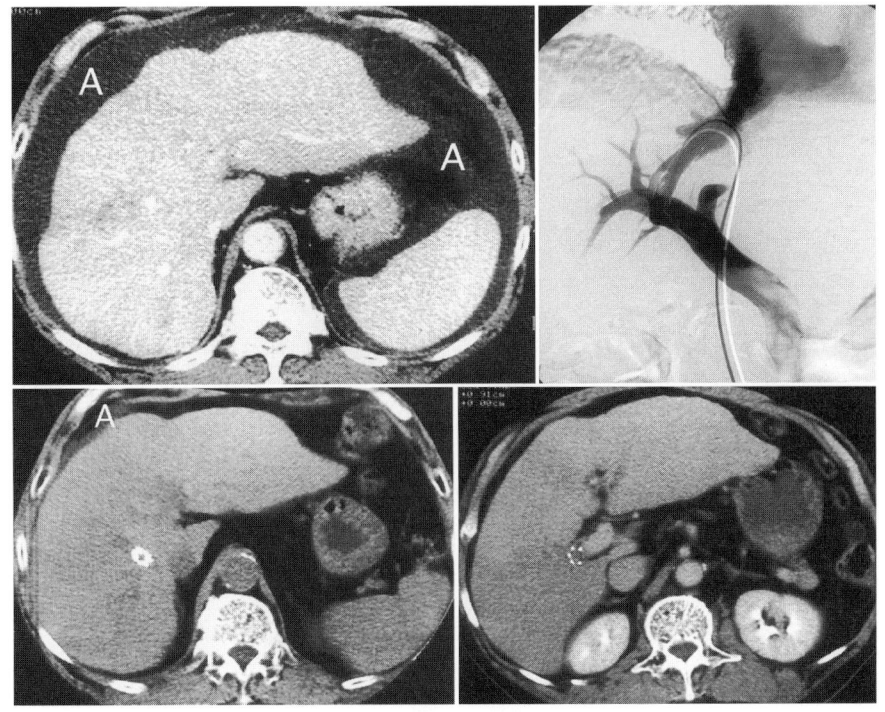

図8 難治性腹水例
a：TIPS 施行前 CT 像；著しい腹水（A）が見られ，肝臓は萎縮している．
b：TIPS 施行直後門脈造影；良好なシャント血流が認められ，門脈圧は 38 mmHg から 16 mmHg に低下した．
c：TIPS 1 週間後；腹水は（A）肝臓表面にわずかに認められるのみである．
d：TIPS 1 年後；腹水は完全に消失し肝臓の腫大が見られる．この間，明らかな肝機能の改善が見られた．

b. TIPS の臨床的評価

　従来の報告では TIPS 後の門脈圧は平均 10～15 mmHg に減圧され，門脈—大循環圧格差も 15 mmHg 以下になる例が多い．欧米の TIPS 施行症例は消化管出血が大多数を占めるが，TIPS 後には門脈圧低下とともに良好な止血効果が得られ，緊急止血例を含めた反復食道静脈瘤出血例がもっとも良い適応であると考えられている（図5）．また，門脈亢進症性胃腸症や，十二指腸静脈瘤例は内視鏡的硬化療法で止血困難なことが多く，TIPS の良い適応と考えられている（図6，図7）．

　一方，難治性腹水は 10 % 前後に施行されているのみであるが，最近では欧米でも積極的に行われ良好な成績が報告されつつある．筆者らは 25 例に対して行ったが，有効率が高く他に有力な治療法のない難治性腹水は TIPS のもっとも良い適応の一つであると考えている（図8）．

　Richter らは最近 5 年間の長期成績を報告しているが[4]，それによると平均生存月数が 19 ヵ月，1 年生存率 68 %，3 年 42 % で，肝硬変の自然経過と比較して明らかな予後の延長があったと述べている．また，生存率は肝予備能による差が大で Child C では不良であるが，A 症例では 1 年生存率が 100 % になると述べている．一方，Ring らは平均生存月数 182 日，1 ヵ月以内死亡例 13 %，再出血率 4.5 %，また 21 % に肝移植が TIPS 後に行われたと報告し

図9 胃静脈瘤例
a：内視鏡像；噴門部周囲にF3形態の静脈瘤が見られる．
b：門脈造影像；左胃冠状静脈，短胃静脈とこれに連続して胃静脈瘤が認められる（→）．
c：TIPS後門脈造影像；静脈瘤への血流は完全に消失している．門脈圧は21 mmHgから13 mmHgに低下した．
d：TIPS後内視鏡像；静脈瘤はほぼ完全に消失している．

ている[4]．

c. 門脈血行動態の変化

1）門脈造影像の変化

食道，胃静脈瘤の主たる供血路は左胃静脈，後胃静脈および短胃静脈で，短絡路形成前では門脈血の逆流のためこれら静脈の多くは明瞭に造影される．TIPS施行後，門脈圧の低下→側副路血流の順行性化により多くの例で完全に造影されなくなる（図9）．しかし，消失せず瘤の残存を見る例もある．排血路の消失を見なかった例は胃―腎短絡路をもつ孤立性胃静脈瘤に多いが，これら症例ではTIPS短絡路を介してカテーテルを挿入し排血路を金属コイルにより塞栓することが必要となる（図10）．一方，肝内門脈枝の造影度はほとんどの例が不良となるが，門脈血のほとんどが短絡路から流出する，いわゆるtotal shuntingの状態になると術後の高度の脳症や肝不全を起こす危険性が高くなるので厳重なfollowが必要である．

孤立性胃静脈瘤

2）門脈シンチグラムの変化

門脈系の血行動態を観察するため直腸内にTcO4を注入し経時的に撮像す

A. 経皮的肝内門脈肝静脈短絡術

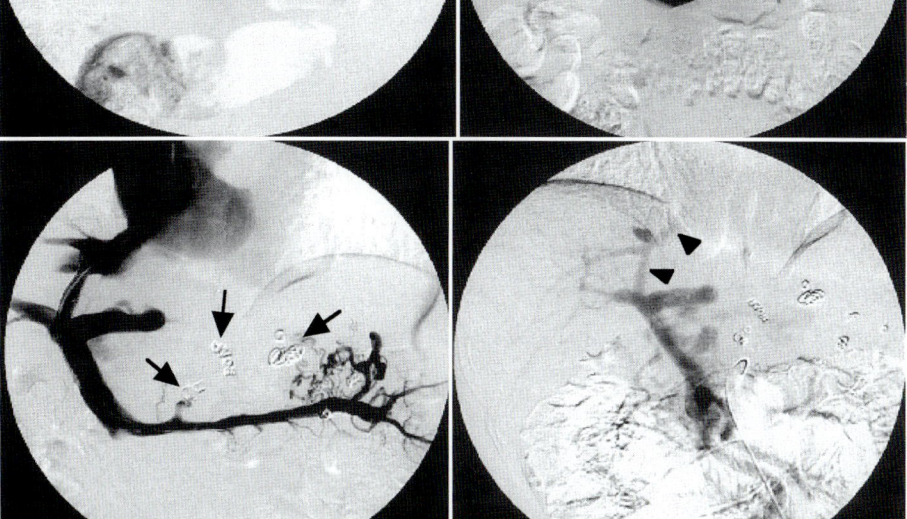

図10　胃静脈瘤例
a：門脈造影像；主として後胃静脈が供血路となっている胃静脈瘤が認められる（→）．
b：TIPS後門脈造影像；短絡路の血流は良好であるが，静脈瘤は依然と描出されている（▶）．術前門脈圧は18 mmHgとやや低値で，術後も14 mmHgと減圧効果もわずかであった．
c：塞栓術後門脈造影像；短絡路を介してカテーテルを選択的に静脈瘤の供血路に進め金属コイルで塞栓した．静脈瘤はほぼ完全に消失している．
d：2年後門脈造影；静脈瘤はまったく造影されない．

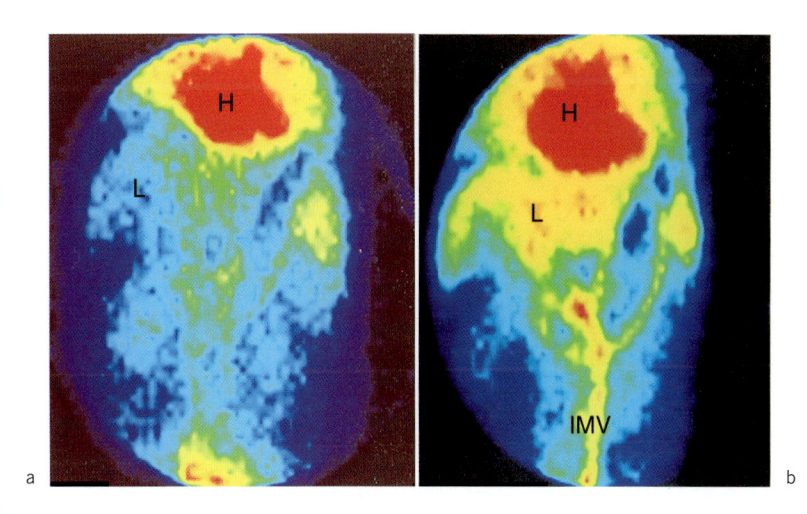

図11　経直腸門脈シンチグラム像
a：TIPS施行前；肝臓（L）のRI集積は低く，側副路および心臓（H）に強い集積が認められる．Shunt indexは59％であった．
b：TIPS施行後；下腸間膜静脈（IMV）および肝臓（L）に強いRI集積が見られ，shunt indexは45％に低下した．

る門脈シンチグラムが行われている[11]．心臓と肝臓にROIを設定しておのおのRI countを計測した心/肝比（shunt index）は，健常人では10％以下とされているが[12]，門脈圧亢進症が進めば側副血行路を介した肝外への門脈血の流出が多く肝臓内への流入がきわめて低下するため，shunt indexは上昇する．TIPS後のshunt indexは多くの例では変化を見ないが，肝臓のRI uptakeが増加しshunt indexが上昇する例が約30％に認められる（図11）．

門脈シンチグラム
shunt index

(5) 副作用，合併症

術中，術後の合併症は従来の欧米では5〜15％と報告され，重篤なものとして腹腔内出血，門脈穿破，敗血症，ARDSなどが報告されている．また，術後の肝酵素の上昇やビリルビン値の上昇など肝機能に与える影響も述べられているが，これは肝予備能による差が大きい．筆者の経験では手技に基づく重篤な合併症は認めなかったが，肝機能は約半数例に一過性の軽度悪化を見，また4例でビリルビン値の上昇遷延例があった．

一方，肝性脳症の発生はRingらの報告では247例中52例に脳症の発生を見ているが，3例を除き内科的療法で良好にコントロールされたと報告している[4]．また術前から脳症のあった25例中術後悪化した例はわずか3例で，8例は症状の改善が見られている．筆者らの成績でも87例中44例に発生し欧米の報告と比べやや発生頻度が高いが，犬山分類Ⅰ度の軽度例が大半で内科的治療でコントロールされている．

肝性脳症

(6) 短絡路の開存性

TIPSの短絡路は血栓の付着や偽内膜肥厚により狭窄，閉塞がしばしば発生する．特に，短絡路―胆管瘻の形成は早期閉塞の要因となるが，グリソン鞘内で併走する胆管を避けて門脈のみを穿刺することは困難で一定の頻度で発生すると考えられる．この際の対策としてはcovered stentの挿入が報告されている[13]．また，長期的な短絡路狭窄や閉塞はステント内の偽内膜肥厚により生じるが，その頻度は16％〜54％と報告され報告者によりまちまちである[14,15,16]．内膜の肥厚は通常，肝静脈側に強く起こるが，狭窄率が50％以上で門脈圧が15 mmHg以上になるとなんらかの開存処置が必要となる．短絡路狭窄，閉塞の対処法には，血栓付着による早期閉塞では血栓溶解剤の注入，さらにステントの追加挿入が行われ，偽内膜肥厚ではPTAやatherectomyが行われる．短絡路の再開通が不能の場合には再TIPSが施行されることもある（図12）．

短絡路狭窄

(7) Follow-up

血液生化学検査，特に血清ビリルビン値，NH3値，アルブミン値は定期的測定が必要である．短絡路狭窄のチェックにはカラードップラーがもっとも簡便で，狭窄が疑われた時にはDSAと同時に血管内超音波，IVUSを行えば正確な狭窄率が測定される．また，肝癌の発生や肝臓の形態，腹水貯留などのチェックにはCTや超音波検査が必須で，門脈の血行動態の変化を見るためには門脈シンチグラムが有用である．MRIは基本的には金属ステントが挿入され

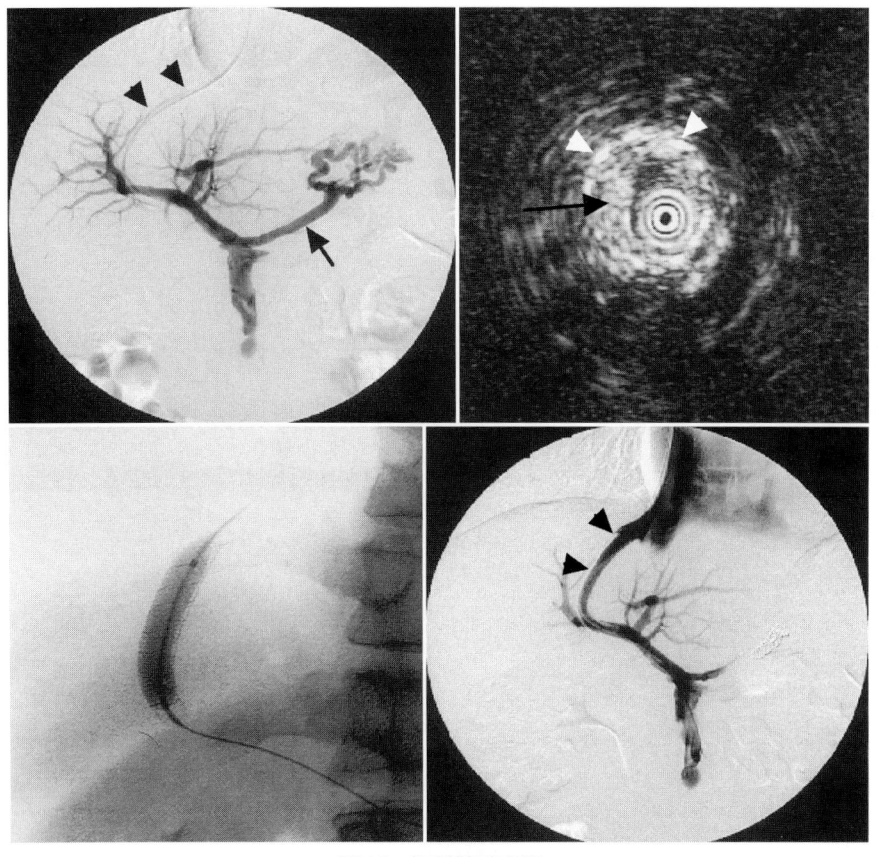

図 12 短絡路狭窄例
a：TIPS 6ヵ月後門脈造影；短絡路（→）はほぼ完全に閉塞し，拡張した胃冠状静脈を認める（▶）．
b：血管内超音波像；金属ステント（▷）の内部に偽内膜の肥厚（→）が認められる．
c：バルーン拡張；PTA用バルーンカテーテルを閉塞部まで挿入しステント内の拡張を行った．
d：PTA後門脈造影；短絡路は再び開通し，門脈圧は13 mmHgに低下し瘤は消失した．

ているためその使用は避けるべきである．

まとめ

 ウイルス性肝硬変症を主たる原因とする本邦の肝性門脈圧亢進症に対する治療には静脈瘤治療と門脈減圧治療の二つがあるが，TIPSは短絡路の作製による門脈圧の減圧方法で，その治療理論は本症の治療として理に叶ったものである．事実，短絡路の作製によりほとんどの例で亢進した門脈圧は低下し，静脈瘤や腹水の消失を見ている．TIPS前後の門脈系の血行動態の変化は症例によりさまざまで，多くの例で肝臓に流入する門脈血流の低下が見られるが，逆に肝臓の有効門脈血流が増加する例もある．この際には肝機能に対してよい影響を及ぼすことが多いが，その要因については現在明らかでない．
 本法の適応は内視鏡的硬化療法の発達と普及を鑑みると消化管出血に対しては従来からいわれているように硬化療法で制御できない食道胃静脈瘤例あるいは下血例が現状におけるTIPSの治療対象と考えている．一方，難治性腹水例は他に治療手段のないことが多くTIPSを第1選択としてよいと考えている．しかし，本邦においてすでに廃れたシャント手術と治療的意義が同様の本

法に対して疑問視する向きのあるのも事実で，また解決すべき問題点もいくつか残され，その施行には慎重であるべきで，今後の症例の集積により明確な位置付けがなされると考えられる．

文献

1) Rosch J, Hanafee WN, Snow H : Transjugular portalvenography and radiological portosystemic shunt : An experimental study. Radiology 92 : 1112-1114, 1969
2) Colapinto RF, Stronell TD, Birch SJ, et al : Creation of an intrahepatic portosystemic shunt with a Gruntzig balloon catheter. Can Med Assoc J 126 : 267-268, 1982
3) Richter GM, Palmaz JC, Noeldge G : Der transjugulae intrahepatische portosystemische stent-shunt (TIPSS). Radiologe 29 : 406-411, 1989
4) Ring EJ : Transjugular Intrahepatic Portosystemic Shunts (TIPS). 6th Annual Interventional symposium on vascular diagnosis and Intervention, 1994
5) Richter GM, Roeren T, Noeldge G, et al : 5-year results of TIPSS : Long term results using the Palmaz stent. 6th Annual Interventional symposium on vascular diagnosis and Intervention, 1994
6) 山田龍作, 佐藤守男, 岸 和史他：経皮的肝内門脈静脈短絡術の経験. 日本医放会誌 52 : 1328-1330, 1992
7) 髙橋元一郎, 岡和田健敏, 加藤良一, 他：経頸静脈肝内門脈体静脈ステントシャント形成術について. 日本医放会誌 52 : 1189-1191, 1992
8) 中村健治, 高島澄夫, 神納敏夫, 他 : Trassgular Intrahepatic Portosystemic Shunt の経験. 消化器病学会誌 91 : 171-179, 1994
9) Matsui O, et al : A new coaxial needle system, hepatic artery targetting wire, and biplane fluoroscopy to increase safety and efficacy of TIPS. CVIR 17 : 343-346, 1994
10) 中村健治, 高島澄夫, 神納敏夫, 他：肝癌合併例に対する Transjugular Intrahepatic Portosystemic Shunt. 日医放会誌 55 : 187-189, 1995
11) 中村健治, 岡村光英, 高島澄夫, 他：経直腸門脈シンチグラフィーによる TIPS の血流動態の評価. 日医放会誌 55 : 257-259, 1995
12) Shiomi S, Kuroki T, Ueda T, et al : Clinical usefulness of evaluation of portal circulation by rectal portal scintigraphy with technetium-^{99m}pertechnetate. Am J Gastroenterol 90 : 460-465, 1995
13) Nishimune K, Saxon RR, Kichikawa K : Improved transjubular intrahepatic portosystemic shunt patency with PTFE-covered stent-graft ; experimental results in swine. Radiology 196 : 341-347, 1995
14) Laberge JM, Ring EJ, Gordon RL, et al : Creation of transjugular intrahepatic portosystemic shunts with Wallstent endoprosthesis : results in 100 patients. Radiology 187 : 413-420, 1993
15) Transjugular intrahepatic portosystemic shunt patency an importance of stenosis location in the development of recurrent symptoms. Radiology 207 : 683-693, 1998
16) Prognostic factors with the use of the transjugular intrahepatic portosystemic shunt for bleeding varices. Arch Surg 132 : 626-630, 1997

〔中村　健治〕

B. B-RTO：経カテーテル胃静脈瘤塞栓術

　門脈圧亢進症患者における食道胃静脈瘤からの出血は，重篤な合併症であり，食道静脈瘤に対しては，出血緊急例，待機的治療のいずれに対しても内視鏡的結紮術（endoscopic variceal ligation），内視鏡的硬化療法（endoscopic injection sclerotherapy）の有用性が認められ，広く普及している．一方，胃静脈瘤に対する治療は現在でも議論が多く，破裂例の致死率も高い[1〜18]．胃静脈瘤は食道静脈瘤とは異なり，左胃静脈，後胃静脈，短胃静脈から直接静脈瘤へ流入し，その大半が胃―腎短絡路を排血路とし，また血流量が多く，かつ流速も速いといわれ，EISでの治療は困難である（図1）[7]．経カテーテル的胃静脈瘤塞栓術（Balloon-occuluded retrograde transvenous obliteration，以下B-RTO）は，金川らによって開発された胃静脈瘤治療法であり，大腿静脈より逆行性にバルーンカテーテルを胃―腎短絡に挿入し，硬化剤であるethenoramine oleateを静脈瘤に注入し，血栓塞栓させる治療法である．本稿では，B-RTOの，①適応，②手技，③成績，合併症，について述べる．

(1) 適　応

　内視鏡的に胃静脈瘤はその占拠部位から噴門部に近接したLg-c，噴門部から穹窿部に連なって存在するLg-cf，穹窿部に孤立するLg-fに分類される．Lg-cは供血路の大部分が左胃静脈でありかつ食道静脈瘤と連続する．Lg-cf，Lg-fに比して血流量が比較的少なく，胃-腎短絡路は約30％に見られるが直接交通することは少ない．それに対しLg-cf，Lg-fは主として後胃静脈，短胃静脈が供血路であるが左胃静脈の関与もある．排血路の約90％が胃―腎短絡路である[5,8,10]．B-RTOは胃―腎短絡路を持つ胃静脈瘤に対して適応となる

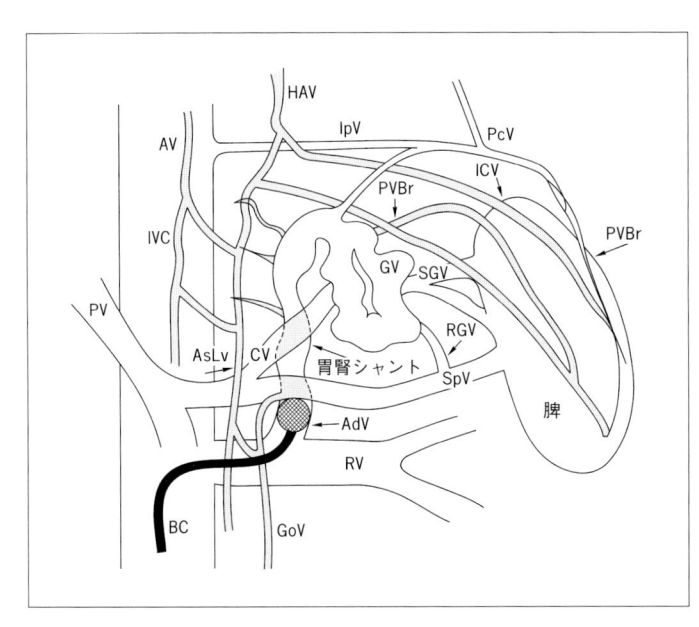

図1　胃静脈瘤の血行動態
　孤立性胃静脈瘤は短胃静脈（SGV）と後胃静脈（RGV）から供血を受け，下横隔静脈へ流れるGR shuntを介して流出する．側副路は横隔膜下縁に沿い下大静脈に注ぐ下横隔静脈（IpV），心膜静脈（PcV），横隔静脈の分枝（PVBr），が肋間静脈に吻合し半奇静脈（HAV）へ注ぐ経路，胃―腎短絡路から内側へ向かい上行腰静脈（AsLv）へ合流するもの，下方の卵巣，精巣静脈（GoV）へ流れる経路など多彩である．

が，胃―腎短絡路を介しての門脈大循環短絡の存在により引き起こされる高アンモニア血症，肝性脳症に対しても適応となる[1,4,11,13,14]．当施設においても1994年12月から1999年9月までに44例のB-RTOが施行され，胃静脈瘤36例，胃静脈瘤＋肝性悩症6例，肝性悩症2例であった．また胃静脈瘤の内視鏡的形態としては，Lg-cf 30例，Lg-f 12例，Lg-c 2例であった．

(2) 手　　技

　大腿静脈を局所麻酔下に穿刺し，6 Fr バルーンカテーテル（GV-K1 バルーンカテーテル：クリニカルサプライ社）または，7 Fr ガイディングシース（メディキット社）を挿入後クールナンドタイプバルーンカテーテルを逆行性に胃―腎短絡路に挿入し，バルーンを inflation し，短絡路を閉塞させた状態で用手的に静脈造影を行う（バルーン閉塞下逆行性副腎静脈造影）．胃―腎短絡路の本体は下横隔静脈で副腎中心静脈と吻合して副腎静脈に流入するため，中心静脈より奥の下横隔静脈までカテーテルを挿入して造影を行うことが必要である．この造影においては静脈瘤の形態のみならず胃―腎短絡路以外の側副排血路が把握できる．この造影において静脈瘤全体が描出されれば，硬化剤が静脈瘤全体に行きわたり良好な効果が期待できるが，静脈瘤が一部のみまたはほとんど描出されないことも多い．その際には静脈瘤からの側副排血路の塞栓術を追加する必要がある．原則として，バルーンカテーテルで下横隔静脈を閉塞後マイクロカテーテルを胃静脈瘤内に進める．EOI 注入前には溶血性腎障害を予防するため，ヒトハプトグロビン製剤（ハプトグロビン：三菱ウェルファーマ）4000単位を点滴静注血中濃度を上げておく．5％EOI 総注入量は原則として 30 ml を1回最大投与量としている．われわれは副腎静脈造影における静脈瘤，および側副排血路の形態から Grade 分類を行っている[1]（図2）．その分類に基づき Grade 1 および Grade 2 に対しては食道静脈瘤硬化剤である ethanolamine oleate, iopamidol の等量混合液（5％EOI）を注入する．造影剤との混合溶液であるため注入の際には透視上での確認が可能で左胃静脈などからの5％EOI 逸脱に伴う門脈血栓症などを防止できる．Grade 3 に対しては無水アルコール数 cc を用いてまず側副排血路を塞栓し，その後の造影で側副血行路の消失または著明な血流減少，および静脈瘤の全体的な描出が得られたならば，Grade 1 および Grade 2 と同様に5％EOI を注入している．Grade 4 では血流量も多くまた側副排血路の発達も著明な例が多いため，無水アルコールのみではなく金属コイルなどを併用した側副排血路の塞栓を行った後に5％EOI を注入する．Grade 4 の症例では一度の塞栓術のみでは不十分なことも多いが側副路の塞栓と5％EOI の注入を繰り返すことでいわゆる Down-Grading が起こり，静脈瘤の塞栓が可能である（図3）．Grade 5 ではまず部分的脾動脈塞栓術を施行し，脾血流を減少させた後に経皮経肝的に左胃静脈をバルーンカテーテルを用いて塞栓することで，胃―腎短絡路の閉塞が可能となり B-RTO の施行が可能となった例を経験している（図4）．

(3) 成績，合併症

　B-RTO 施行し得た44例中43例（95％）において B-RTO の技術的成功

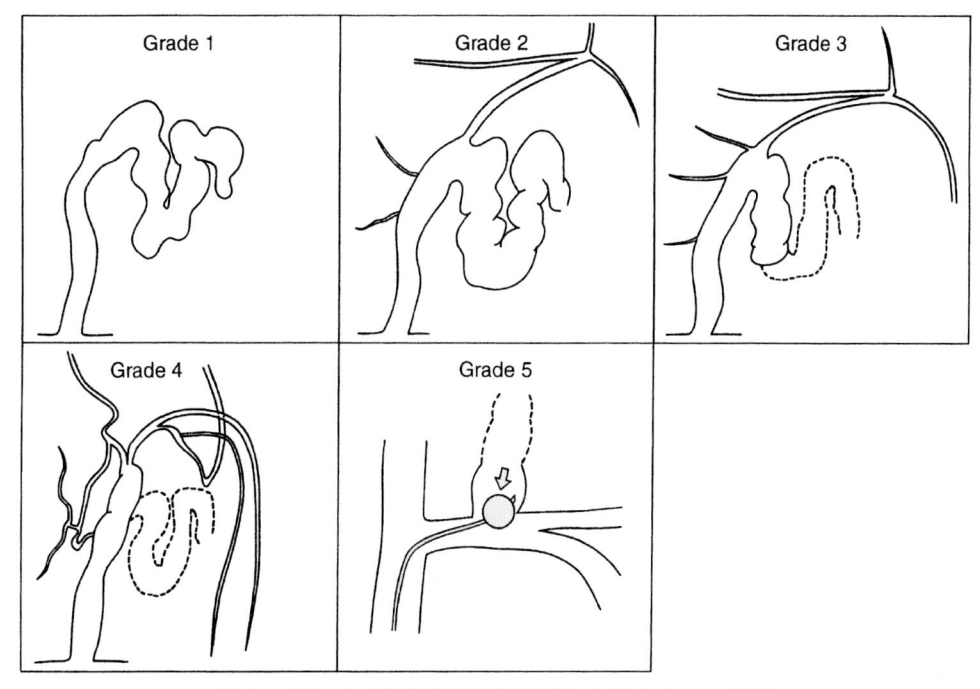

図2 バルーン閉塞下副腎静脈造影における Grade 分類
Grade 1：静脈瘤全体が描出され，側副排血路が描出されない．
Grade 2：側副排出路が一部描出されるが，静脈瘤全体が描出されるもの．
Grade 3：静脈瘤の部分的な描出が見られ，側副排血路の描出も見られるもの．
Grade 4：静脈瘤本体の描出はほとんどなく，側副排血路が主に描出されるもの．
Grade 5：胃―腎短絡路の血流量が大きく，短絡路のバルーンによる閉塞不可能なもの．

が得られた．またそのうち1年以上観察し得た32例のうち30例において胃静脈瘤の内視鏡上での消失，または内視鏡上での著明縮小および造影CTでの血流消失を得た．また肝性脳症は8例全例で著明な改善を得た．胃―腎短絡路閉塞に伴う肝有効血流量の増加により，術後の肝予備能の改善が得られたとの報告が見られる．われわれの施設においてもB-RTO後3〜6ヵ月において50〜62％の症例で改善を認めたが，1年後まで肝予備能の改善が継続したものは8例（25％）のみであり大部分の症例において肝予備能の改善は一過性であった．また術中，術直後の合併症として，重篤なものにEOIに対するアナフィラキシーショックがあり，過去に2例の報告が見られる[1,18]．これらの症例から5％EOI注入時にはX線監視下での少量ずつの注入にするとともに，バイタルサインの変化などを注意深く観察する必要がある[1,18]．その他に肺塞栓，門脈血栓，溶血，血色素尿などがあり，溶血，血色素尿は必発であるがハプトグロビン4000単位の2日投与で十分であり，また肺塞栓，門脈塞栓についてもX線監視下での注意深いEOI注入により予防し得るものである[18]．中，長期における合併症として門脈圧上昇に伴う難治性腹水，食道静脈瘤の増悪が重要と考えられている．食道静脈瘤の増悪は，20〜27％に見られると報告されており[1,2,6,9]，当施設においても，B-RTO後の食道静脈瘤の増悪は6例（20％）に見られた．これらの症例に対しては内視鏡的食道静脈瘤結紮術（endos-

アナフィラキシーショック

難治性腹水
利尿剤投与など内科的治療抵抗性の腹水貯留

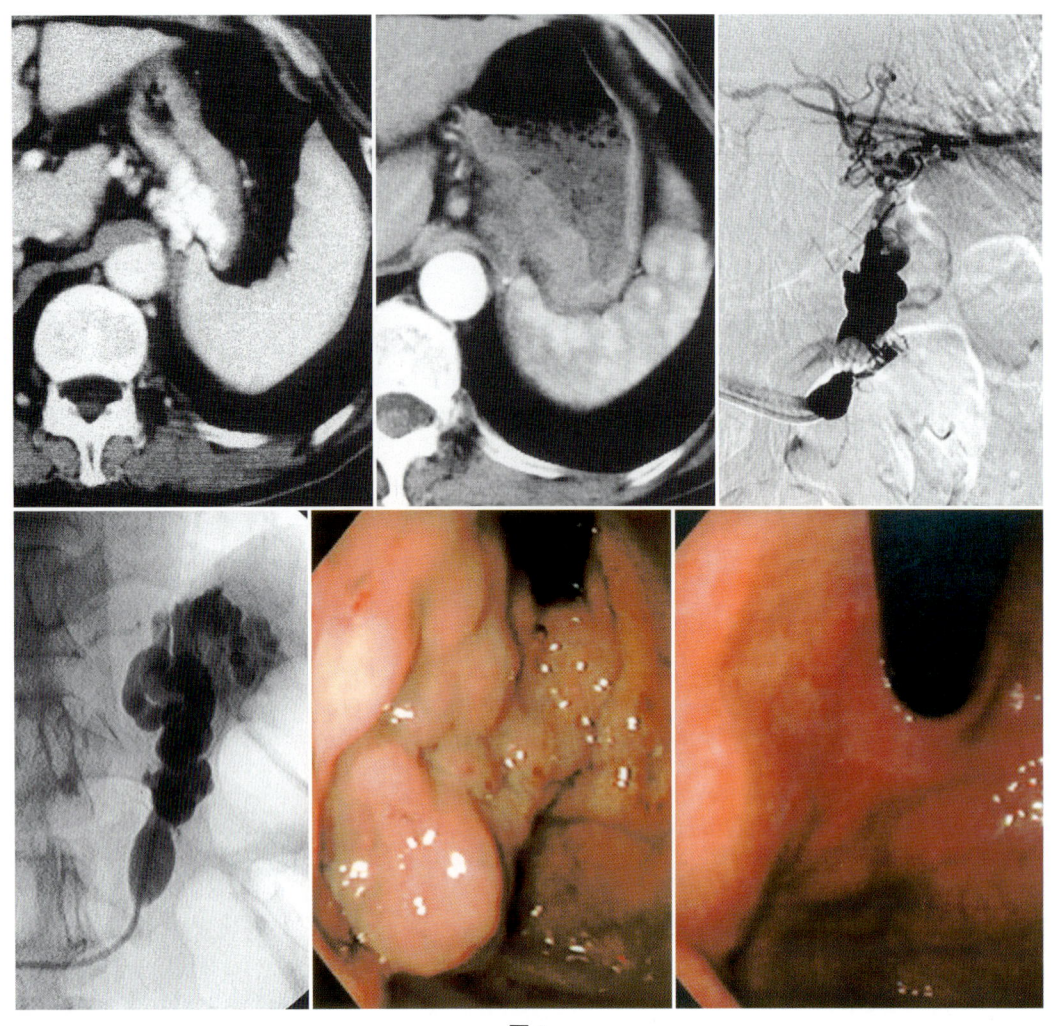

図3
a：B-RTO 前造影 CT；胃粘膜面まで及ぶ拡張蛇行した静脈瘤が描出されている．
b：B-RTO 後造影 CT；静脈瘤は血栓化し，血流は消失している．
c：バルーン閉塞下副腎静脈造影；静脈瘤本体は描出されず，下横隔静脈を中心とした側副排血路が描出されている（Grade 4）．
d：アルコールを用いて側副血行路塞栓した後の造影像；静脈瘤ほぼ全体が描出されている．
e：B-RTO 前胃内視鏡；Lg-f の胃静脈瘤を認める．
f：B-RTO 後胃内視鏡；静脈瘤は消失している．

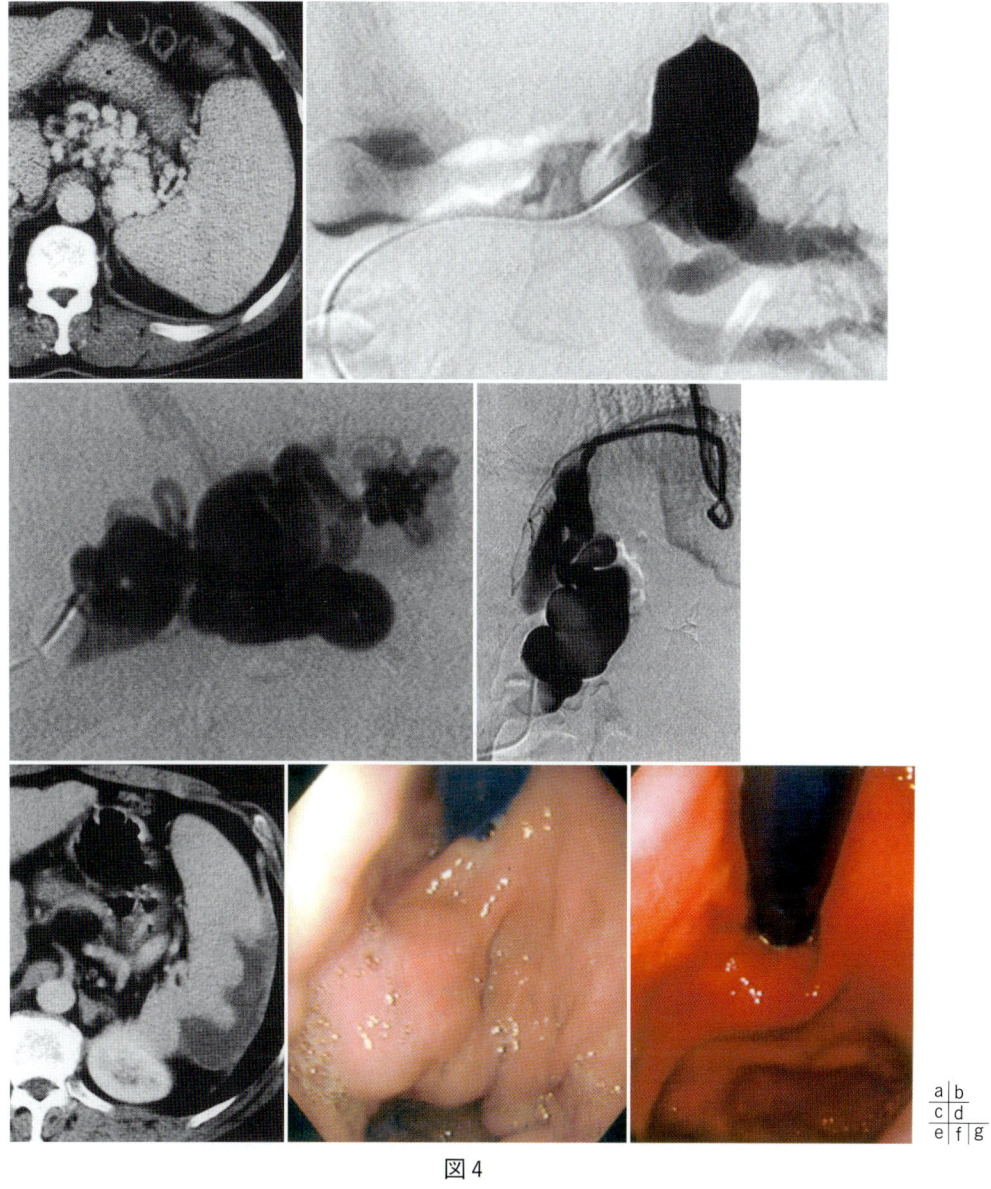

図4
a：B-RTO 前造影 CT；拡張蛇行した著明な静脈瘤を認める．
b：バルーン閉塞下副腎静脈造影；血流量が大きく，副腎静脈が閉塞できない（Grade 5）．
c, d：経皮経肝冠状静脈閉塞併用してのバルーン閉塞下副腎静脈造影；静脈瘤全体が描出され，B-RTO 施行された．
e：B-RTO 後造影 CT 静脈瘤は描出されない．
f：B-RTO 前胃内視鏡；Lg-cf の静脈瘤を認める．
g：B-RTO 後胃内視鏡；静脈瘤の消失を認める．

copic varices ligation；EVL) や内視鏡的食道静脈瘤硬化療法 (endoscopic injection sclerotherapy；EIS) が追加されが，食道静脈瘤の増悪を繰り返す症例も見られ，B-RTO 後の症例では内視鏡による詳細な経過観察が必要である．しかし胃静脈瘤破裂の際の致死率から考えると，B-RTO による胃静脈瘤のコントロールを優先させることは重要であり，合併症まで含めた informed consent を十分得たうえでの施行が重要と考えられる．

文献

1) Hirota S, Tomita M, Sako M, et al: Retrograde Transvenous Obliteration of Gastric Varices. Radiology 211: 349-356, 1999
2) Matsumoto A, Hamamoto N, Nomura T, et al: Balloon-Occuluded Retrograde Transvenous Obliteration of High Risk Gastric Fundal Varices. Am J Gasteroenterol 94(3): 643-649, 1999
3) Kim T, Shijo H, Tokumitu H, et al: Risk Factor for Hemorrahage from Gastric Fundal Varices. Hepatology 25(2): 307-312, 1997
4) Kanagawa H, Mima S, Kouyama H, et al: Treatment of gastric fundal varices by balloon-occuluded retrograde transvenous obliteration. J Gasteroenterol and Hepatol 11: 51-58, 1996
5) Watanabe K, Kimura K, Matsutani S, et al: Portal Hemodynamics in Patients With Gastric Varices—A Study in 230 Patients With Esophageal and/or Gastric Varices Using Portal Vein Catheterization. Gasteroenterology 95: 434-440, 1988
6) Koito K, Namieno K, Nakagawa T, et al: Balloon-Occuluded Retrograde Transvenous Obliteration for Gastric Varices with Gastrorenal or Gastrocaval Collaterals. AJR 167: 1317-1320, 1996
7) Shiv K Sarin: Long-term follow up of gastric variceal sclerotherapy: an eleven-year experiencee. Gasterointestinal Endoscopy 46: 18-14, 1997
8) Sarin S, Lahoti D, Saxena S, et al: Prevalence, Classification and Natural History of Gastric Varices: A Long-Term Follow-up Study in 568 Portal Hypertension Patients. Hepatology 166: 1343-1349, 1992
9) Akahane T, Iwasaki T, Kobayashi N, et al: Changes in Liver Function Parameters after Occulusion of Gasterorenal Shunts with Balloon-Occuluded Retrograde Transvenous Obliteration. Am J Gasteroenterol 92(6): 1026-1030, 1997
10) Gaiani S, Bolondi L, Bassi S, et al: Prevalence of Spontaneous Hepatofugal Portal Flow in Liver Cirrhosis. Gasteroenterol 100: 160-167, 1991
11) Shioyama Y, Kimura M, Hirohata K, et al: A case of post-TIPS Hepatic Encephalopathy Treated using B-RTO. 茨城県病誌 15, 1996
12) Kanagawa H, Ohta M, Hashizume M, et al: Portosystemic Encephalopathy Treated with Balloon-Occuluded Retrograde Transvenous obliteration. Am J Gasteroenterol 90(3): 508-509, 1999
13) Toyonaga A, Iwao T, Sumino M, et al: Portal Pressure after prophylactic sclerotherapy in Patients with high-risk varices. J Hepatol 21: 515-520, 1994
14) 國分茂博，磯部義憲，山岡佐世，他：バルーン閉塞下逆行性経静脈的塞栓術．

手術 (52):8, 1998
15) 近藤栄作, 松崎浩司, 他：バルーン下逆行性静脈瘤塞栓術 (BRTO) を施行した孤立性胃静脈瘤の治療成績. 日門亢, 5：56-62, 1999
16) 大元謙治, 都築昌之, 三宅一郎, 他：孤立性胃静脈瘤に対するバルーン下逆行性経静脈的 (BRTO) の経験
17) 松崎浩司, 近藤栄作, 山田秀一, 他：バルーン下逆行性経静脈的塞栓術 (BRTO) により胃静脈瘤を治療し超音波内視鏡にて経過観察した一例. 消化器内視鏡 6：3, 1994
18) 高瀬靖広, 渋谷 進, 國分茂博：EIS, BRTO の合併症最新版. Progress of Digestive Endoscopy 50：1997

(福田　哲也／廣田　省三／杉村　和朗)

C. PSE：部分的脾動脈塞栓術

(1) 適　応

　脾動脈塞栓術（splenic artery embolization；SAE）は，1973年Maddisonらの報告[1]以来，主として脾機能亢進症（hypersplenism）に対して多く施行されたが，脾膿瘍や敗血症などの重篤な副作用が発生したことからSpigosら[2]は脾を部分的に塞栓する部分的脾動脈塞栓術（partial splenic embolization；PSE）を提唱した．現在では脾膿瘍などの発生も少なく比較的安全な方法として広く施行されている．適応としては脾機能亢進症の治療[3]，食道・胃静脈瘤に対する集学的治療のひとつとしての減圧治療[4,5]，肝硬変合併細胞癌症例の術前処置[6]，外傷に伴う脾損傷[7]などがあげられる．そのなかでも特に肝硬変，特発性門脈圧亢進症などの慢性肝疾患に伴う門脈圧亢進症に起因する食道・胃静脈瘤に対しては，本法は脾機能亢進症を是正すると同時に脾の一部を温存しながら脾循環血流量を減少させ，門脈圧亢進症を改善させることが可能であり，また反復して施行できるという点からも，有用な治療法である[8]．

部分的脾動脈塞栓術（partial splenic embolization；PSE）

門脈圧亢進症

(2) 手　技

a. 感染予防策

　脾膿瘍はPSEの重篤な合併症の一つで，他臓器の塞栓に比較して頻度が高い．したがって抗生物質の術前後の投与は重要である[2]．すなわち，①PSEの前日あるいは当日朝，6時間以上前から抗生物質を開始し，また術後に臨床的および血液生化学的に感染の有無の判断が困難な場合が多いため，術後も約1週間継続して投与する．②術中では，ゲンタマイシン40 mgを生理的食塩水10 mlに希釈し，塞栓直前および塞栓中に分注する．③塞栓物質にGelfoamを使用する場合は，ゲンタマイシン20～40 mgを混入する．

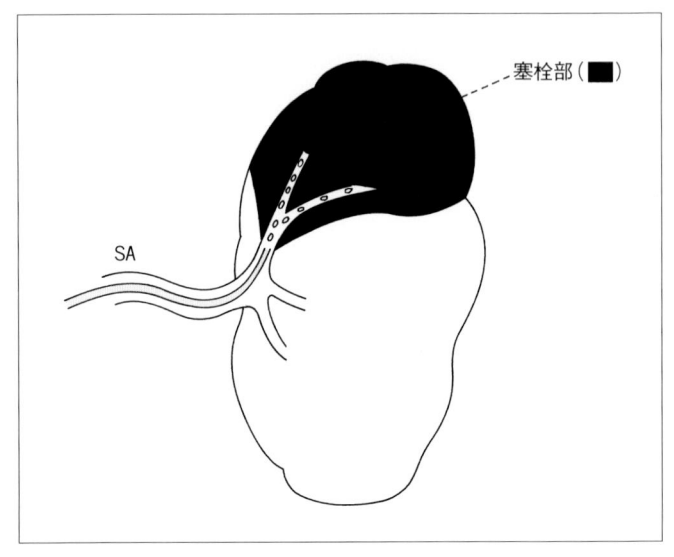

図1

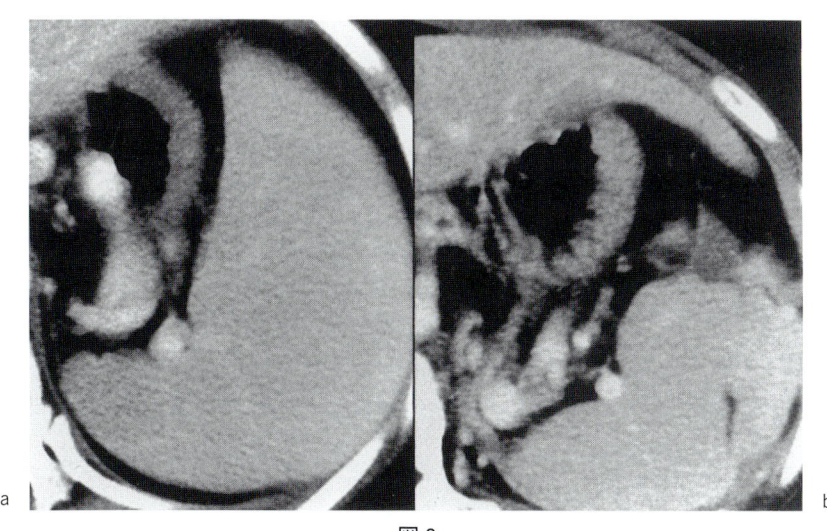

図2
a：PSE前に比較して，b：PSEを3回反復して施行後では脾腫は約60％の縮小率を得ることができ，左胃静脈および後胃静脈からの口径の著明な縮小と胃静脈瘤の消失を認める．

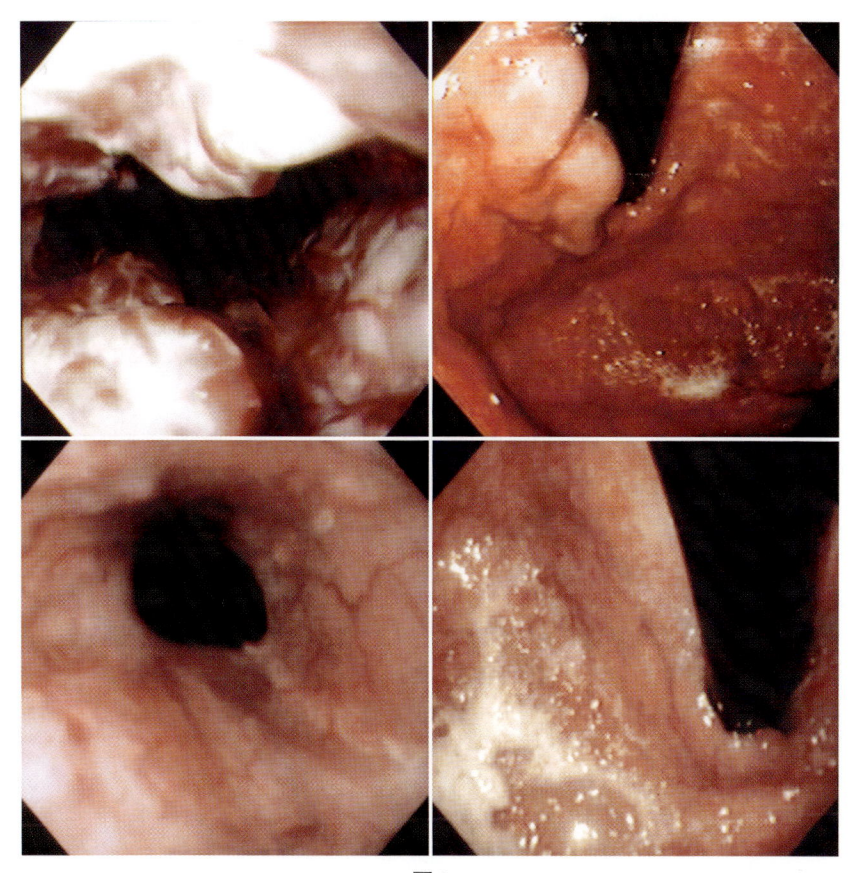

図3
上段の著明に認められた食道・胃静脈瘤は，下段PSE 3回施行後には完全に消失している．

b. 方　法
1）塞栓物質

塞栓物質はGelfoam細片および金属コイルを用いるのが一般的である．金属コイルを使用すると塞栓術の把握が比較的容易であり，また脾膿瘍の合併が少ない[9]とされているが，筆者らは塞栓程度の強弱と塞栓範囲の微調整が容易であることおよび反復して塞栓することが可能である点よりGelfoam細片を積極的に使用している．Gelfoam細片を使用する場合はセフェム系抗生物質1～2gを数mlの造影剤で溶解し，やや大きめのGelfoam細片（2～3mm角）にしみ込ませて使用する．Gelfoam powderは副障害の程度が強いため，積極的には使用すべきではない．エタノールを使用した報告は見られない．その他の塞栓物質（Ivalonなど）は[10]，わが国では一般には使用されていない．

2）塞栓方法
① 腹腔動脈造影および選択的脾動脈造影

まず通常の腹腔動脈造影を行って，脾動脈の管径および走行，脾内枝の分布状態，脾腫の程度を確認する．次に4～5Frのカテーテルあるいはcoaxial法を用いて2.9Frのマイクロカテーテルを選択的に脾動脈の膵尾動脈分岐部より遠位側に挿入し，脾動脈造影を施行して，目的とする塞栓範囲および塞栓すべき脾内血管を決定する．この際，筆者らは脾内枝の数をできるだけ末梢側で計算し，塞栓したい範囲および血管を決定している．

② 塞栓手技

塞栓すべき脾内血管の終動脈や極動脈まで可能な限り挿入して塞栓すれば区域性に塞栓でき，塞栓率の把握が容易となる[11]（図1）．しかしながら，脾腫の脾動脈は管径の拡張，蛇行が著しく，カテーテル先端が脾内枝に到達できない場合もある．この場合は脾動脈の血流速度，管径および血管の分布状態を考慮し，やや大きめのGelfoam細片を用いることによりほぼ同様の効果が得られる．塞栓の際には前述したように塞栓の直前および途中に抗生物質を注入しながら，過塞栓を防止するため，1mlのツベルクリン用注射筒を用いる．抗生物質と造影剤を混入させたGelfoam細片を5～6個ずつ注射筒に分けて動注することが肝要である．また，施行中は脾動脈造影を頻回に行うが，梗塞域を脾動脈造影の脾濃染像から推測すると過小評価（過塞栓）になる傾向があるため，可能ならばangio-CTを行って塞栓率を計測しながら実施するのが望ましい．金属コイルを使用する場合は，細径カテーテルを用いてできるだけ末梢血管まで挿入し，終動脈や極動脈分枝以下が確実に塞栓されるような細径コイルを使用する．この場合，コイルの径に見合った血管の数を数え，必要な数を塞栓すれば梗塞域が比較的確実に予想される．目的とする血管の完全塞栓が得られない場合もあるが，脾内の動脈性区域間には吻合がないために遅発性に塞栓される可能性が高く，時間を置いて塞栓を確認するか，細径コイルを用いてさらに末梢血管を塞栓すべきである．脾動脈本幹や脾門部の中枢部でのコイルの留置は，胃との吻合枝による側副血行路の発達により再治療が困難となるため禁忌である．

c. 塞栓率

至適塞栓率については，PSEでもっとも見解の分かれるところである．文献的にも30％を超えれば血小板増加が認められることから，30～50％の梗塞率を至適とするもの[9]，Spigosら[2]は60％程度とし，また長期予後を考慮

した場合60％以上[12]，さらに90％以上でも安全とする報告[13]までさまざまの報告が見られる．しかし，筆者らは初回から広範な塞栓を行うことが脾循環に急激な変化を招いて門脈内血栓や脾内の細菌感染を誘発すると考えているため，Owmanら[14]の報告に準じて，初回塞栓範囲は40％程度にとどめ，患者の反応を観察しながら塞栓術を数回反復して行い，最終的に60～70％程度を塞栓する段階的塞栓術を施行している．

(3) 成　　績

a. 脾臓の変化

PSE直後から1週間以内では，病理組織学的に塞栓部は出血性梗塞を呈するといわれるが[15]，徐々に凝固壊死に陥り，X線CT上は低吸収域として認められ，その後，梗塞部分は萎縮し，脾容積も通常縮小する．しかし，1回のみのPSE施行例においては残存脾の増大などから脾腫の縮小率は10～20％程度にとどまる場合も少なくない[8]．それに比較して反復して施行し得た症例では60～70％の縮小率を得ることも可能である（図2）．

b. 食道・胃静脈瘤の変化

PSEにより脾還流血流量が低下し，門脈圧は低下する．その結果，PSE直後のDSAにおいて左胃静脈や後胃静脈からの口径の軽度縮小が見られ，1週間後のCTではさらに明瞭となる（図2）．内視鏡所見では1週間前後で食道・胃静脈瘤の改善が約30％に見られたという報告[16]がある．特に特発性門脈圧亢進症の初期では脾腫による脾血流増大が門脈圧亢進の最大の原因とされることからPSEの効果が高い．筆者らも特発性門脈圧亢進症症例に対して初回PSEで食道・胃静脈瘤の著明な改善が見られたため，7ヵ月間に反復して計3回のPSEを施行して静脈瘤の消失を得ることができ，その後，現在まで約4年間にわたって静脈瘤の再発を認めない1例を経験している（図3）．しかし，一般に肝硬変に伴う脾腫はうっ血脾で，特発性門脈圧亢進症に対する効果ほどの門脈圧減圧効果は得られず，PSE単独では静脈瘤の治療は不十分と考えられる．したがって，食道静脈瘤に対してはPSEとその後の経過観察中に内視鏡的硬化療法（EIS）あるいは静脈瘤結紮術（EVL）を併用して治療することが肝要である．また胃静脈瘤に対しては，後に予定しているB-RTOやPTOなどの静脈瘤塞栓術の効果を高めるために，脾静脈からの流入血を減少させ，血小板を増加させることを目的にPSEを先行して施行するのも一つの方法である[17,18]．

c. 末梢血球数の経時的推移

PSEが末梢血球数に及ぼす影響を長期にわたって経過観察した報告は少ないが[19,20]，一般に血小板数，血球数はPSE後2週間前後から1ヵ月以内に最高値を示す．以後漸減する傾向が見られるが術後6ヵ月目には安定し，術後3～5年までは術前に比して有意に増加する．血小板数の増加がもっとも有意で約2倍前後になることが多い．また，脾塞栓率が大きいほど血小板数，白血球数は著明に上昇し，以後増加が継続する．

(4) 合併症

　PSE に伴う合併症としては，①発熱，②左上側腹部痛，③脾膿瘍，敗血症，④脾静脈，門脈血栓症，⑤肝不全，⑥胸腹水，⑦膵梗塞，⑧脾被膜下血腫，脾破裂，⑨びらん性胃炎などがあげられる．発熱，左側腹部痛はほぼ全例に見られるが，対症療法にて2週間前後で消失する．広範な塞栓は前述したように脾循環血流量を急激に低下させ，脾膿瘍や門脈血栓症を誘発する可能性がある．感染予防として術後も広域スペクトルの抗生物質を投与しておく必要がある．胸水，腹水は認められても少量のことが多く，経過観察のみで消失する．重篤とされる膵梗塞による膵炎の発生は，脾門部近傍より分布する脾尾動脈が塞栓されることにより生じるのでカテーテルを脾内枝まで挿入するとともに，やや大きめの Gelfoam 細片（2～3 mm 角）を用いることにより避け得るものであり，脾被膜下血腫や脾破裂も安静の徹底により回避し得ると考えられる．また，PSE による脾機能亢進症の是正が肝障害の進展を阻止し，肝機能を改善させ得るという報告も見られるが[21,22]，その一方で脾静脈血流が低下することで門脈血流量が低下し，肝不全が引き起こされる場合も見られる．重度肝硬変症例では，肝機能の低下を考慮すれば梗塞範囲を少なくしても PSE の施行が困難となる場合があり，その適応が今後の検討課題である．

文　献

1) Maddison F : Embolic therapy of hypersplenism. Invest Radiol 8 : 280-281, 1973
2) Spigos D, Jonasson O, Mozes M, et al : Partial splenic embolization in the treatment of hypersplenism. AJR 132 : 777-782, 1979
3) Noguchi H, Hirai K, Aoki Y, et al : Changes in platelet kinetics after a partial splenic arterial embolization in chronic patients with hypersplenism. Hepatology 22 : 1682-1688, 1995
4) 梅原松臣，田尻　考，隈崎達夫：門脈圧亢進症に対する選択的脾動脈塞栓術の意義．日消外会誌 19 : 1639-1645, 1986
5) 井口博善：脾機能亢進症および門脈圧亢進症に対する部分的脾動脈塞栓術，消化器病セミナー・70 : 215-223, 1998. 3
6) Mori K, Ozawa K, Yamamoto Y, et al : Response of hepatic mitochondrial redox state to oral load-Redox tolerance test as a new predictor of surgical risk in hepatectomy. Ann Surg 211 : 438-446, 1990
7) Sclafani S J A, Weisberg A, Scalea T M, et al : Nonsurgical treatment with CT, arteriography, andtranscatheter arterial embolization of the splenic artery. Radiology 181 : 189-196, 1991
8) Hirota S, Ichikawa S, Matsumoto S : Interventional radiologic treatment for idiopathic portal hypertension. Cardiovasc Intervent Radiol 22 : 311-314, 1999
9) Yoshioka H, Kuroda C, Hori S, et al : Splenic embolization for hypersplenism using steel coils. AJR 144 : 1269-1274, 1985
10) Wright K C, Anderson J H, Gianturco C, et al : Partial splenic embolization

using polyvinyl alcohol foam, dextrn, polystyrene, or silicone. Radiology 142: 351-354, 1982

11) 樽沢孝二, 淀野 啓, 竹川鉦一, 他: 門脈圧亢進症に対する IVR. 2. 閉鎖術 (6) 部分的脾動脈塞栓術を中心に. JSAIR 誌 9: 284-287, 1994

12) 宮山士朗, 松井 修, 角谷真澄, 他: Hypersplenism に対する partial splenic embolization の長期予後. 臨放 34: 893-898, 1989

13) 井口博善, 木村芳毅, 田内美紀, 他: 肝硬変に伴う脾機能亢進症に対する部分的脾動脈塞栓術 (PSE) 後の長期肝機能評価. 四国医誌 48: 188-200, 1992

14) Owman T, et al: Embolization of the spleen for treatment of splenomegaly and hypersplenism in patients with portal hypertension. Invest Radiol 14: 457, 1979

15) 水野敏彦, 高橋雅明, 富永幹洋, 他: Partial splenic embolization (PSE) の適応と効果について. 外科 45: 277-283, 1983.

16) 野村尚三, 小嶋章裕, 木村試志, 他: 脾機能亢進症ならびに門脈圧亢進症に対する部分的脾動脈塞栓術の再評価. 日本医放会誌 53 (臨増): S162, 1993

17) 谷合信彦, 恩田昌彦, 田尻 学, 他: 食道静脈瘤に対する部分的脾動脈塞栓術 (PSE) 併用内視鏡的静脈瘤結紮術 (EVL) の有用性の検討. Gastroenterological Endoscopy 40 (12), 1998

18) 田尻 孝, 水戸廸朗, 谷川久一: 脾機能亢進症—部分的脾動脈塞栓療法. 肝硬変のマネジメント, 1版, 1巻, 医学書院, 東京, 206-214, 1993

19) 宮山士朗, 松井 修, 角谷真澄, 他: Hypersplenism に対する partial splenic embolization の長期予後. 臨床放射線 34: 893-898, 1989.

20) Sangro B, Bilbao T, Herrero I, et al: Partial splenic embolization for the treatment of hysplenism in cirrhosis. Hepatplogy 18: 309-314, 1993

21) 沼田 聡, 赤木公博, 崎野郁夫, 他: 部分的脾動脈塞栓術を施行した肝硬変患者の末梢血球数および肝機能の長期予後. 日消誌 94: 526-531, 1997

22) Yamashiro K, Mukaiya M, Kimura H, et al: Partial splenic embolization in patients with liver cirrhosis and hepatocellular carcinoma: Effects on portal hemodynamics. J Hep Bil Pancr Surg 2: 172-175, 1994

(市川　諭)

D. 経皮経肝静脈瘤塞栓術

　門脈圧亢進症に伴う食道静脈瘤に対する経皮経肝静脈瘤塞栓術（percutaneous transhepatic obliteration of varices；PTO）は，門脈を介して静脈瘤に流入する側副血行路を直接塞栓する治療法であり，1974年Lunderquist[1]）によりはじめて報告された．本法は，食道・噴門部静脈瘤の大量出血に対する緊急手術に代わる保存的治療法として施行されてきたが，治療効果の持続性が低く，対象が腹水や出血傾向を有し肝右葉が萎縮している症例ではPTO後穿刺部からの出血の危険性もあることから，内視鏡的治療の普及に伴い次第に適応が限られるようになった．しかし，内視鏡的治療では供血路の処理が不十分なことによる難治再発例も存在し，供血路を確実に処理できるPTOが内視鏡的治療との併用により良好な効果が得られることから再評価されている．

(1) 適　応

　本法は食道・胃静脈瘤への血液供血路となっている門脈からの遠肝性血流（その大半は左胃静脈血流）をその流入口よりアプローチし塞栓する治療法である．したがって，血行動態的には左胃静脈血流が遠肝性である症例が適応となる．田尻ら[2]）は左胃動脈造影および選択的左胃静脈造影で検討すると，吐血歴のある静脈瘤症例の89.7％は左胃静脈が遠肝性であったとしている．したがって，血行動態的には吐血歴のある症例のほとんどは本法の適応となり得ると考えられる．

　病態的には下記の症例が適応となる．

　a. 大量出血緊急例

　内視鏡的治療で止血困難な食道静脈瘤からの大量出血例では，S-B tube挿入下に施行可能であり有用である．

　b. 内視鏡治療後の再発例

　内視鏡的治療後に頻回に再発し，繰り返して追加治療が必要な食道静脈瘤の症例は血行動態を評価し，左胃静脈の血流が遠肝性であれば，本法の良い適応である．

　c. 巨木型食道静脈瘤

　硬化療法時の静脈瘤造影で造影剤が瞬時に流出する血流量の多い巨木型と呼ばれる高度静脈瘤は硬化療法を施行しても効果が得られないか早期再発が予測される．このような症例には，初回内視鏡的治療時から本法を併用することにより良好な治療効果が得られ効果が持続する[2]．

　d. 胃噴門部静脈瘤

　巨木型以外で難治性の静脈瘤としては，胃噴門部静脈瘤を伴う食道静脈瘤がある．硬化療法で効果が得られにくいのは，胃噴門部静脈瘤および壁外の噴門部静脈叢の血流量が多いからである．このような症例では，PTOにより血流量を減少させることが硬化療法の効果的な補助療法となる．

(2) 手　技

　門脈へのアプローチは通常局所麻酔下に経皮経肝的に施行するが，近年，経皮的肝内門脈静脈短絡術（TIPS）を施行後の症例では頸静脈からシャント路を介してアプローチする方法も施行されている．

　また，開腹下に回結腸静脈を露出し門脈へアプローチする経回結腸静脈食道静脈瘤塞栓術（trans-ileocolic vein obliteration；TIO）は硬膜外麻酔あるいは腰椎麻酔が必要であるが，腹水貯溜例，肝腫瘍合併例，高度肝萎縮例に対しても安全に施行可能である．

　第1選択は，経皮経肝法であるが，術前に超音波検査，CT，血管造影を十分に検討し，最適なアプローチを選択する必要がある．以下，経皮経肝アプローチについて述べる．

a. 穿刺ルートの選択

　超音波肋間操作により，中腋窩線近傍で穿刺ルートを決定する．門脈1次分枝の大部分は肝外を走行しており危険であるため，門脈の穿刺部は，1次分枝よりは末梢で穿刺ルートに胆管，肝静脈が存在しないことを確認する．通常，門脈右枝を目標とするが右枝の穿刺困難な症例（右葉高度萎縮例，肝腫瘍合併例）では門脈左枝を穿刺する方法もある．

b. 門脈穿刺

　局所麻酔施行後，皮膚に小切開を加え超音波ガイド下に18～21 G 穿刺針により穿刺する．内筒を抜き血液の逆流があれば，造影剤を注入し門脈の適切な分枝の挿入されていることを確認する．

c. 門脈造影

　カテーテルを脾静脈まで進め造影し，側副血行路の分岐部を把握する．その後，カテーテルを静脈瘤に関与する左胃静脈，後胃静脈，短胃静脈などに進め，適宜造影する．

d. 門脈側副路の塞栓

　側副路の血管径，血流量，流出路を確認し，塞栓物質の選択をする．塞栓物質としては，金属コイル，ゼラチンスポンジ細片，無水エタノール，50％ブドウ糖，ethanolamine oleate（EO）などが使用される．ゼラチンスポンジ細片は血流量が速い場合は，大循環へ逸脱する危険性があり，再開通が高率であることから現在は使用頻度が減っている．無水エタノールは全身的な合併症が少なく広範囲での血栓形成が期待できることから優れた塞栓物質といえる．しかし，血流量が多い場合は，希釈され効果が得られにくいことがあり，金属コイルによる血流低下後に無水エタノールを使用することが効果的である．また，血流が速い場合は，バルーンカテーテルを側副路の流入路まで進め，血流遮断下にエタノールを注入するのも有用である．EO を塞栓物質として使用する場合は，効果を得るには側副路内で 30～60 分程度停滞させる必要があるためバルーンカテーテルによる血流遮断が有用である．比較的広範囲の塞栓が必要な場合は，EO が有用である．

　塞栓後に，再度門脈造影により側副路が描出されないことを確認する．

e. カテーテルおよびシースの抜去

　シースを肝実質内まで抜去し，シース内をゼラチンスポンジ細片と少量の造

影剤の混和液により充填する．シース内にガイドワイヤーを先端まで装着したカテーテルを挿入し，シースを抜きながらゼラチンスポンジ細片を肝実質内に押し込む．シースからの血液逆流が止まるのを確認後に抜去する．

(3) 成　　績

田尻らは，PTO を施行した 39 例において，術前にはほぼ全例が C_BF_3 RC sign (卌) であったものが，術後 1 週間では C_BF_3 が半減し RC sign も 80% が (−) あるいは (+) に軽減したと報告している．また，2 週間後には，RC sign が (−) となる症例がさらに増えたとしている．しかし，4〜8 週間後には再増悪する傾向が見られる症例が多く，静脈瘤の完全消失と長期的な効果の持続を目指すには，4〜8 週間以内に内視鏡的硬化療法などの他の治療法と併用するのが望ましいとしている[3]．また，三木らは肝硬変症に伴う食道静脈瘤 41 例において，PTO と内視鏡的硬化療法の併用により食道静脈瘤の消失を 90.2%，改善を 9.8% に認め，累積再出血率は 1 年 10.5%，6 年 4 ヵ月 21.7% と良好な成績を報告している[4]．

緊急例においては，PTO に硬化療法あるいは他の塞栓術を併用すると止血率 100%，救命率 (1 ヵ月生存率) 90.0%，累積 1 年再出血率 6.7%，累積 1 年生存率 75%，累積 3 年生存率 62.5% と良好な成績であり，門脈圧亢進症研究会のアンケート調査での，緊急手術，緊急硬化療法いずれの成績にも優っていたと報告されている[3]．

(4) 合併症とその対策

門脈穿刺に伴う合併症としては，門脈に併走する胆管，動脈の穿刺によるものや胆嚢や腸管などの他臓器穿刺がある．門脈穿刺は，超音波ガイド下に施行するため，他臓器穿刺の危険性は少ないが，穿刺針先端のエコーを必ず追跡しながら穿刺し，もし追跡不能となった場合はいったん浅部まで引き戻し再度穿刺し直す．盲目的な穿刺は絶対に避けるべきである．胆管穿刺による胆道出血や動脈穿刺による動脈門脈短絡を防ぐには，穿刺ルートに拡張した胆管や動脈がないことを確認することが重要で，脈管の鑑別には超音波カラードプラ法が有用である．胆管穿刺による胆道出血は，門脈性の場合は一過性で特に治療を必要としない場合が多いが，動脈性の大量出血の場合は動脈塞栓術を必要とする[4]．

塞栓に伴う合併症としては，塞栓物質の流出による肺塞栓症や門脈血栓がある．肺塞栓の防止には，側副血行路の血流速度や血行動態を十分に把握し，血流が速い場合は金属コイルで血流を十分に低下させてから，液体の塞栓物質を使うようにする．また，金属コイルは血管径より少し大きいものを使用するようにする．

塞栓物質の門脈への逆流を防ぐには，塞栓物質の注入するたびに，造影剤を少量注入し血流の低下度を確認することが重要である．血流が高度に低下している場合にはすぐには塞栓物質の追加注入せずに少し時間をおいて血栓化を待つことも有用である．門脈血栓の合併の診断には，超音波カラードプラ法が有用である．門脈血栓が小さく門脈血流低下が顕著でない場合は，自然経過で改

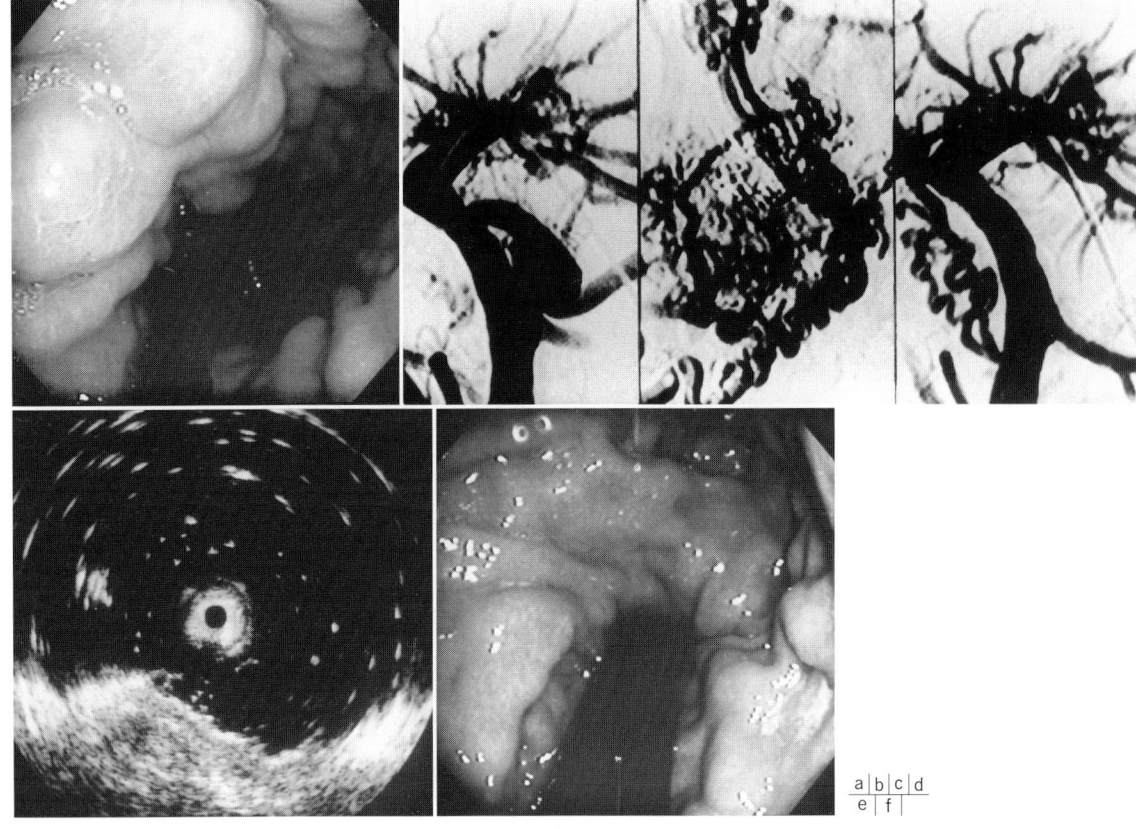

図1
a：胃内視鏡では，噴門部を中心に静脈瘤を認めた．
b：経皮経肝的門脈造影（門脈本幹部拡大像）．門脈本幹に連続して拡張した左胃静脈が遠肝性に造影された．
c：経皮経肝的門脈造影（噴門部拡大像）．左胃静脈を供血路とする食道・胃噴門部静脈瘤が描出された．
d：PTO後の門脈造影では左胃静脈はまったく描出されず，完全に塞栓されている．
e：超音波内視鏡では，噴門部静脈瘤内は血栓化している．
f：PTO後約2ヵ月後の内視鏡では静脈瘤は縮小している．

善される場合が多いが，血栓が大きく門脈血流低下による肝機能障害が著明な場合は血栓溶解療法を検討する[5]．

【症　例】26歳，男性

特発性門脈圧亢進症による食道胃静脈瘤の症例である．食道静脈瘤に対し，内視鏡的静脈瘤結紮術（EVL）を繰り返して施行されていたが，内視鏡上食道および胃静脈瘤の再増大を認めたため，PTOを施行することとなった（図1a）．経皮経肝的門脈造影では拡張した左胃静脈に連続し拡張蛇行した食道・噴門部静脈瘤が描出された（図1b, c）．5Frのバルーンカテーテルを左胃静脈まで進め，バルーン閉鎖下に10％EOと造影剤（iopamidol）を等量混合した5％EOIを12ml注入し停滞させ塞栓し，2時間後にバルーン閉鎖を解除した．その後の門脈造影では，左胃静脈および食道・噴門部静脈瘤は描出されない（図1d）．超音波内視鏡では，噴門部静脈瘤内は血栓化しており（図1e），約2ヵ月後の内視鏡では静脈瘤は縮小している（図1f）．

文　献

1) Lunderquist A, Vang J : Transhepatic catheterization and obliteration of the coronary vein in patients with portal hypertension and esophageal varices. New Eng J Med 291 : 646-694, 1979
2) 田尻　孝，恩田昌彦，梅原松臣：経門脈的副血行路塞栓療法．食道・胃静脈瘤の病態と治療．(青木春夫，編)．医学書院，東京，p 218-223, 1996
3) 田尻　孝，梅原松臣，鄭　淳，他：食道静脈瘤手術成績向上への工夫―特に選択的食道静脈瘤塞栓術を中心として．手術 39：79-86, 1985
4) 三木　亮，唐沢英偉：食道静脈瘤塞栓硬化療法．IRYO 45：1079-1082, 1991
5) 松谷正一：経皮経肝門脈側副血行路塞栓術．肝・膵疾患のIVR治療（税所宏光，江原正明，編）．メジカルビュー社，東京，p 78-87, 1999

〔冨田　優〕

10 消化管

A. 消化管の血管造影

(1) 適応・手技

　血管造影の対象となる消化管疾患は表1のようなものがあげられる．近年は内視鏡技術・診断能の向上のため腫瘍，炎症性疾患よりは，消化管出血，血管性病変など血管造影に引き続いて経カテーテル的治療が施行し得る疾患に行われることが多い．

　対象となる動脈は，上部から順に，腹腔動脈およびその分枝（左胃動脈，右胃動脈，胃大網動脈，胃十二指腸動脈など），上腸間膜動脈およびその分枝（下膵十二指腸動脈，空腸動脈，回腸動脈，回結腸動脈，右結腸動脈，中結腸動脈など），下腸間膜動脈およびその分枝（左結腸動脈，S状結腸動脈，上直腸動脈など），内腸骨動脈からの中・下直腸動脈である．これらの血管分岐に

表1　血管造影の対象となる疾患

消化管出血
・憩室炎
・血管奇形
・Meckel 憩室
・腫瘍からの消化管出血
・胃・十二指腸潰瘍
・出血性胃炎
・術後吻合部潰瘍，など
血管性病変
・上腸間膜動脈閉塞症
・上腸間膜静脈閉塞症
・abdominal angina
・non-occlusive type の mesenteric ischemia
炎症性疾患
・潰瘍性大腸炎
・クローン病
腫瘍
・癌
・Gastrointestinal stromal tumor (GIST)
・悪性リンパ腫
・カルチノイド，など
その他
・傍十二指腸ヘルニア

はかなり個人差があるので（例えば左胃動脈が大動脈から単独分岐），造影時には目的とする臓器や対象疾患に応じ，造影し忘れることのないよう十分血管解剖を評価する必要がある．また消化管の静脈としては主に門脈系が対象となるが，動脈相や実質相のみならず静脈相まで丹念に読影する．

消化管の血管造影の読影で知っておかなくてはいけないのは，末梢での腸管への動脈分布で，腸管の腸間膜側を伴走する辺縁動脈（marginal artery）と辺縁動脈から分岐する直線動脈（vasa recta）がある．vasa recta には短枝と長枝があり，おのおの腸間膜側からみて近位部と遠位部の腸管を貫いて粘膜下層へと向かう（図1）．胃の場合は左右胃動脈の arcade や胃大網動脈が辺縁動脈に相当し，壁枝が vasa recta に相当する．

辺縁動脈（marginal artery）
直線動脈（vasa recta）

前処置としては，消化管は管腔臓器であるため，血管造影時にはある程度伸展させておいたほうが，各血管の分布が理解しやすく腫瘍濃染や血管外漏出などの異常所見の評価も容易である．具体的には，胃の場合は造影直前に発泡剤を飲ませ，大腸の場合はあらかじめ肛門より挿入しておいたネラトンチューブなどから空気を注入するとよい．ただ DSA では鎮痙剤を用いないと空気が消化管蠕動による misregistration artifact の原因となったり，出血などでは伸展による物理的刺激を避けたほうが良い場合もあり，伸展させるか否かは症例に応じ適宜判断する必要がある．また静脈系の評価については PGE1 などの血管拡張剤を使用することもある．

misregistration artifact

PGE1

(2) 消化管出血

消化管出血においては，まず内視鏡検査が行われ可能なら止血術が施行されるが，内視鏡の挿入可能範囲外（小腸など）からの出血や，大量出血のため容易に観察ができず出血部位の診断が困難な症例で血管造影がなされる．一般的に血管造影で出血による血管外漏出像（extravasation）が得られるためには，0.5〜1.5 ml/min の出血量が必要といわれている[4,6]．造影時に出血していれば

血管外漏出像（extravasation）

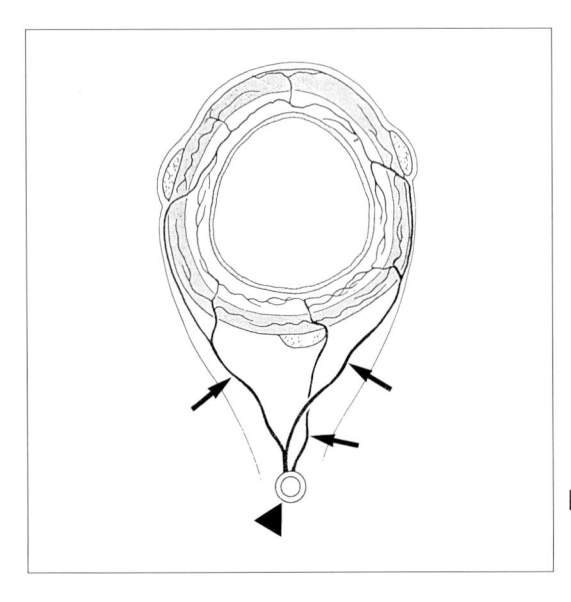

図1 Vasa recta の大腸壁への分布の仕方
▶：marginal artery，→：vasa recta
（文献[1]より）

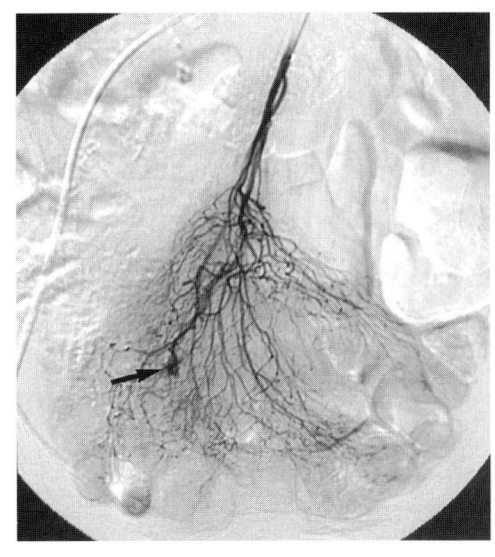

図2 angiodysplasia
上腸間膜動脈回腸枝の造影にて，回腸への vasa recta 末梢に小血管の集簇像を認める（→）．

診断されることが多いが，一時止血状態にあれば正診できないこともある．一方，出血シンチグラフィーによる出血部位の検出は 0.05〜0.1 ml/min で可能とされ，間歇的出血でも診断できるので，全身状態や時間に余裕があれば血管造影前に行っておきたい検査である．血管造影時には DSA の併用が有用である．

以下に消化管出血の原因で血管造影をすることの多い疾患について概説する．

a. 憩室炎

一般に憩室は左側に多く 80 % が下行結腸にみられるとされているが，憩室からの出血は右側にかなり多く 50 % といわれている．血管造影では，まず血管外漏出した造影剤が憩室に満たされ，その後，腸管腔内に流出する所見がみられる．責任血管は憩室によって圧排される vasa recta である．

b. 血管奇形

先天的動静脈奇形（AVM）や動静脈形成異常（angiodysplasia）などがあり，後者は高齢者の消化管出血の原因として比較的古くから知られている．

AVM は腸管のどこにでも発生し孤立性であったり，Rendu-Osler-Weber syndrome の一部として多彩な血管像を呈したりする．

Angiodysplasia は加齢に伴う血管壁の血流障害がその成因であるとする後天性病変と考えられており，回盲部から上行結腸の腸間膜付着部対側に好発する．交錯する動脈と集簇した血管からなる一塊となった限局性血管性病変で，大きさは 5〜20 mm が多い．血管造影では動脈相で vasa recta の拡張・蛇行があり，動脈相中期から異常に拡張した血管腔と濃厚な静脈灌流がみられる（図2）．

c. Meckel 憩室

胎生期の卵黄管の遺残盲嚢で回腸の腸間膜付着部対側に生じる．異所性胃粘膜や膵組織の迷入に伴い出血を起こす．若年者の小腸出血の原因として重要である．血管造影では憩室部に遺残している卵黄管動脈がみられることがある．大量出血時には造影剤の血管外漏出像がみられる（図3）．

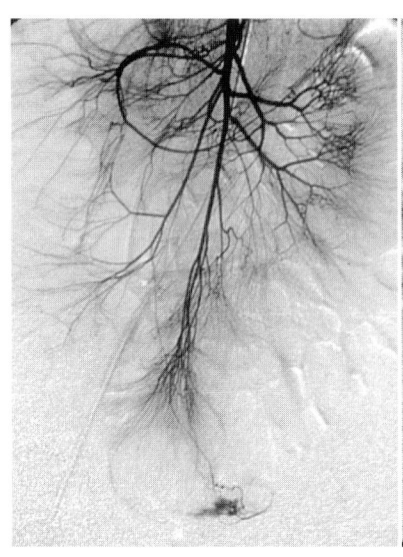

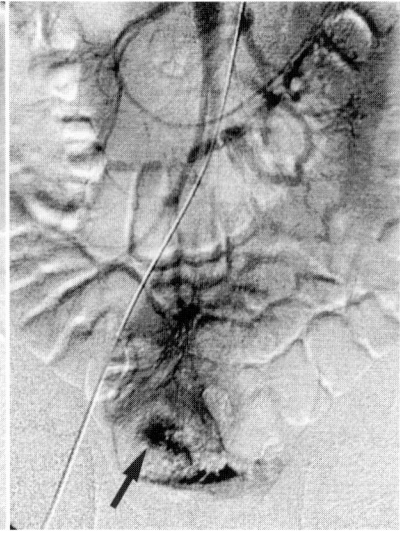

図3　Meckel 憩室からの出血
a：上腸間膜動脈造影動脈相
b：上腸間膜動脈造影静脈相
回腸枝の末梢に extravasation を認め，腸管内に流出している（→）．

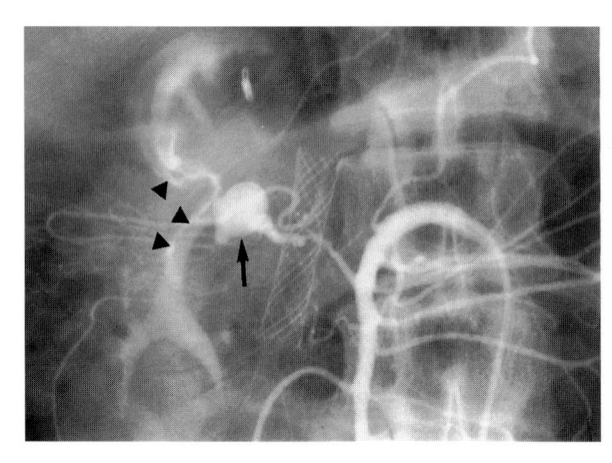

図4　膵癌の十二指腸浸潤による消化管出血
上腸間膜動脈造影にて，膵頭部膵癌の浸潤を受けた右結腸動脈から腫瘍内出血（→）をきたし，さらに十二指腸へと造影剤が流出（▶）している．総胆管内にはメタリックステントが留置されている．

d. 腫瘍からの消化管出血

消化管原発の腫瘍や他臓器悪性腫瘍の消化管浸潤により出血をきたすことがある．血管造影ではおのおのの腫瘍本来の血管造影像と血管外漏出像がみられる（図4）．

(3) 血管性病変

消化管の血管性病変には以下のような血行障害を起こす疾患がある．詳細は10-C項の「虚血性腸疾患に対するIVR」参照．

a. 上腸間膜動脈閉塞症

上腸間膜動脈塞栓症と上腸間膜動脈血栓症があり，前者は心房細動などの心疾患や動脈瘤のある患者に多く，後者は動脈硬化による狭窄に引き続いて起こることが多い．主に腹痛を主訴とし，LDH，CPKなどの逸脱酵素が上昇する．診断が遅れると致死率が高く，本疾患が疑われる場合には早期に血管造影を施行することが望まれる[2]．血管造影所見は上腸間膜動脈の途絶で，塞栓症では起始部から3 cm以上末梢側での閉塞が多いが，血栓症では起始部近くでの閉

上腸間膜動脈塞栓症
上腸間膜動脈血栓症

塞が多い．前者では塞栓子が末梢動脈にみられることもあるので末梢まで丹念に読影する．

b．上腸間膜静脈血栓症

上腸間膜静脈の血栓症により腸管の静脈圧が上昇し，腸管の血行障害をきたす．血管造影では上腸間膜動脈造影の静脈相において拡張した腸管に一致して静脈の閉塞を認める．

c．Non-occlusive type の mesenteric ischemia

急激な血圧低下や，血管収縮剤の持続投与などによる上腸間膜動脈領域の血流不全が持続することによって発症する．血管造影では動脈相で上腸間膜動脈末梢が非常に spastic であるが，動脈の閉塞がないのが特徴である．

d．Abdominal angina

消化管を栄養している主な血管である腹腔動脈・上腸間膜動脈・下腸間膜動脈のうち2本が閉塞あるいは高度狭窄をきたすと，食後に腹痛を訴える．Abdominal angina と呼ばれる．血管造影では上記動脈の閉塞や高度狭窄と側副血行路の発達を認める．主動脈の閉塞の確認には側面撮影が有用とされる．

(4) 炎症性腸疾患

ステロイドの選択的腸間膜動脈内注入療法が，潰瘍性大腸炎の病状の早期寛解に有用とされ，血管造影が行われる．潰瘍性大腸炎の血管造影所見は，vasa recta の先細りの消失，毛細管相での腸管壁濃染像，早期静脈灌流，腸管壁の二重濃染像，栄養動脈本幹の拡張[3]などの炎症による病変部の血流の増加を反映した所見である．

(5) 腫瘍性病変

消化管腫瘍に対して血管造影をするのは，他の画像診断で原発部位の不明な場合，出血の原因である場合，主要血管との関係や vascularity などが手術などの治療方針の決定に重要な場合，抗癌剤の選択的動注を目的とした場合などである．

消化管腫瘍の主なものは癌，gastrointestinal stromal tumor (GIST)，悪性リンパ腫，カルチノイドなどである．GIST は比較的新しい概念に基づく非上皮性の腫瘍群で，従来，平滑筋性あるいは神経性腫瘍に分類されていた紡錘形細胞からなる間葉性腫瘍が，組織学的に多分化能を有した間葉系腫瘍細胞からなるため命名された．すなわち種々の面からみて明らかな平滑筋性腫瘍と神経性腫瘍，さらにはこの両者の性格を有したものが含まれている[5]．

癌の血管造影所見には腫瘍血管の増生，腫瘍濃染，既存血管の encasement がある．消化管壁や漿膜下に浸潤が及ぶと vasa recta や辺縁動脈に encasement や断裂像がみられるようになる．これらの所見は炎症性疾患との鑑別点といわれ，特にスキルス型の癌によくみられる．また消化管癌の大半を占める腺癌は比較的腫瘍濃染は強いとされている．

GIST は従来の平滑筋腫（肉腫）に代表されるように，一般的に腫瘍血管が豊富かつ拡張し，腫瘍濃染も強いが，vasa recta や辺縁動脈などの既存血管の encasement をみることは少ない．良悪の鑑別は困難である（図5，図6）．

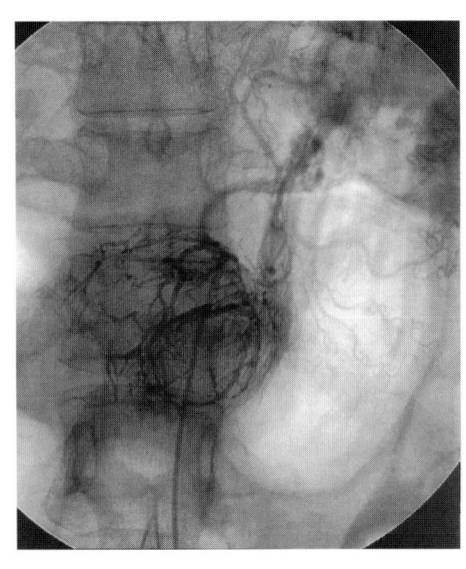

図5 胃のGIST
左胃動脈造影にて胃角から胃前庭部に拡張した腫瘍血管の増生を認める．壁外性発育をしたGISTであった．

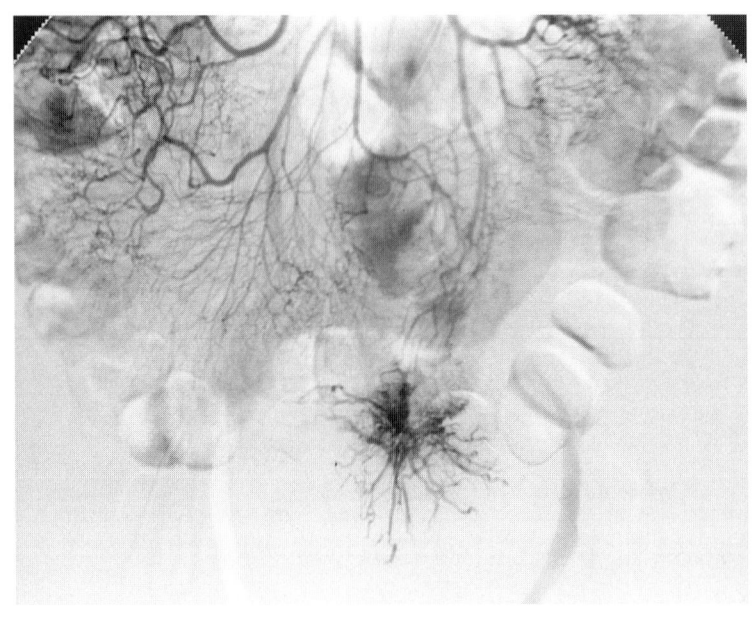

図6 回腸のGIST
上腸間膜動脈造影にて回腸枝末梢に拡張した腫瘍血管の増生を認める．

　悪性リンパ腫では，既存血管が圧排・伸展されるがencasementを受けることは少なく，全体としてはhypovascularで，細かい血管新生と淡い腫瘍濃染がみられる．　　　　　　　　　　　　　　　　　　　　　　　　　　　悪性リンパ腫

　カルチノイドでは異常血管はあまり目立たないが，実質相から静脈相で比較的均一な濃い腫瘍濃染を認める．　　　　　　　　　　　　　　　　　　　カルチノイド

(6) その他

a. 傍十二指腸ヘルニア

　左右のヘルニアがあるが，左傍十二指腸ヘルニアは空腸が下行結腸間膜の後

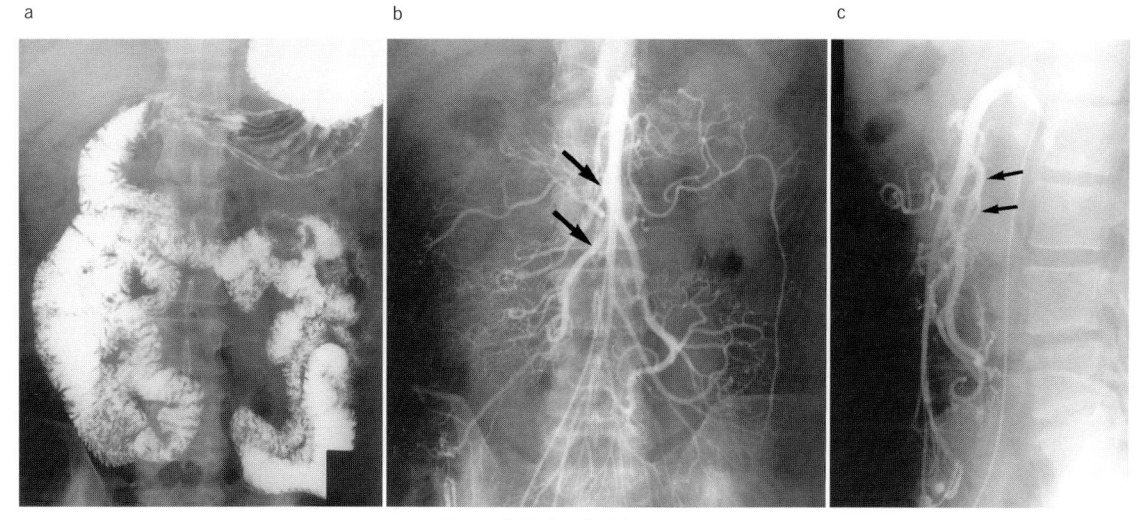

図7 右傍十二指腸ヘルニア

a：消化管透視；十二指腸〜空腸はトライツ靱帯を形成することなく右側に存在している．
b：上腸間膜動脈造影；病変部への空腸枝（→）も上腸間膜動脈より右側に存在する．
c：上腸間膜動脈造影側面像；病変部への空腸枝（→）は上腸間膜動脈の背側を通って右側に分布することが証明され，傍十二指腸ヘルニアと診断できる．

面に入り込んだもの，右傍十二指腸ヘルニアは空腸や上部回腸が上腸間膜動脈の右側に存在し，上行結腸間膜の後面に入り込んだものである．それぞれヘルニア門の腹側縁を走行する下腸間膜静脈，上腸間膜動脈が，ヘルニア内容として入り込んだ小腸への分布血管の腹側に存在することで診断できる（図7）．

文献

1) 平松京一，甲田英一，毛利 誠，他：腹部血管のX線解剖図譜．医学書院，東京，p 177, 1982
2) Hirota S, Matsumoto S, Yoshikawa T, et al：Simultaneous thrombolysis of superior mesenteric artery and bilateral renal artery thromboembolisms with three transfemoral catheters. Cardiovascu Intervent Radiol 20：397-440, 1997
3) Lunderquist U, et al：Angiography in ulcerative colitis. AJR, 99：18-23, 1967
4) Nussbaum M, et al：Radiographic demonstration of unknown sites of gastrointestinal bleeding. Surg Forum, 14：374-375, 1963
5) 下田忠和：消化管の間質腫瘍：Gastrointestinal stromal tumor (GIST)．病理と臨床 15：281, 1997
6) Zuckerman DA, Bocchini TP, Birnbaum EH：Massive Hemorrhage in the Lower Gastrointestinal Tract in Adults：Diagnostic Imaging and Intervention. AJR 161：703-711, 1993

（桑田陽一郎）

B. 消化管のステント留置・胃瘻造設

B-1. 消化管のステント留置

　経口摂取が不能な患者に対する栄養補給は重要な問題である．その原因が，食道狭窄である場合には食道ステント留置の適応となり，近年悪性腫瘍による食道狭窄に対し，expandable metallic stent (EMS) の有用性が認められ広く普及している．現在は，被覆されていない stent (bare EMS) であるメッシュタイプの Ultraflex® (Boston Scientific 社)，膜により被覆されている EMS (covered EMS) である Covered Ultraflex® (Boston Scientific 社)，Covered Z-Stent® (COOK 社) に保険適用が認可されておりいずれも良好な治療成績が報告されている[1~5]．

　また，食道気道瘻は食道癌の 5〜10％，肺癌の約 0.16％ に合併する病態で多くの場合重篤な誤嚥性肺炎を併発しきわめて予後不良であり，covered EMS 留置が第 1 選択となる．

食道ステント

Ultraflex
Covered Ultraflex
Covered Z-Stent

(1) 適　応

　悪性腫瘍に伴う食道狭窄のうち，放射線・化学療法後の再狭窄例は EMS あるいは covered EMS の良い適応である．また，瘻孔形成例で難治性の嚥下性肺炎や縦隔炎を生じているものは covered EMS が有効である．

　Ultraflex® は逸脱率が低く，メッシュは細かく柔軟性に富むものの基本的には被覆されていないため食道びらん，EMS 内への浸潤発育いわゆる tumor ingrowth による再狭窄がしばしば生じること，瘻孔症例は適応外であることなどの問題がある．筆者らは粘膜面に腫瘍が露頭していない圧排性狭窄や胃噴門部にまたがる狭窄などの逸脱の危険性が高い症例以外は，原則的に covered EMS を使用しており，柔軟性に富む Covered Ultraflex® を第 1 選択としている．

　良性狭窄への留置の報告もみられるが，留置後の肉芽形成による再狭窄率が高く，他の治療法の適応も検討したうえで，EMS の使用に際しては慎重になるべきと考える．

(2) 方　法

　ステント留置前に，硫酸アトロピン 0.5 mg，ブスコパン 20 mg を筋注し，鎮痛薬としてペンタジン 15 mg を静注または筋注した後，通常の内視鏡検査前の咽頭麻酔を施行する．

　内視鏡にて狭窄部を観察後，ガストログラフィンにて造影し狭窄の範囲を確認する．内視鏡の鉗子孔より 0.035 inch のガイドワイヤーを透視下に胃内まで挿入後，内視鏡を抜去する．次に狭窄の程度に応じ直径 10 mm のバルーンカテーテルを狭窄部まで進め拡張する．Delivery system (Ultraflex® および Covered Ultraflex® の場合はあらかじめ先端に装填されている) を狭窄部ま

で進め留置する．留置後，ガストログラフィンにより造影し，拡張不良部位に関しては適宜，直径15 mmのバルーンカテーテルにてEMSを拡張させる．

食道気道瘻の場合はガストログラフィンによる造影は施行せず，少量の非イオン性造影剤にて造影するか食道内視鏡と気管支鏡により病変部をマーキングした後に留置する．

留置当日は絶飲食，翌日飲水より開始し，食道造影にて通過障害の改善あるいは瘻孔の閉鎖を確認後，食事を開始する．

(3) 成　　績

厚生省班研究（1991～1996年）では，食道ステントを留置した95例の報告で手技的には94.7％留置に成功しており，臨床的有効性は88.4％に認められたとしている．主な合併症としてはステントの移動が22％，再閉塞が15％に認められたと報告している[6]．

食道気道瘻での瘻孔の閉鎖率は69～96％と報告されているが，瘻孔のない症例と比較するとステントの移動や大量出血の合併症がやや多い傾向が認められる．

(4) 合併症

a. ステントの移動

ステントの移動を防止するには，各症例における食道狭窄の進行度を見極め，留置のタイミングを誤らぬことがもっとも重要である．筆者らも，初期にはステントの逸脱例を数例経験したが，すべて固形物を摂取時に通過障害が少しある程度で半固形物は問題なく通過する程度の狭窄であった．その後，可能な限り，半固形物あるいは液体の通過障害が著明になり狭窄が高度となるまで待つようにしており，ステントの移動は経験していない．なお，完全閉塞例でもステント留置は十分可能である．

また，特に放射線・化学療法が著効した結果生じた食道気道瘻の症例では食道狭窄が著明でない場合が多く，逸脱の危険性が高い．

b. 気道の圧排

食道ステントを留置後に，気道の圧排による呼吸苦が生じることがある．特に，気管周囲のフリースペースの少ない頸部食道や左主気管支をまたぐ領域への留置後に危険性が高い．気道へのステント追加留置が有用との報告もあるが，圧迫壊死による食道気道瘻が形成されることがある．食道ステント留置前にCTや気管支鏡で気道圧排が明らかな場合は適応を慎重に検討する必要があり，胃瘻増設を選択する方が良い場合もある．

c. 瘻孔形成

粘膜の圧迫壊死による食道縦隔瘻や食道気道瘻を生じる場合がある．瘻孔部を覆うようにcovered EMSの追加留置が対処法である．covered EMSの食道壁への密着が不十分なために瘻孔が閉鎖されない場合では，Z-stentなどの拡張力の強いbare EMSをstent in stentにて留置し密着させる方法が有用である．

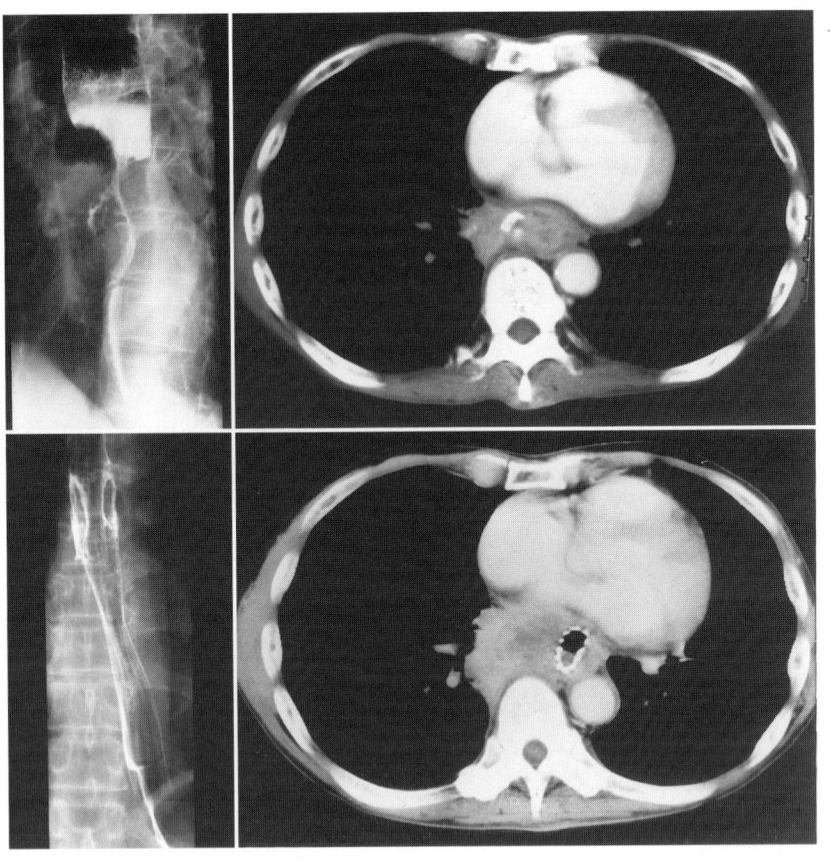

図1
a：食道造影において中下部食道の不整狭窄像と縦隔への瘻孔形成が認められる．
b：低濃度バリウムを少量投与後の胸部CTでは食道壁肥厚と右側に向かう瘻孔内のバリウム貯留が認められる．
c：Covered Ultraflex®留置後の食道造影では造影剤の通過良好で瘻孔は描出されない．
d：留置後のCTでもstentの拡張は良好で，その後，縦隔炎も改善した．

d．逆流性食道炎

食道から噴門部を越えて留置後に生じることがある．自作の逆流防止弁付きのステント留置が有用であるとの報告があるが，H_2-blocker，粘膜保護剤や食後数時間は臥位にならないなどの対症療法で防止できる場合が多い．

【症　例】59歳，男性

食道癌の患者で化学療法3クール施行後に食道造影上，縦隔への瘻孔形成が認められ，縦隔炎が出現した（図1a）．低濃度バリウム内服直後のCTでは，食道壁肥厚と瘻孔へのバリウム残存が認められる（図1b）．Covered Ultraflex®（17 mm径，15 cm長）を留置し，瘻孔の閉鎖が確認され，固形物も経口摂取可能となった（図1c）．CTでもステントの拡張は良好である（図1d）．

B-2．経皮的胃瘻増設術

食道狭窄や食道気道瘻以外の原因のため経口摂取ができない患者に対する栄養補給は，中心静脈栄養や経腸栄養が主な対処法となる．中心静脈栄養は，水分や電解質バランスに管理が容易でなく，カテーテルの留置に伴う感染症や血栓が問題となることがある．

一方，経腸栄養は消化管機能障害のない患者ではより生理的であり管理も容

易である．経腸栄養のルートとしては，経鼻胃管・空腸挿管と胃瘻があるが，経鼻胃管・空腸挿管は長期留置では，患者の精神的・肉体的苦痛が大きく，胃食道逆流による食道炎や吸引性肺炎をきたしやすい欠点がある．長期の経腸栄養のルートに最適な方法は胃瘻あるいは空腸瘻である．従来は外科的胃瘻増設術が行われてきたが，近年内視鏡的あるいは透視下の経皮的胃瘻増設術が，その簡便性，経済性，低い合併症発生率のため広く普及している[7~8]．欧米では，従来の静脈栄養至上主義から経腸栄養の時代へ確実に移行しており，本邦でもその傾向にある．

本稿では，透視下の経皮的胃瘻増設術を中心に述べる．

(1) 適　　応

a. 経腸栄養

脳血管障害，頭部外傷，脱髄変性疾患などによる脳神経障害による嚥下障害とそれに伴う吸引性肺炎がもっとも多い適応である．また，頸部食道腫瘍による通過障害でステント留置の困難な症例や口腔咽頭腫瘍は良い適応である．通常食には耐えられない強皮症，クローン病などの小腸疾患や神経性食思不振症も適応となり得る[9]．

b. 小腸圧の減圧

癌性腹膜炎などによる慢性的な上部消化管通過障害の減圧に有効である[10]．

c. その他

膵偽嚢胞—胃内瘻術や経皮経胃壁内視鏡下粘膜切除術のルートとして，胃瘻増設の報告がみられる[11]．

禁忌としては，補正ができない高度の凝固系異常，胃前方に大腸が存在している場合や高度の肝左葉腫大などの穿刺困難な症例があげられる．

(2) 手　　技

a. 術前検索

①術後胃であれば術式を調べ，胃透視が施行されていれば，胃の形態などを把握しておく．CTまたは超音波検査にて，胃体部前壁への穿刺ルートに肝左葉や結腸が存在しないことを確認する．もし透視下での穿刺が困難な場合は，CTガイド下で穿刺してもよい（図2）．
②CBC，凝固系（PT，APTT），出血時間などを含めた血液データの検索．
③術前12時間は絶食水とする．
　　できれば，胃管を前日に挿入しておき，胃液を前もって吸引しておくとよい．胃管の挿入が困難な症例では，胃瘻増設直前に血管造影用のカテーテルをガイドワイヤーに沿わせて挿入する．

b. 胃瘻増設の実際（図3）

①静脈ルートの確保．鎮痛剤（ペンタジン15 mg），抗コリン剤（ブスコパン20 mg）を筋注する．
②胃管から胃が適度に拡張するまで，500～1000 ccの空気を挿入する．穿刺ルートを拡張する手技中に胃壁の緊張を保つため，空気を適時追加していく必要がある．拡張した胃体部の位置を確認し，皮膚の穿刺点を決定する．

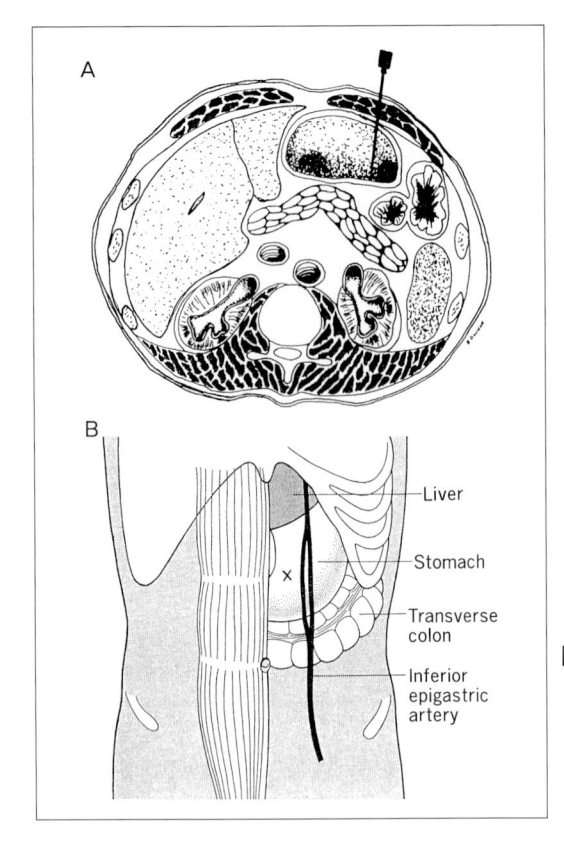

図2
A：穿刺レベルでの冠状断像．超音波あるいはCTで胃体部への穿刺ルートに結腸や肝左葉がないことを確認しておく．
B：穿刺点の正面像．下腹壁動脈は腹直筋の外側2/3を頭尾方向に走行するので図の×印が最適な穿刺点となる．

(文献[13]より引用)

下腹壁動脈は腹直筋の外側2/3のラインを頭尾方向に走行するので，出血を防止するためその付近の穿刺は避ける．
③術野をイソジンで消毒する．滅菌シーツをかける．1％リドカインにより，腹膜まで十分な浸潤麻酔を施行する．皮膚に小切開を加える．
④胃体部が拡張していることを確認し，不十分であれば，胃管より空気を追加する．胃体部前壁を18G穿刺針により穿刺し，0.038 inchガイドワイヤーを挿入する．穿刺針が胃内に到達したことは，空気が流出してくることでわかるが，少量の造影剤を注入し確認してもよい．穿刺針を抜去し，順次ダイレーターで留置予定のカテーテル径まで拡張する（通常は10〜16Fr）．この段階に，おいては胃に適宜空気を追加し胃壁を常に緊張させておくのが重要である．留置カテーテルと同サイズのピールアウェイシースを挿入し，そのなかに留置カテーテルを挿入する．

留置カテーテルとしては，ロック機構のついた10〜12FrのCope型カテーテルや14FrのFoleyカテーテルなどを使用する．

カテーテルより造影剤を入れ，正面および側面像の単純写真を撮影し，先端の位置を確認する．

カテーテルを腹壁にテープで厳重に固定する．
⑤留置後24時間は胃瘻カテーテルはクランプしておく．一晩は低圧にて持続吸引しておくのもよい．軽度の気腹は24〜72時間で徐々に改善され，一過性の発熱もしばしば見られるが，腹膜炎の兆候が認められなければ特に問題とならない．

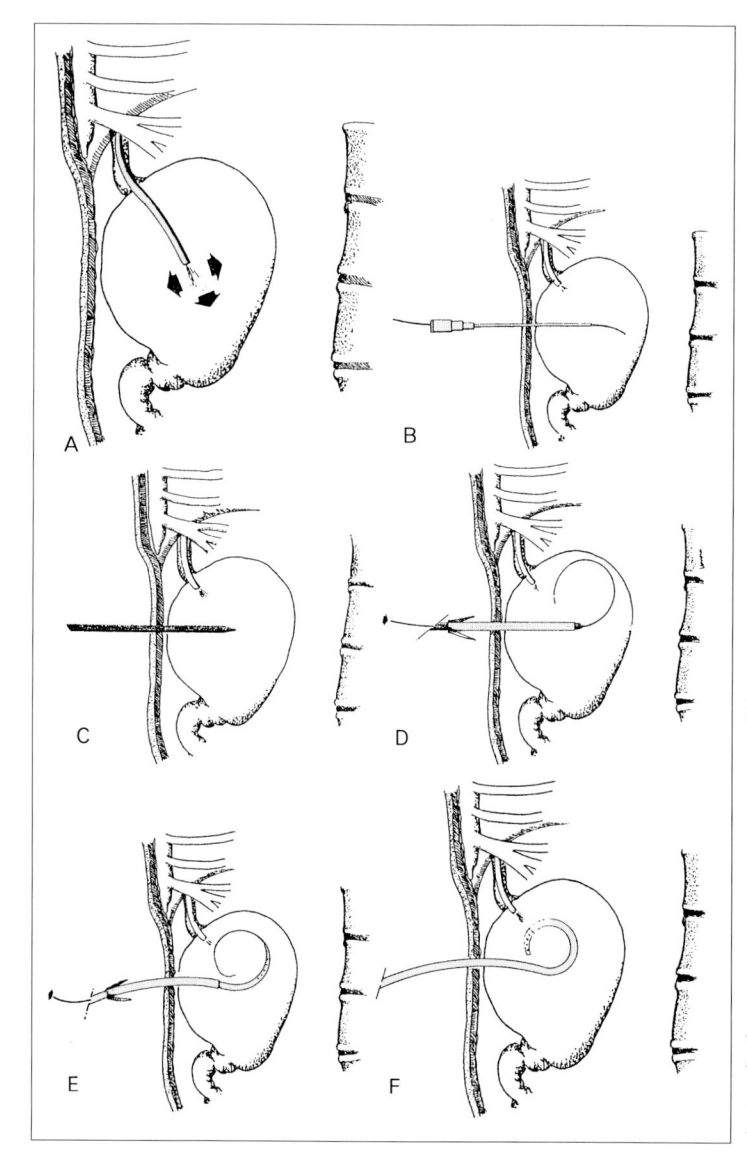

図3 胃瘻造設の手技
A：胃管より送気し胃体部を十分拡張させる．
B：穿刺しガイドワイヤーを挿入．
C：ダイレーターにてルートを拡張させる．
D：ピールアウェイシースを挿入．
E：ピールアウェイシースの中に留置カテーテルを挿入する．
F：ピールアウェイシースを除去し，カテーテルの位置を確認する．
(文献[14]：Maynar M, et al:Gastrointestinal Tract Intervention. In WA Castaneda-Zuniga, SM Tadavarthy (eds.), Interventional Radiolory (2nd ed.). Baltimore:Williams & Wilkins, p 1218-1219, 1992 から引用)

　胃管は減圧のため開放しておき，経過が順調であれば翌日抜去し，胃瘻からの栄養を開始する．開始前に，胃瘻造影により leak のないことを確認する．

　胃瘻のカテーテルはしばしば閉塞するが，10〜14日以降であれば，線維性の瘻孔が完成するのでガイドワイヤーは使用せずに容易にカテーテル交換可能である．

　胃瘻栄養では，食道への逆流が著明な患者や重症糖尿病に合併する胃アトニーのため胃内容貯留が問題となる患者には，経胃的空腸瘻が適応となる．胃瘻の手技と同様に施行するが，ガイドワイヤーを空腸まで進め，カテーテルを Treitz 靱帯付近に留置する．経胃的空腸瘻では留置当日より栄養開始が可能である[12]．

(3) 成　績

技術的成功率は 95〜100 % ときわめて高い．手技に関連する死亡率は 1 % 以下で胃出血や腹膜炎による死亡例が報告されている．また，胃瘻増設の適応となる患者は進行した病態のものが多く，30 日以内の死亡率は 8〜12 % と高い．

(4) 合併症

出血，腹膜炎，吸引性肺炎，敗血症，カテーテル逸脱などの重篤な major complication の発生率は，3〜6 % である．また，minor complication の発生率は 1〜12 % との報告がある[8,13]．

手技に起因する死亡率，合併症の発生率ともに経皮的胃瘻増設は外科的胃瘻増設と比較して有意に低く，低侵襲的で安全な手技である[13]．

文献

1) Cwikiel W : Esophageal nitinol stents : Long-term results. Liermann D ed. Stents-State of art and future developments. Polyscience Publications Inc, Morin Heights, Canada, P 218-221, 1995
2) Strecker E, Boos I, Vetter S : Nitinol Esophageal Stents : New Designs and Clinical Indications. Cardiovasc Intervent Radiol 19 : 15-20, 1996
3) Schaer J, Katon RM, Ivancev K : Treatment of malignant esophageal obstruction with silicone-coated metallic self-expanding stents. Gastrointest Endosc 38 : 7-11, 1992
4) Watkinson AF, Ellul J, Entwisle K : Esophageal Carcinoma : Initial Results of Palliative Treatment with Covered Self-expanding Endoprostheses. Radiology 195 : 821-827, 1995
5) Wu WC, Katon RM, Saxon RR, et al : Silicone-covered self-expanding metallic stents for the palliation of malignant esophageal obstruction and esophagorespiratory fistulas : experience in 32 patients and a review of the literature. Gastrointestinal Endoscopy 40 : 22-33, 1994
5) 冨田　優，廣田省三，松本真一，他：連結部を持たない両面被覆 covered stent の検討．IVR 10 (4) : 381-384, 1995
6) 稲葉吉隆，荒井保明，竹内義人，他：悪性消化管狭窄に対する Expandable Metallic Stent 留置症例についての検討．IVR 12 : 363-369, 1997
7) Ho CS : Percutaneus Gastrostomy and Transgastric Jejunostomy. In : Current Practice of Interventional Radiology (ed Kadir S). BC Decker, Philadelphia, p 444-449, 1991
8) Ho CS, Yee AC, McPherson R : Complication of Surgical andpercutaneous nonendoscopic gastrostomy : Review of 233 patients. Gastroenterology 95 : 1206-1210, 1988
9) Purdum PP, Kirby DF : Short bowel syndrome ; review of the role of nutritional support. J Parenter Enteral Nutr 15 : 93-101, 1990

10) Picus D : Chronic intestinal obstruction : value of percutaneous gastrostomy tube placement. AJR 150 : 295-297, 1988
11) 村井隆三：胃腫瘍—経胃瘻的アプローチ．mediciana 34 : 2687, 1993
12) 倉本憲明：経皮的胃瘻増設術．Interventional Radiology のコツ（鈴木宗治，多田信平，編）．臨放 39 : 1422-1427, 1994
13) Kathleen Reagan, Krishna Kandarpa : Percutaneous Gastrostomy and Gastrojejunostomy Tube Placement. Handbook of Interventional Radiologic Procedures 2nd ed. (ed Krishna Kandarpa, John E. Aruny). Little, Brown and Company, Boston, p 265-273, 1995
14) Maynar M : Gastrointestinal Tract Intervention. Interventional Radiology. 2nd ed. (ed WR Castaneda-Zuniga, SM Tadavarthy). Williams and Wilkins, Baltimore, p 1218-1219, 1992

〔冨田　優〕

C. 虚血性腸疾患に対する IVR

C-1. 急性腸管虚血

急性腸管虚血は急性腸間膜動脈閉塞症, 非閉塞性腸管虚血症, そして腸間膜静脈血栓症に分類される.

1. 急性腸間膜動脈閉塞症

(1) 疾患の説明

急性腸間膜動脈閉塞症は腸間膜動脈塞栓症と血栓症に分類される.

a. 腸間膜動脈塞栓症

閉塞の原因となる塞栓子の大部分は心房細動や陳旧性心筋梗塞に伴う左房か左室内血栓, もしくは弁膜疾患が原因であり, superior mesenteric artery (SMA) の分岐部より 3〜10 cm 末梢で閉塞をきたすことが多い.

b. 腸間膜動脈血栓症

もともと存在する動脈硬化性の狭窄部に血栓形成が生じ, SMA の分岐部近傍で閉塞をきたすことが多い.

(2) 適　応

急性腸間膜動脈閉塞症については腹痛の出現から 6〜8 時間以内で, 腸管壊死の兆候を認めない症例は経カテーテル的血栓溶解療法の適応となる[1〜6]. ただし, 上腸間膜動脈血栓症については 8 時間を超えても, SMA の中結腸動脈分岐よりも閉塞の場合には, 中結腸動脈よりの側副路で空腸, 回腸枝の末梢血流が保たれている症例があり, その場合には適応となる[6].

(3) 禁　忌

a. 腸管壊死が疑われる症例

（腹膜刺激症状を認める症例, CT 上, 腸管壁内ガス, 門脈内ガス, 腸管穿孔による腹腔内遊離ガスなどを認める症例）は IVR の適応とはならず, 外科的処置の適応となる.

b. 径カテーテル的血栓溶解療法

後述のごとくウロキナーゼ (UK) を使用するが, 最近の手術, 脳出血の既往や出血の可能性のある胃潰瘍などを合併している場合は禁忌となる.

ウロキナーゼ (UK)

(4) 手　技

① 選択的 SMA 造影に用いた 5Fr. J 型カテーテルからアングル型 0.035 インチガイドワイヤー（ラジフォーカス：テルモ社製）を血栓内に進めて通過を試みる．
② 血栓内にマイクロカテーテルを進め，先端を血栓に楔入する．
③ UK 1 万単位/10 ml 生食/1 分を動注．
④ SMA 造影にて血栓溶解の程度を確認．
⑤ さらにガイドワイヤーおよびマイクロカテーテルを先進させ，UK 動注と SMA 造影を繰り返す．

注意点
① UK 動注はカテーテル先端をできるだけ血栓内に楔入した状態で，間欠的に圧をかけながら注入することが推奨され，Katzen wire（ワイヤーの内心を抜去すると先端側孔から薬液が注入可能となるワイヤー），パルススプレーカテーテルなどの使用も有効である．
② UK の投与量は総計 96〜120 万単位までとし，血流の改善が認められない場合は発症から 12 時間以内に開腹手術に変更できる時点をタイムリミットとして血栓溶解療法を続ける．
③ 血栓溶解療法施行中でも，腸管壊死の兆候が出現した場合には開腹手術に変更する．

(5) 成　績

文献上ではおのおの数例程度をまとめた症例報告があり，経カテーテル的血栓溶解療法の臨床的成功率は 70〜100 % とされる[4〜6]．

(6) 合併症

① UK による全身の出血傾向の亢進．
② 心房内血栓が存在する場合には残存血栓が UK により遊離し，shower emboli をきたす可能性がある．

【症例 1】41 歳，男性
既往歴：心房細動
現病歴：夕食後に上腹部痛と背部痛出現．治療までの時間は 24 時間．血管造影上，SMA 本幹の部分閉塞とさらに遠位部の完全閉塞を認めた．末梢部は中結腸動脈と右結腸動脈を介して血流を受けていた．血栓溶解療法の適応と考え，SMA から UK 1 万単位/min.（total 12 万単位）で動注，部分溶解した血栓内にカテーテルを進め，さらに 12 万単位注入．カテーテルをパルススプレーカテーテルに交換し，12 万単位注入．その後 1.8 万単位/hr の low-dose infusion に切り替え，10 時間動注を続行した．確認造影では完全な血栓溶解が得られている（図 1）．

【症例2】61歳，女性
既往歴：心筋症．UCG上左室血栓が指摘されていた．
現病歴：突然の腹痛出現し，SMA embolism が疑われ放射線科紹介となる．血管造影上 SMA は 2nd jejunal branch 分岐部で完全閉塞．末梢部は側副血行路にてかろうじて造影された．血栓溶解療法の適応と考え，マイクロカテーテルを血栓近傍まで進め，UK 1万単位/min.（total 32万単位）を動注施行．さらに UK 12万単位とプロスタンジン 40 μl を 24 hr で動注施行．確認造影上本幹の血栓は完全溶解が得られたが，ileal branch 末梢に造影不良部位が残存し，同部は切除術が施行された（図2）．

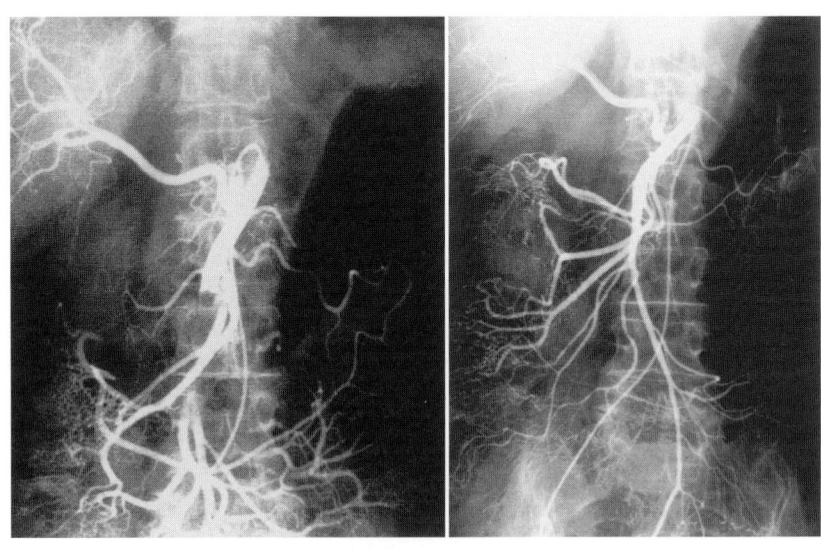

図1 【症例1】SMA 造影
 a：血栓溶解療法前
 b：血栓溶解療法後

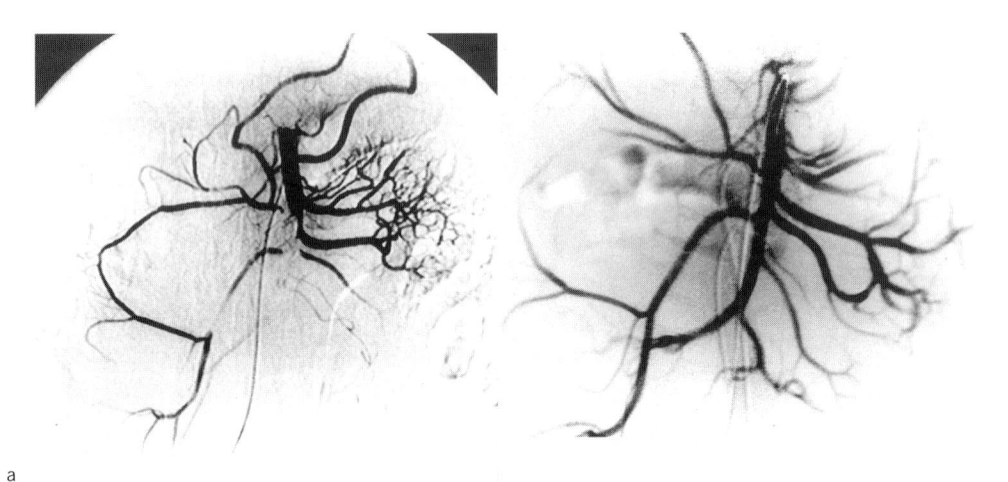

図2 【症例2】SMA 造影
 a：血栓溶解療法前
 b：血栓溶解療法後

2. 非閉塞性腸管虚血症（non-occlusive mesenteric ischemia；NOMI）

(1) 疾患の説明

器質的な動脈閉塞を伴わない腸管虚血．心不全，敗血症，α受容体刺激薬やジギタリス製剤の投与による腸管循環血液量の減少に伴う腸間膜動脈のれん縮により生じる．

(2) 適　応

非閉塞性腸管虚血症は後述の経カテーテル的なパパベリン動注療法が治療の主体であり，腸管壊死などにより開腹手術が適応となる症例についても術前後に経カテーテル的治療が継続される[7,8]．

パパベリン

(3) 手　技

① SMA造影上血管れん縮像を確認する．
② SMAに留置したカテーテルからパパベリン30〜60 mg/hの持続動注を開始（症状改善が認められればパパベリン動注を24時間継続．さらにパパベリンを生食に替えて30分動注し，SMA造影上血管れん縮像の有無を確認．血管れん縮像が認められればパパベリン動注を再開．最長で5日以上となる場合もあるとされる）．

(4) 成　績

一般的には死亡率70〜100％と報告されているが，早期診断とパパベリン動注を主体とした早期治療により死亡率40％に低減したという報告がある[7,8]．

(5) 合併症

パパベリンはSMAに動注されている限りは動注療法が数日になっても重篤な副作用はないとされるが，動注カテーテルが大動脈に逸脱した状態でパパベリンが投与されると高度の低血圧をきたす[7]．

3. 腸間膜静脈血栓症

(1) 疾患の説明

凝固系の亢進状態，門脈圧亢進症，感染症，膵炎，腹部外傷や門脈系近傍の悪性疾患などが原因となる．

(2) 適　　応

腸間膜静脈血栓症については経カテーテル的治療についての報告は少なく確立した治療法とは言い難いが，その有用性と今後の発展が期待されている[3,9,10]．

(3) 禁　　忌

1-(3)に準ずる．

(4) 手　　技

a. 経皮経肝的アプローチあるいは経頸静脈的アプローチ

PTP (percutaneous transhepatic portography) あるいは TIPS (transjugular intrahepatic portosystemic shunt) の手技を用いて経皮経肝的あるいは経頸静脈的に門脈にアプローチし，血栓内にカテーテル先端を進め，UK を注入する．注入方法・量は急性腸間膜動脈閉塞症での手技に準ずる．

b. 経SMA的アプローチ

SMA に留置したカテーテルから UK を動注し，良好な結果を得たという報告がある[10]．

PTP (percutaneous transhepatic portography)

TIPS (transjugular intrahepatic portosystemic shunt)

(5) 成　　績

文献上は上記のような方法で良好な結果が得られたという報告があるが，まとまった治療成績の報告はない．

(6) 合併症

UK 使用による全身の出血傾向の亢進．

C-2. 慢性腸管虚血

(1) 疾患の説明

慢性腸管虚血は動脈硬化による腸間膜動脈の狭窄が原因となり発症する．剖検上は高齢になるに従って，腸間膜動脈に動脈硬化を認める頻度が上昇するが，腸間膜動脈は側副血行路が豊富なため，celiacartery, SMA, inferior mesenteric artery (IMA) のうち少なくとも2本に著明な狭窄をきたした場合に初めて虚血症状が出現することが多い．症状は腹痛（食後1時間程度に出現することが多い．程度はさまざまである），体重減少（腹痛への恐れによる食欲減退），下痢などである．診断にはドップラーエコー，血管造影が有用であり，近年ではMRIの有用性も報告されている[11]．

治療は従来，手術によるバイパス形成などが施行されてきたが[12]，80年代

に入ってから腸間膜動脈狭窄に対するPTAの有用性が報告されるようになり[13]，さらに90年代になるとStent治療の有用性が報告され始めた[14]．Stent治療についてはその適応は確立していないが，PTAに抵抗性の症例に対して有用性が高いと考えられる．

(2) 適　　応

　腸間膜動脈狭窄をきたし，有症状の場合．また，無症状だが大動脈造影上は腸間膜動脈狭窄を認める患者を長期観察した研究によると，celiac artery，SMA，IMAの3本ともに50％以上の狭窄を認めた患者では観察期間中に腸管虚血を発症したと報告されていることから，血管造影上，上記所見を認めた場合には無症状であっても適応となる可能性がある[15]．

(3) 手　　技

a. PTA (percutaneous transluminal angioplasty)
① 鼠径部もしくは腋窩アプローチでシースを挿入（鼠径部アプローチで，SMAの分岐角度が急峻な場合などにはJ型ロングシースの使用も考慮する）．
② 狭窄部の前後の正常血管径を参考にバルーン径を選択．
③ 狭窄部で30秒程度バルーンを拡張させる．
④ 確認造影で残存狭窄があれば2〜3回拡張を繰り返す．

b. Stent留置
　PTAに準じたアプローチで，Palmaz stentの場合はバルーンカテーテルにマウントし，Wallstentの場合はデリバリーシステムを用いて目的の部位までstentを挿入，拡張する．

(4) 成　　績

　PTAについてはAllenらは技術的成効率96％，症状の完全寛解は79％の患者に得られ，寛解の期間は平均39ヵ月であったと報告している[13]．また，Stent治療についてはSheeranらは12人の患者での検討で技術的成功率92％，reinterventionが必要であった2人を含め18ヵ月の追跡期間でstent開存率は83％であったと報告してる[14]．

(5) 合併症

　PTAの重篤な合併症としてはdissectionとそれに伴う急性の腸管梗塞の報告がある．また，PTA，stent留置ともに血栓形成の可能性があるので，特にstent留置後には長期にわたり抗凝固薬投与の必要がある．

まとめ

　腸管虚血は臨床で遭遇する機会は少ないが，急性の場合は迅速な診断と治療が求められる疾患であり，慢性の症例は人口の高齢化と動脈硬化症患者の増加に伴い今後遭遇する機会がますます増加するものと考えられる．従来は手術し

か治療法がなかったこれらの疾患も近年 IVR の有用性が認識されつつあり，21 世紀にはさらに広く施行されるようになるであろう．

文　献

1) Mckinsey JF, et al : Acute mesenteric ischemia. Surg ClinNorth Am 77 (2) : 307-318, 1997
2) 隈崎達夫，他：IVR マニュアル '95―手技と適応―上腸間膜動脈閉塞症に対する IVR. IVR 10 (1) : 24, 1995
3) 岡本英明，他：胸・腹部救急疾患の IVR 腹部．血栓症：特に急性上腸間膜動脈閉塞症を中心に．臨床画像 15 (1) : 68-77, 1999
4) Simo G, et al : Superior Mesenteric Arterial Embolizm : Local Fibrinolytic Treatment with Urokinase. Radiology 204 : 775-779, 1997
5) Badiola CM, et al : Rapid. Revascularization of an Embolic Superior Mesenteric Artery Occlusion Using Pulse-Spray. Pharmacomechanical Thrombolysis with Urokinase. AJR 169 : 55-57, 1997
6) Hirota S, et al : Simultaneous. Thrombolysis of Superior Mesenteric Artery and Bilateral Renal Artery Thromboembolisms with Three Transfemoral Catheters. Cardiovasc Intervent Radiol 20 : 397-400, 1997
7) 金田　厳：非閉塞性腸管虚血症への対処．臨外 52 (13) : 1537-1541, 1997
8) Boley SJ, et al : Initial results from an aggressive roentgenological and surgical approach to acute mesenteric ischemia. Surgery 82 : 848-855, 1977
9) 石井貴士，他：上腸間膜静脈血栓症．臨外 52 (13) : 15432-1547, 1997
10) Poplausky MR, et al : Mesenteric Venous Thrombosis Treated with Urokinase Via the Superior Mesenteric Artery. Gastroenterology 110 : 1633-1635, 1996
11) Li KC, et al : Simultaneous measurement of flow in the superior mesenteric vein and artery with cine phase-contrast MR imaging : Value in diagnosis of chronic mesenteric ischemia. Radiology 194 : 327-330, 1995
12) Moawad J, et al : Current Results of Surgical Therapy for Chronic Mesenteric Ischemia. Arch Surg 132 : 613-619, 1997
13) Allen RC, et al : Mesenteric angioplasty in the treatment of chronic intestinal ischemia. J Vasc Surg 24 (3) : 415-421, 1996
14) Sheeran SR, et al : Stent placement for treatment of mesenteric artery stenoses or occlusions. J Vasc Intervent Radiol 10 : 861-867, 1999
15) Thomas JH, et al : The clinical course of asymptomatic mesenteric arterial stenoses. J Vasc Surg 27 (5) : 840-844, 1998

〈元原　智文／桑田陽一郎／廣田　省三〉

11 腹部大動脈

A. 大動脈瘤の画像診断

(1) 疾患の知識

a. 腹部大動脈瘤の定義

腹部大動脈瘤は，文字通り腹部大動脈径の限局性の拡大をきたした病態である．動脈径は年齢によっても変化するが，動脈瘤とは一般的に"中枢側の2倍以上に拡張した動脈"や"正常動脈径の50％以上の拡大を伴う動脈の局所的拡張状態"とされる[6]が，高齢者では腹部大動脈径が3cm以上，50歳未満では径が2cm以上であれば動脈瘤とみなすという報告もある[10]．

b. 腹部大動脈瘤の分類

大動脈瘤は成因，形態，壁の性質などによる分類がなされている．

成因による分類では後天的な要因として，①動脈硬化性大動脈瘤，②外傷性大動脈瘤，③感染性大動脈瘤，④梅毒性大動脈瘤，⑤大動脈炎による大動脈瘤などがあるが，腹部大動脈瘤は動脈硬化性のものがもっとも多い．

形態では紡錘状と嚢状の二つに大別される．腹部の動脈硬化性動脈瘤では紡錘状が多い．紡錘状，嚢状のいずれでも壁在血栓を合併し得る．

周知のように壁の性状による分類では，動脈壁の内膜・中膜・外膜の3層構造が保たれているものは真性動脈瘤，3層構造の一部またはすべてが破綻しているものは仮性動脈瘤とされる．仮性動脈瘤は偽性動脈瘤とも呼ばれ，主に感染性動脈瘤や外傷性動脈瘤で見られ，嚢状の形態をとることが多い．

また，大動脈解離は通常大動脈瘤には含まれないが，大動脈瘤の関連疾患である．

以下，もっとも頻度が高い動脈硬化性動脈瘤，近年注目されている炎症性動脈瘤，破裂の危険が高い感染性動脈瘤さらに大動脈解離について概説する．

1) 動脈硬化性動脈瘤（図1～図3）

腹部大動脈瘤では動脈硬化が原因で起こる動脈硬化性動脈瘤がもっとも多い．本症は中膜の弾性線維の変性・断裂により壁が脆弱化し，内圧に抗しきれずに拡張をきたすものである．動脈硬化性腹部大動脈は腎下部動脈瘤（infrarenal）が多いが，腎下部の腹部大動脈では大動脈分岐部からの反射性のpressure wavesにより内圧が高くなるためとされている[10]．形態では紡錘状が多く，拡張の他に壁在血栓ならびに壁（主に内膜）や血栓の石灰化など動脈硬化による変化を随伴する．

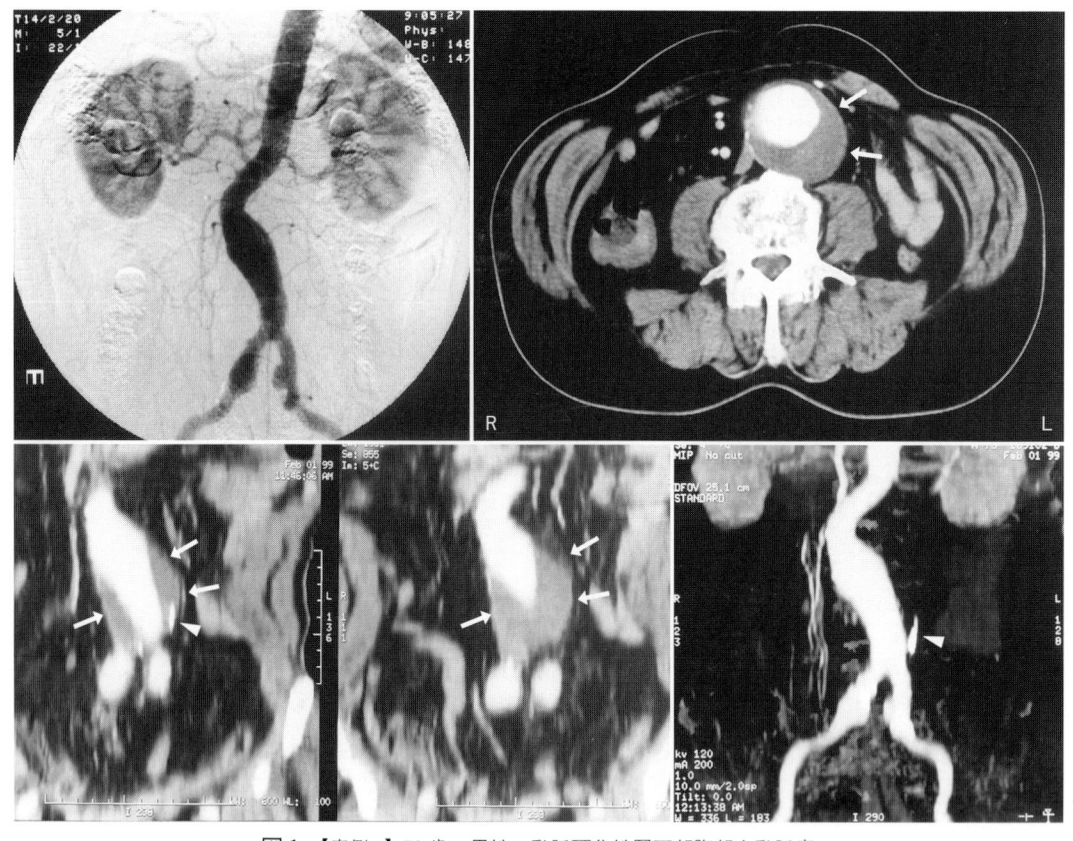

図1【症例1】73歳，男性，動脈硬化性腎下部腹部大動脈瘤

a：血管造影（IV-DSA）
b：CT（横断像）
c：CT（冠状断のMPR像）
d：CT（CTA-MIP像）

腎下部腹部大動脈の蛇行と紡錘状の拡張があり，左右総腸骨動脈にも拡張（動脈瘤）が及ぶ（a）。
CTでは厚い壁在血栓（⇨）があり，外径はかなり拡張していることがわかる（b）。また，MPRでは壁在血栓（⇨）と内腔の関係をよく把握することができる。内膜の石灰化（▷）が造影される内腔と離れて存在するのもよく描出される（c）。MIP像では内腔の状態の他，壁の石灰化（▷）も把握可能である（d）。

2）炎症性動脈瘤（図4）

特異な亜型として，炎症性動脈瘤がある。これは，動脈壁および周囲の軟部組織の炎症や線維化をきたしたもので，動脈硬化のアテロームから生ずる何らかの物質に対する免疫反応に由来する炎症ではないかと考えられている。この炎症性変化の内部にはヘモジデリンは認められず，血液成分（血球）の血管外漏出はないとされる。炎症性動脈瘤は腹部大動脈瘤の5～23％とされる[2]。

画像上は大動脈周囲に軟部組織増生・線維化があり，"mantle sign"とも呼ばれるが，この線維化は動脈の前方および側方で強く，後方ではあまり見られない。この線維化の造影効果は一定ではなく，線維化の程度を反映すると考えられている[1]。動脈径の拡大が軽度の場合には後腹膜線維症との鑑別が問題となる。治療は通常ステロイド投与がなされるが，ステロイドが無効な場合は手術が行われることもある。炎症が尿管や下大静脈，十二指腸に広がることがあ

炎症性動脈瘤

mantle sign

A. 大動脈瘤の画像診断　169

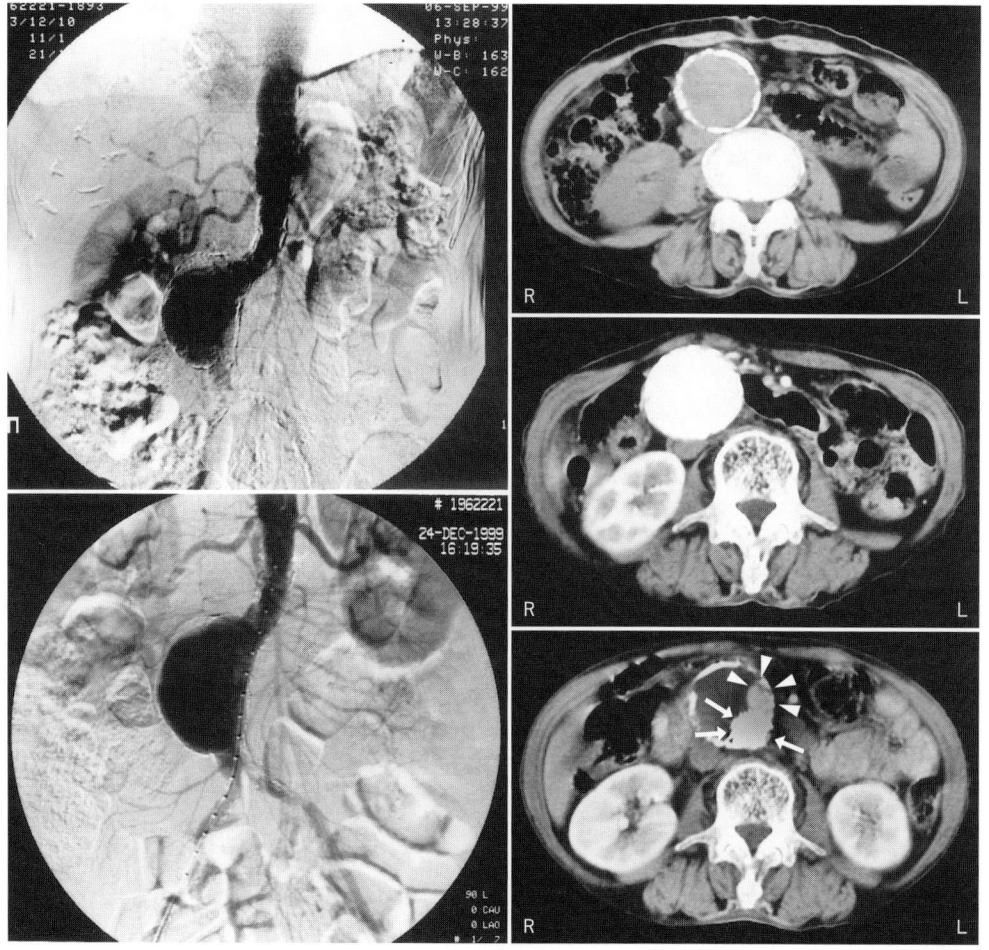

図2 【症例2】75歳，女性，動脈硬化性腎下部腹部大動脈瘤
a：血管造影（IV-DSA；正面像）
b：血管造影（IA-DSA；正面像）
c：単純CT
d：造影CT
e：ステントグラフト留置後造影CT

　IV-DSAでも腎下部腹部大動脈の紡錘状拡張と壁の強い石灰化が観察される（a）が，瘤内の造影効果はIA-DSAの方が良好である（b）．IA-DSAは計測用に1cmごとに目盛りのついたカテーテルを用いている．
　単純CTでは，腹部大動脈の拡張とほぼ全周性の強い壁石灰化が認められ（c），造影CTでも壁在血栓は認められない（d）．ステントグラフト留置術7日後の造影CTでは，ステントグラフト内腔は強く造影されているが（⇨），その腹側には小さなエンドリークも認められる（▷）．他の部分は造影されず，血栓形成が示唆される（e）．

り，治療に際し炎症の波及範囲を把握することが重要である．

3）感染性動脈瘤（図5，図6）

　感染性動脈瘤は主として血行性に大動脈内腔から病原微生物が血管壁（アテローマ）に到達し感染巣を形成するもので，動脈周囲に炎症性軟部組織増生をきたす．大動脈周囲にある感染巣から動脈壁に直接感染が波及して生じる場合や，Vasa vasorumを介し血管壁に感染を引き起こす場合もある[8]．感染性動

図3 【症例3】79歳，男性，動脈硬化性腎下部腹部大動脈瘤
　a：血管造影（IA-DSA），b：造影CT
　血管造影で腎下部腹部大動脈に，左方に突出する嚢状動脈瘤（→）が見られる．
　CTでは動脈壁の石灰化と左側に突出する嚢状動脈瘤が見られる．厚くかつ不整な壁在血栓がみられ，外径は著しく拡大しているのが確認できる．
　動脈瘤の右側にはイレウスチューブが見られる．

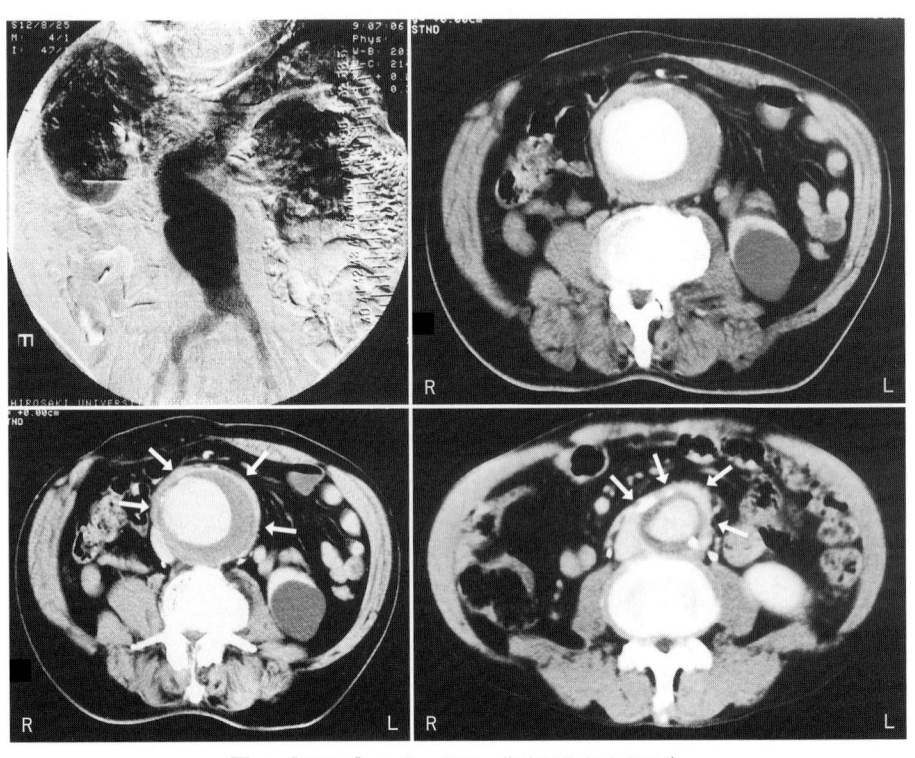

図4 【症例5】62歳，男性，炎症性腹部大動脈瘤
　a：血管造影（IV-DSA），b：造影CT（早期像），c：造影CT（後期像），d：造影CT（後期像）
　─他症例
　腎下部腹部大動脈の蛇行と拡張（動脈瘤）がある（a）．CTでは壁在血栓の他，血管壁周囲の線維化があり（b），後期像では血管周囲の線維化の造影効果（⇨）が明瞭となる（c）．手術で炎症性動脈が確認されている．他症例の造影CTでも壁周囲の線維化が強く造影されている（d, ⇨）．

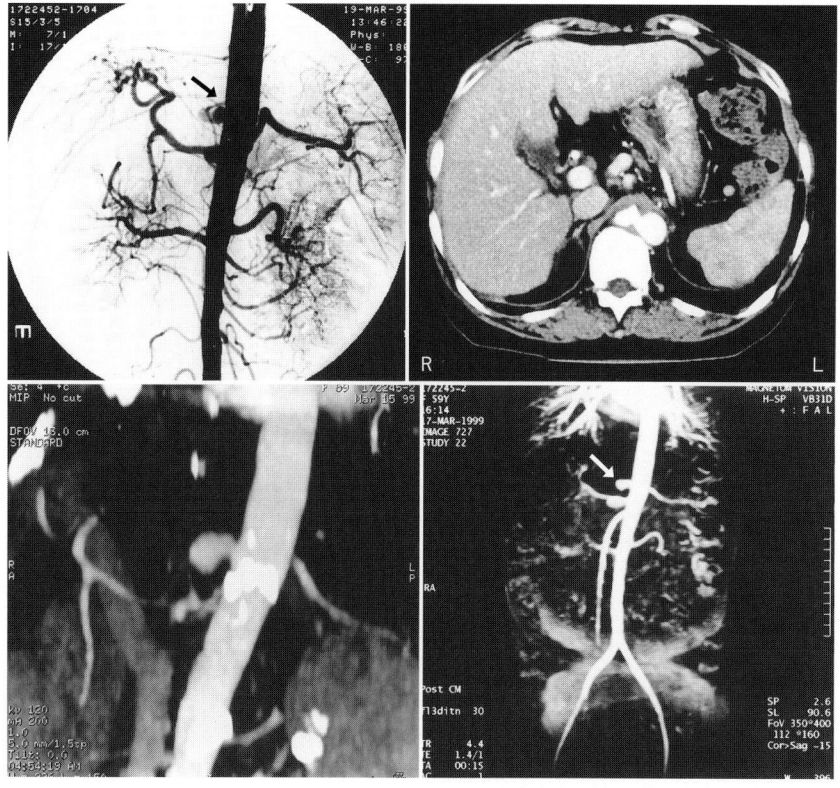

図5 【症例4】59歳，女性，胸腹移行部動脈瘤（結核性動脈瘤疑い）
a：血管造影（IA-DSA），b：CT（横断像），c：CT（CTA-MIP像），d：MRA（MIP像）
腹腔動脈の上方で，右側に突出する囊状の動脈瘤（→）があり，頸部は細く，仮性動脈瘤が疑われる（a）．造影CTでは動脈瘤の壁在血栓が見られ（b），CTAでは動脈瘤の形態が頸部も含め把握できる（c）．動脈瘤の下方で大動脈壁の石灰化は見られるが，その他のレベルでは径の拡大は見られず，動脈瘤が高位であることからも動脈硬化性動脈瘤は考えにくい．MRAでも動脈瘤の内腔（⇨）がよく把握できる（d）．

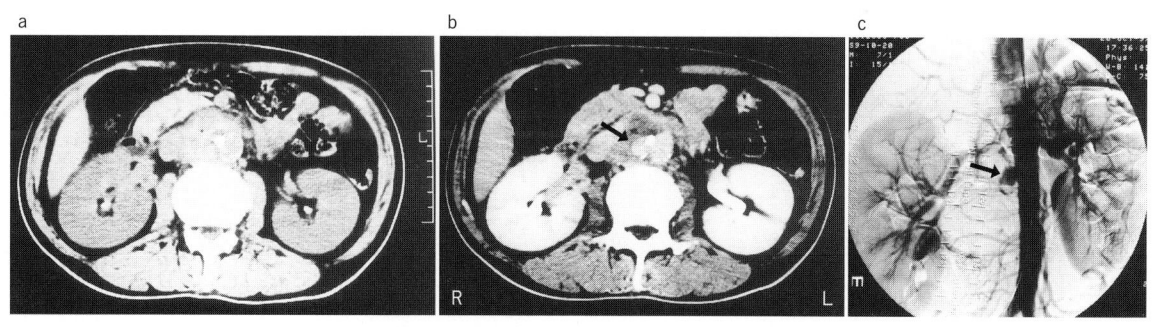

図6 【症例6】51歳，男性，感染性動脈瘤
a：単純CT，b：造影CT，c：血管造影（IA-DSA）
腹痛や発熱のため施行されたCTで，腹部大動脈周囲に軟部組織増生（a, b）があり，囊状の突出（→）が見られる（b）．血管造影で，腎下部腹部大動脈に囊状の動脈瘤（→）が認められる（c）．手術で感染性動脈瘤（仮性動脈瘤）が確認されたが，抗生物質も使用していたためか起因菌は検出されなかった．

脈瘤は，抗生物質の登場以前では，細菌性心内膜炎に起因するものが多く，起因菌は溶血連鎖球菌が多かったが，現在では細菌性心内膜炎の予後は改善されており，感染性動脈瘤を続発することは稀である．代わって近年は，黄色ブドウ球菌やサルモネラが起因菌である割合が増加しており，その多くは担癌患者やステロイド投与などによる免疫能低下例である[4]．動脈血培養で起因菌が検出される割合は約50〜70％とされており[3]，血液培養では証明できないことが少なくない．感染性動脈瘤は瘤径が小さくても破裂の危険が高く，原則的に人工血管置換術または動脈瘤結紮術と非解剖学的血行再建術（腋窩動脈—大腿動脈バイパスグラフトなど）が施行される．同時に感染巣を完全に取り除く必要があり，感染巣の広がりをCTなどの画像でも正確に把握しておく必要がある．また，抗生物質の投与は必須である．

　画像上の特徴としては，囊状の動脈瘤であること，辺縁が不整であること，石灰化がないまたは少ないこと，瘤の上下では動脈硬化性変化に乏しいことがあげられ，位置が腎上部であることも感染性動脈瘤を示唆する所見である[4]．

　なお，結核性動脈瘤は感染性動脈瘤に含まれるが，梅毒性のものは通常感染性動脈瘤に含まれない．

4）大動脈解離（図7，図8）

　大動脈解離は中膜に亀裂を生じ，真腔と偽腔に解離する病態で，偽腔は内膜裂口（intimal tear，または入口部；entry）や再開口部（reentry）を介して真腔と交通するが，内膜非破綻型の大動脈解離もあると考えられている．真腔が拡大することはほとんどなく，解離性大動脈瘤という呼称は用いられなくなった．大動脈解離が腹部に限局して見られることは稀であるが，大動脈解離が胸部大動脈から腹部大動脈に及んでいることは少なくない．解離腔は螺旋状にねじれて存在することも多いが，通常真腔の方が小さく三日月状で，造影効果は高い．偽腔は真腔から内膜裂口を介して流入する造影剤により造影されるので真腔よりも遅れて造影されること，偽腔内の停滞した血液により造影剤が希釈されることなどの要因で，真腔よりも造影効果が低下する場合が多い．entry，reentryを介し偽腔内の血流が早く真腔とほぼ同時に造影される場合もある（double-barreled aorta）．

　真腔および偽腔の位置関係の把握および腹腔動脈，上腸間膜動脈，腎動脈および下腸間膜動脈が真腔，偽腔のいずれから分岐しているかは重要である．また，解離腔のentry，reentryの同定も重要であるが，helical CTでは心拍動のartifactもあり，特に急性期の大動脈解離ではhelical CTよりもultrafast CT（EB CT）の方がentry，reentry，intimal flapの検出能が良い[5]．

c. 発生頻度

　動脈硬化症の増加に伴い，腹部大動脈瘤の頻度も増加しつつあるとされる．欧米では65〜80歳の4％，60歳以上の男性の11％に腹部大動脈瘤が見られたという報告がある[10]．

　性別では男性に多く，約85％は男性と報告されている．発症年齢は特に動脈硬化性動脈瘤では高齢が多く，平均67歳とされる[9]．

d. 症　状

　多くの腹部大動脈瘤は無症状で，スクリーニング検査で偶然発見されることが多い．拍動性腫瘤を触知し医療機関を受診する場合もある．腰痛などの痛みを伴うのは破裂または切迫破裂である場合が多く，緊急治療の適応となること

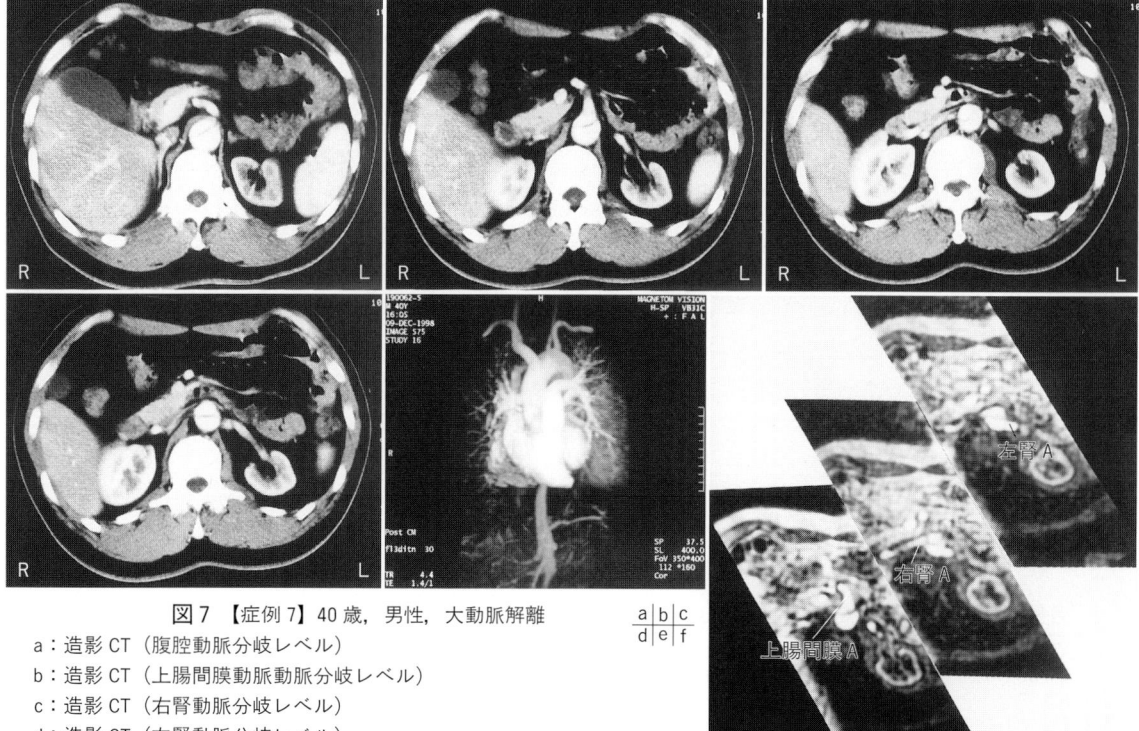

図7 【症例7】40歳，男性，大動脈解離

a	b	c
d	e	f

a：造影CT（腹腔動脈分岐レベル）
b：造影CT（上腸間膜動脈動脈分岐レベル）
c：造影CT（右腎動脈分岐レベル）
d：造影CT（左腎動脈分岐レベル）
e：造影MRA（MIP）
f：造影MRA（axial MPR）

CTでは腹部大動脈解離があり，腹側に位置する真腔から腹腔動脈（a），上腸間膜動脈（b），右腎動脈（c）が分岐し，左腎動脈は偽腔から分岐する（d）ため，左腎の萎縮と造影低下を認める．

MRAでは，早期には真腔しか造影されないため，真腔から分岐する腹腔動脈や上腸間膜動脈，右腎動脈のみ描出され（e），偽腔からの血流を受ける左腎動脈は造影されない．MRAのaxial MPR像でも，真腔および偽腔と主要分枝との関係がよく描出される（f）．

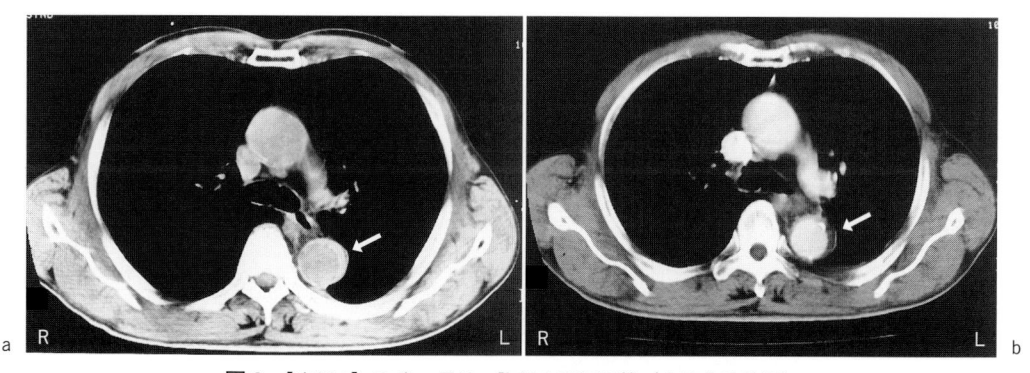

図8 【症例8】68歳，男性，胸部大動脈解離（内膜非破綻型）

a：単純CT，b：造影CT

造影CTでは三日月状のLDA（⇨）があり，壁在血栓と内膜非破綻型の大動脈解離における解離腔かの鑑別が問題となるが，単純CTでdenistyが高く（⇨）いわゆるintramural hematomaと考えられる．石灰化がLDAの内側にみられるのも内膜解離を示唆する所見である．

が多い．動脈瘤内の血栓が塞栓症（急性下肢動脈閉塞）を引き起こすこともある．大動脈解離では通常激痛をきたし，ショック状態に陥ることも多い．

e. 破裂の危険と治療適応について

動脈瘤はいったん生じると自然経過では径が縮小することはなく，徐々に増大し最終的には破裂すると考えられている．通常は径の大きいものほど破裂の危険が高く，破裂の頻度は動脈瘤の最大径が 5 cm 以上であれば 8 年で約 25 % とされる[10]．また，拡大速度も重要で，半年で 5 mm 以上の径の拡大は破裂の頻度が高い[6,10]．

これらのことから，一般的には，最大径 5 cm 以上の動脈瘤や半年で 5 mm 以上の径の拡大が手術適応とされる．

加えて，感染性動脈瘤，痛みのあるもの，分枝の閉塞による虚血症状が見られるもの，末梢血管の塞栓が見られる例では大きさに関わらず治療の対象となる．

(2) 画像診断法と画像所見

a. 各種画像診断法

1) CT

腹部大動脈瘤が疑われた場合は超音波検査に引き続き CT が施行される．いうまでもなく動脈内腔は造影 CT で良好に描出されるが，いわゆる imtramural hematoma[7] の検出のためには単純 CT 撮像も必須である（図8）．内膜や血栓の石灰化も単純 CT の方が容易に検出できる．helical CT の普及に伴い3次元的に画像処理を行う CT angiography（以下，CTA）も広く行われるようになってきている．一般的には CTA では内腔の状態しか把握できないので，元画像の参照は必須であり，矢状断や冠状断の再構成画像（MPR）で内腔や血栓，血管壁の状態や関係をよく把握できることが多い．ワークステーションも進歩しており，画像処理操作は簡便になり，画像処理時間も短縮されてきている．

動脈硬化性動脈瘤は腎下部に多いが，動脈瘤が腎門部より遠位に見られる場合には腎動脈起始部は動脈瘤に含まれていないと判断できる．腎動脈と大動脈瘤近位端との距離が近い場合はスライス厚を薄くして検討する必要がある．

腹部大動脈瘤例の 20〜40 % では動脈瘤が総腸骨動脈に及ぶとされ[10]，腸骨動脈瘤を合併することもあるので，鼠径部まで撮像範囲に含めるのが望ましい（図1）．

また，壁の石灰化が強いところでは人工血管の吻合は困難であるので，手術前には，石灰化の有無や程度，局在も把握しておくとよい．単純写真では検出できないような石灰化も CT ではよく描出される．

今後は multidetector-row CT の普及とともにさらに短時間で精密な情報が得られるようになると期待される．

2) 血管造影

血管造影には film 法と DSA とがあるが，現在は DSA が主流である．DSA には IV-DSA と IA-DSA とがあるが，まず IV-DSA が選択されるべきである．IV-DSA では造影剤が希釈されてしまい術前情報としては不十分な場合には IA-DSA が施行される．われわれの施設では術前には IA-DSA を施行し

正確な瘤径や範囲の把握に努めている．IV-DSA，IA-DSA ともに血管内腔の情報しか得られない．

手術や IVR 手技の前には，動脈瘤の部位，範囲，大きさなどの形状の他に腹腔動脈，上腸間膜動脈，左右腎動脈，下腸間膜動脈などの主要分枝との関係も把握しておく必要がある．大動脈が蛇行していたり上腸間膜動脈や下腸間膜動脈が動脈瘤と重なっている場合には，斜位像が動脈瘤の形態や分枝との位置関係の把握に有用であることが多い．

瘤径が非常に大きく内部の乱流が強い場合や動脈瘤での流速の著しい低下がある場合には，（内部の血液で）造影剤が希釈されてしまい全体像が不明瞭になったり，末梢の腸骨動脈や分枝がきれいに描出されない場合がある．

3）MRI・MRA

腹部大動脈の MRA の撮像方法としては，造影 3 次元 MRA がもっとも広く用いられているが MRA も主に内腔の把握のみにとどまる．血管内腔のコントラストを向上させるために脂肪抑制も併用されることが多いが，この場合には造影される内腔以外は低信号となるので，血栓と血管周囲の軟部組織とのコントラストが低下し，外径の把握が困難となることが多い．石灰化も描出し得ない．

b. 画像所見

腹部大動脈瘤は，画像上紡錘状または囊状の大動脈径の拡大として描出される．特に動脈硬化性動脈瘤では動脈硬化による口径不整のために，拡張がどこから始まっているのか判断困難な場合もあるが，拡張（動脈瘤）の範囲，最大内径，最大外径の計測が必須である．腹部大動脈瘤でもっとも多い動脈硬化性動脈瘤は，紡錘状が多く，部位では腎下部の腹部大動脈に生ずるのが一般的であるが，腎動脈分岐部と動脈瘤近位端との距離，壁在血栓の有無やその範囲，下腸間膜動脈などの主要分枝との関係も把握しておく．内腸骨動脈の描出も確認する必要がある．

血管造影では動脈瘤の内腔しか描出されないのに対し，CT では内腔のみならず壁や血栓の状態もよく観察できる．また，CTA では血管走行や動脈瘤の形態を立体的に捉えることができ，治療前の検査としての有用性が高い．計測も正確とされ，ステントグラフト留置術前にもよく行われる．施設によっては大動脈瘤の術前ルーチン検査として CT・CTA のみで血管造影を施行していない施設もある．

また，CT では炎症性動脈瘤や感染性動脈瘤において，動脈周囲の線維化や液体貯留などの炎症に伴う変化もよく描出される．さらには，動脈瘤の破裂の後腹膜血腫も CT で捉えることができる[1~4,8]（図 4～図 6）．

経過観察においては，拡大傾向の有無および拡大の程度・速さが重要である．経過観察の CT で前述のように破裂の危険性が高いと判断された場合には外科的治療や IVR 治療を検討しなくてはならない．

人工血管置換術後では，グラフト内腔が良好に造影されるか，吻合部狭窄や吻合部動脈瘤がないかが読影における重要なポイントである．グラフト感染は稀ではあるが重篤な合併症でしばしば致死的ある．術後 3 ヵ月以上経過した例で，CT 上グラフト周囲に軟部組織や液体貯留が見られたり，空気（ガス）が見られる場合はグラフト感染を疑う．

ステントグラフト置換術後では，内腔の造影効果の他にステントグラフトの

位置が移動していないか,狭窄がないか,エンドリークが見られないかに留意する必要がある(図2).

胸腹部大動脈瘤や腎上部の腹部大動脈瘤では,人工血管置換術やステントグラフト留置術により前脊髄動脈の血流が遮断され,脊髄の虚血症状である前脊髄動脈症候群を引き起こすことがある.MRAでの前脊髄動脈の描出の試みもなされているが,今のところ確実な予測手段はない.

以上,腹部大動脈瘤の画像診断について簡単に述べたが,治療に役立つ情報を得ることがもっとも大切である.

文献

1) Arrive L, Correas J-M, Leseche G, et al : Inflammatory aneurysm of the abdominal aorta : CT findings. American Journal or Roentgenology 165 : 1481, 1995
2) Cullenward MJ, Scanlan KA, Pozniak MA, et al : Inflammatory aortic aneurysm (periaortic fibrosis) : radiological imaging. Radiology 159 : 75, 1986
3) Gomes MN, Choyke PL, Wallace RB : Infected aortic aneurysm : a changing entity. Annals of Surgery 215 : 435, 1992
4) Gonda RL, Gutierrez OH, Azodo MVU : Mycotic aneurysm of the aorta : radiological feautures. Radiology 168 : 343, 1998
5) 飯野美佐子,栗林幸夫,高宮 誠:脈管疾患の非侵襲的画像診断法:大動脈疾患—高速CT.臨床画像 13 : 926, 1997
6) 川田志明,三丸敦洋,上田敏彦:大動脈ならびに末梢の動脈硬化性疾患.動脈硬化の診断のガイドライン—大動脈および頸部・四肢末梢動脈硬化を中心に(非侵襲的動脈硬化診断研究会編).共立出版株式会社,東京,p 215, 1999
7) Murray JG, Manisali M, Flamm SD, et al : Intramural hematoma of the thoracic aorta : MR imaging findings and their prognostic implications. Radiology 204 : 349, 1997
8) Parellada JA, Palmer J, Monill JM, et al : Mycotic aneurysm of the abdominal aorta : CT findings in three patients. Abdominal Imaging 22 : 321, 1997
9) Rob CG : Aortic aneurysm : infrarenal, aortoiliac, and hypogastric. In Vascular surgery : principles and practice (ed. Wilson SE, Veith FJ, et al). Mcgraw-Hill Book Company, New York, p 475, 1987
10) Siegel CL, Cohan RH : CT of abdominal aortic aneurysms. American Journal of Roentgenology 163 : 14, 1994

(齋藤 陽子/淀野 啓)

B. 腹部大動脈瘤に対する IVR

1. 腹部大動脈瘤の治療

　腹部大動脈瘤の標準的な治療は外科的に人工血管置換術を行うことである．待機的手術における死亡率は2～3％という非常によい成績が示されていて，一般に手術の安全性は高い．しかしながら，腹部大動脈瘤のなかにはさまざまな手術リスクや予後の観点から外科的治療の適応外とされる症例がしばしば認められ，このなかには最終的に腹部大動脈瘤が原因となって死亡する症例も少なくはない．

　1991年，血管内治療の進歩によりアルゼンチンのParodiら[1]が外科的手術によらない腹部大動脈瘤の治療，すなわちステントグラフト留置術の臨床応用を最初に報告した．その後，1995年頃から企業製造のbifurcated typeのステントグラフトが開発されるに至り，欧米を中心に急速な勢いで広まりつつある．このようにして，これまで外科的治療の適応外とされた腹部大動脈瘤の患者に対する治療への道が開かれることとなった．

 ステントグラフト留置術

　本邦では1995年頃から臨床応用が開始され，血管外科医と放射線科医の手によって経験が積み重ねられつつある．最近では技術的に安定してきたこともあり，ステントグラフトを腹部大動脈瘤に対する低侵襲治療法の一つとして捉え，より積極的に適応を拡大しようとする考え方がある．その一方においてはエンドリークやデバイスの損傷[2]に関する問題，あるいはステントグラフト留置の治癒過程から血管壁との固定を疑問視する報告[3]もあり，解決すべき問題は多い．本法はいまだ発展途上の治療法であり，その適応，デバイス，留置手技，合併症とその対策，経過観察などについて熟考して臨む必要がある．

 エンドリーク

(1) ステントグラフト留置術の適応

　一般的にはステントグラフトの適応は患者自身の身体的付随条件や社会的背景，患者のもつ大動脈瘤の解剖学的形態そして大動脈瘤の原因となった病態などが重要な決定因子となる．適応を考える際におおむね合意が得られている条項について下記に記した．

 a. 身体的付随条件および社会的背景

　①手術治療ではリスクが高い症例（脳神経，心，肺，肝，腎などに問題となる障害を有している症例）．

　②複数の腹部手術の既往．

　③担癌症例であり腹部大動脈瘤の予後が癌と同等もしくは不良と思われる場合．

　④患者側（家族を含む）が治療に対して十分に理解を示しており，インフォームド・コンセントが得られている場合．

b. 解剖学的適応

①瘤の最大径が手術治療を必要とする大きさであること（例：40 mm 以上）．

② proximal neck の長さが 15～20 mm 以上，径が 30 mm 以下であり，角度が 90° 以下（60° とする意見もある）であること．また neck となる動脈壁に不整や壁在血栓のないこと．

③ distal neck が大動脈となる場合は正常部分の長さが 20 mm 以上，腸骨動脈となる場合は正常部分の長さ 10 mm 以上あり，強い屈曲のないこと．

④腸骨動脈がシース挿入可能な太さを有していること，もしくは狭窄があってもアンギオプラスティにより修復可能なこと．

c. 動脈瘤の病態

動脈瘤の病態もステントグラフトの適応の重要な要素を占める．動脈瘤の原因の多くが動脈硬化性であるが，その他の動脈瘤についての適応を述べる．

①真性腹部大動脈瘤は動脈硬化が主な原因であり，解剖学的条件を満たしていればステントグラフトの適応として問題ない．ただし，血管造影で動脈壁全体に高度の壁不整を認める場合，いわゆる shaggy aorta では留置操作中に shower embolism が起こることがあり適応外とされている．

②炎症性大動脈瘤は本邦に比較的多く，瘤外膜の肥厚性変化と周囲臓器との癒着が多いことから人工血管置換術は剥離などの操作に困難を伴う[4]．にもかかわらず大動脈内腔は比較的平滑であり，ステントグラフトによる治療のよい適応とされる．われわれの施設でも炎症性動脈瘤に対するステントグラフト留置後に動脈壁肥厚の軽減と瘤縮小を認めた症例を経験している．

③感染性動脈瘤へのステントグラフト留置は感染巣を局所に残すことから，グラフト感染による瘤再発の可能性が高い．救命のための一手段としてステントグラフトが適応となることがあるが，長期的には感染巣の切除と非解剖学的血行再建術が必要である．ただし，Semba ら[5]は手術不能な胸部大動脈の感染性動脈瘤に対してステントグラフトを留置し，よい結果が得られたことを報告している．またグラフトの素材に生体材料を用いた報告[6]も見られる．いずれにしてもやむを得ず人工血管によるステントグラフトを用いて治療を行った場合には生涯にわたって抗生物質の経口投与を行う必要がある．

④仮性動脈瘤は人工血管置換術後の吻合部や人工血管の破綻，穿孔性損傷あるいは鈍的外傷後に生じることがあるが，ステントグラフト留置術のよい適応となる．

⑤特殊な動脈瘤としてベーチェット病や高安病によるものがあるが，報告も少なくステントグラフト留置による治療の意義も不明である．

各論的に述べると，本邦においてステントグラフト留置術は認可された治療法ではないため，それぞれの施設が独自に準備した材料を用いている．現状ではハンドメイドのものが多く，ステントグラフトの形式，材質や手技といった点でばらつきがある．このため実状としてはステントグラフトの適応はそれぞれの施設の状況によって異なる．いずれにしてもステントグラフト留置術に際してはそれぞれの施設が必要十分な機器を装備し，知識と経験のあるスタッフを擁して行うべき治療法であることはいうまでもない．

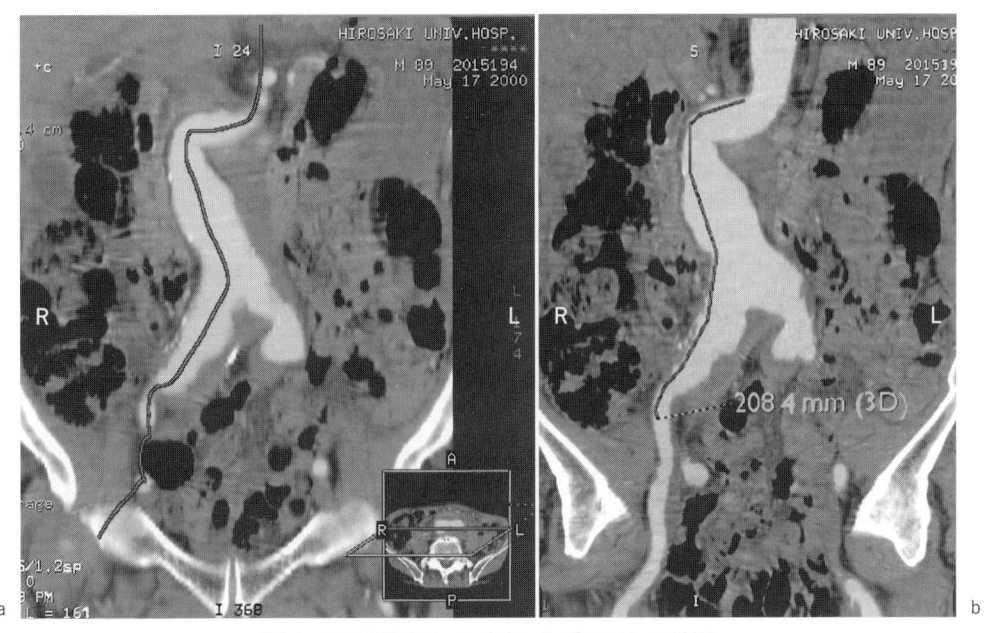

図1　CT画像からのステントグラフトの計測
a：マルチスライスCTから得られた画像から大動脈の中心軸を設定して画像を得る（curved reformation）．
b：大動脈の大弯側に沿ってラインを描き，ステントグラフト全長を測定する．

(2) 手　技

a. ステントグラフトの設計と作製

　設計のための画像診断としてはヘリカルCTにより得られる3DイメージとIA-DSAが有用である．CTでは多断面の画像データをワークステーション上で3次元処理を行う．瘤を含めた腹部大動脈から腸骨動脈にかけての中心軸を設定し，これに沿って直交する断面を表示する（Curved reformation）．これから大動脈瘤の解剖学的な解析を行い，留置すべきステントグラフトの形式を決定する．その後ステントグラフトの形式に基づき，その全長，neckの径などを測定していく．その際，瘤長の測定は大弯側に沿って行う（図1）．DSAではマーカー付きカテーテルなどを用いて血管長の計測を行い，CTによって得られた情報について大きな誤差がないかどうかを確認する．ただし，neck径の測定においてCTでは過大評価する傾向があり，DSAでは過小評価する傾向がある．このため両者の結果については乖離の見られるのが通常である．ステントグラフトを設計するうえでの人工血管の径はCTで得られた大動脈径より10〜20％大きいものを選ぶことが多い．

　瘤長の測定はもっとも難しく留置時に大動脈瘤内のどの部分にステントグラフトが納まるかによっても異なるが，CTとDSAとの情報をつきあわせてステントグラフトの全長を決定する．以上が設計の行程であるが，詳細に検討したつもりであっても実際にはイメージ通りにいかないことがある．ステントグラフトの全長は若干長めでもかまわない．しかし，内腸骨動脈をどうしても温存しなければならない時には，全長を少し短めにしておく．もしステントグラ

ヘリカルCT
3Dイメージ
DSA

Curved reformation

マーカー付きカテーテル

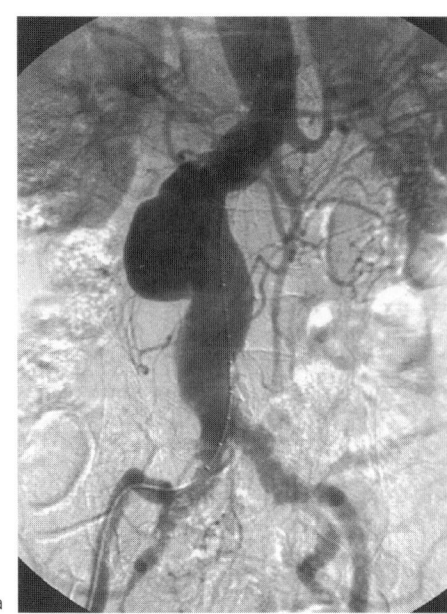

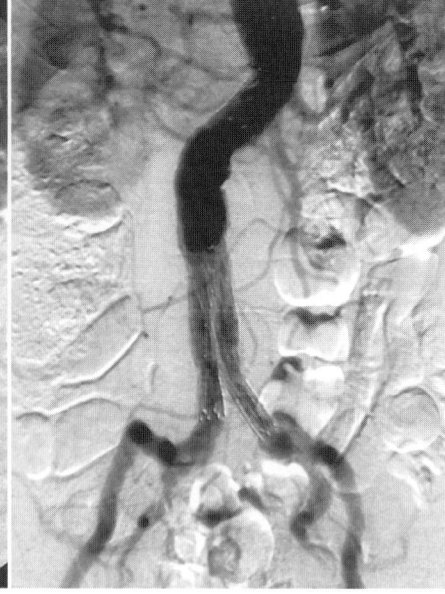

図2 【症例】84歳，男性
a：ステントグラフト留置前；最大径6cmの腹部大動脈瘤を認める．厚い壁在血栓により瘤の形態は複雑となっている．
b：ステントグラフト留置後；Bifurcated typeのステントグラフトを留置後．エンドリークは見られない．

フトの長さが不足した時には短いステントグラフトでつなぐという方法もある．腹部におけるステントグラフトの形式には3型あり，それぞれ，①straight type，②tapered type＋crossover bypass，③bifurcated typeとなっている．血行力学的に生理的なものは，①，③であるが，実際は，①の適応となる症例は少ない．症例の多くは大動脈から腸骨動脈にかけての屈曲や蛇行を認め，また留置後に生じるといわれる大動脈瘤の形態変化を考慮すると，②を選択するのが無難であろう．③の適応となる症例はproximalおよびdistal neckに形態上の問題のない症例に限られる（図2a，b）．われわれの施設においても腹部大動脈瘤の25例中，①は4例，②は16例，③は5例であり，解剖学的な問題から，②を選択することが多い．

ステントグラフトは基本的にはそれぞれの施設で作製する必要があるが，他の施設から提供してもらうこともままある．近年は海外のメーカーによって製造されたステントグラフトを用いている施設もある．ハンドメイドであるがIwaseら[7]はリング状のNitinol stentをダクロンで被覆し，さらに分枝再建も可能なステントグラフトを開発している．ステントグラフトの骨格となる金属ステントには気管用として認可されているoriginal Gianturco Zigzag stent（径20mm～40mm，長さ25mm）が転用されることが多いが，独自のステントを開発している施設もある．

グラフトの材料となる人工血管には平織りのポリエステルが使用される．デリバリーシステムを小さくする必要性から当初は薄く高有孔性のものが用いられていた．しかし最近はグラフト破綻の問題などから，デリバリーシステムをある程度大きくしてでも低有孔性のものを用いる傾向にある．

Straight type
直管型のステントグラフト．上下のneck径が同一であり，大動脈瘤内にdistal neckを確保できるもの．

Tapered type＋crossover bypass
遠位側がテーパー状に細くなっているステントグラフト．Distal endを一側腸骨動脈に設置し，対側腸骨動脈への流血確保のためにcrossover bypassを造設する．

Bifurcated type
Y字型のステントグラフト．基本的に本体と一脚からなる2ピース構造となっている．留置の際は動脈瘤内で両者を組み立て完成させる．

Gianturco Zigzag stent

平織り

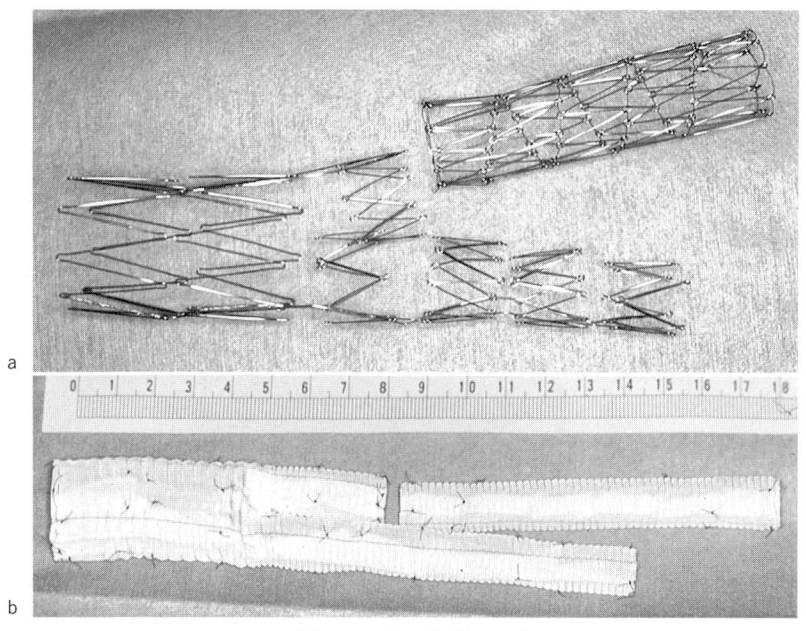

図3 ステントグラフト
a：ステントグラフトの骨格
　　ステント本体は市販のもの（大）とハンドメイドのもの（小）とをそれぞれ長軸方向のワイヤーに固定し，連結する．金属同士の固定には電気溶接器と無鉛はんだを用いている．脚はハンドメイドで作製，あるいは市販のスパイラルZステントを用いる．
b：UBEの薄膜グラフトとステントとを5-0プロリン糸で縫着させる．

　われわれの施設ではステントグラフトの骨格はoriginal GZ stentのそれぞれを長軸方向に長いステンレスワイヤー（SUS 314）を用いて連結して作製している（図3a）．ステントとワイヤーは電気溶接と無鉛はんだで強固に接合しており，破損に強い構造としている．この骨格に薄い平織りのポリエステル製の人工血管（宇部メディカル社製）を5-0ナイロン糸で縫着している（図3b）．グラフトを選択するうえで重要なことであるが，人工血管径を実測すると，ほとんどの場合メーカーが表記している値よりも約2mm小さいという事実である．

b. ステントグラフト留置手技

　留置手技は血管造影室で行われる場合と手術室で行われる場合とがあるが，施設によって事情が異なるためどちらが良いかは一概にはいえない．しかしながら，留置不成功による開腹手術への移行，感染のリスク，シースによる腸骨動脈の損傷といった問題があるため，DSA機能を備えたX線透視装置と造影剤注入器があれば手術室で行った方がよい．また麻酔は局所麻酔と全身麻酔の場合があるが，われわれの施設ではほとんどが全身麻酔下に手技を行っており，局所麻酔下に留置したのは高度肺気腫と担癌症例の2例のみである．

　留置手技を確実に行うための第一歩はシースとステントグラフトを安全に留置部位まで運ぶことであり，このためにはガイドワイヤーのpull through法が有用である．大腿動脈を露出した後，左上腕動脈に5Fシースを挿入して血管確保を行う．ガイドワイヤーを上腕動脈から挿入し大腿動脈の切開部から導

pull through法

出する．ガイドワイヤーを軸としてその両端を牽引して緊張を加えながら目的とする部位までステントグラフト用シースを運搬する．ステントグラフトのシース内への充填法はシースの構造によって異なり，after loading 法とpreloading 法とがある．用いるシースの材質や肉厚にも関係すると思われるが，after loading 法の場合，シースの経路の屈曲蛇行が強かったりすると内筒を抜去した直後にシース折れが生じることがある．いったんシース折れが生じるとそれ以降，ステントグラフトを送り出すことはきわめて難しくなってしまう．Preloading 法の場合はシース内に pull through にしたガイドワイヤーを通したままでステントグラフトをリリース可能であるため，シース折れは起こりにくい．しかしながら preloading 法ではステントグラフトのリリース後に先端チップを回収する必要があり，それに伴うトラブルも時々経験される．こうしたことへの対応策も普段から十分考えておく必要がある．

充填法
after loading 法
preloading 法

　ステントグラフト留置手技の手順は形式によって異なる．Tapered type＋crossover bypass は本体の留置前に対側腸骨動脈に閉塞用ステントグラフトを留置しておく．また2ピース構造を採用している bifurcated type では，本体留置後に対側腸骨動脈から短脚内に腸骨動脈用のステントグラフトを差し込み，大動脈瘤内で逆Y字形を完成させる．

　手技上でもっとも注意が必要なのはシースからステントグラフトをリリースする瞬間である．正確に留置するには直前の DSA による位置決めと血圧コントロールが重要である．シース位置を決めた後にプッシングロッドを固定後，その後も細かく調節しながらシースを手前に引きつつリリースを開始する．ステントグラフト上端が開き，最初のステントが大動脈壁に着地したらシースを引く速度を早めて速やかにリリースする．時間をかけているとステントグラフトが脈圧を受け全体が下流へと流されミス留置となることがある．

　また，ステントグラフト本体を挿入する腸骨動脈の選択も重要である．通常は径が大きく蛇行がより少ない側を選択するが，動脈瘤が左右に屈曲蛇行している場合は瘤の大彎側となる腸骨動脈からアプローチした方がリスクは少ない．もしも小弯側からアプローチするとした場合，リリース最中におけるシース先端の軌跡は大動脈瘤の大弯側に近いラインをたどる．このような場合，ステントグラフトとシースとのなす角度が大きくなり，リリース中のステントグラフトがシースによって支えられる力を失ってしまう．このため，ステントグラフトが下流に流されやすくなりミス留置が起こる．大動脈瘤の大弯側の腸骨動脈からのアプローチではシースがステントグラフトを下方から支える形となるためミス留置は起こりにくい（図4）．

　リリース後は確認の DSA を行い，エンドリークの有無を確認する．エンドリークが認められれば neck に対してバルーン拡張術を行い，ステントグラフトと neck の動脈壁とを密着させて消失を図る．エンドリークの残存がみられる場合の処置については合併症の項で後述する．

(3) 成　　績

a. 初期成功率

　初期成功とは目的とする部位にステントグラフトが留置されることとエンドリークのないことである．報告によると初期成功率はおおむね70〜100％と

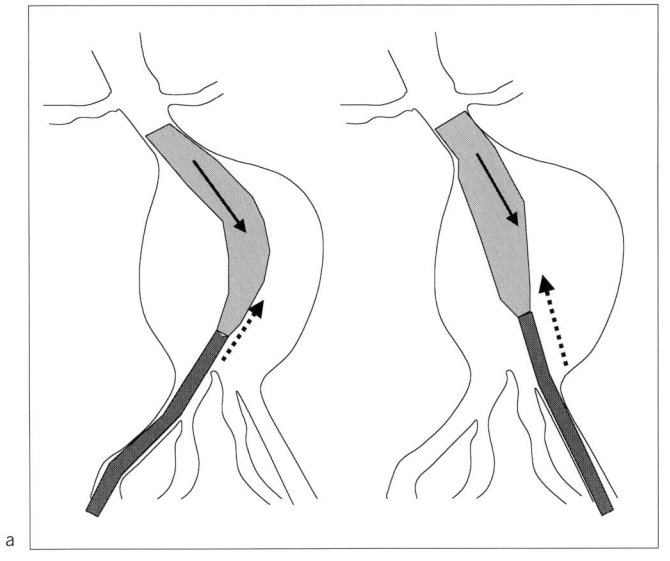

図4　大動脈瘤の形態とシース挿入経路との関係

a：大動脈瘤の小弯側からアプローチすると，ステントグラフトとシースとのなす角度が大きくなってしまう．このためリリース中にシースがステントグラフトを支える力は弱くなりミス留置が起きやすい．

b：大動脈瘤の大弯側からアプローチするとステントグラフトとシースとのなす角度は小さい．リリース中にはシースがステントグラフトを十分に支えるため，安定した留置が可能である．

されている．われわれの施設での初期成功は25例中20例で得られ，成功率は80％である．不成功の原因はステントグラフトの設計や留置に関するものである．解決可能なものも不可能なものも含めて，トラブルの多くは当科で治療を開始した第1例目から第10例目までの間に発生している．ここには明らかに learning curve が存在していると考えられ，経験の積み重ねが重要である．

b. 中期成績

中期の成績も報告され始めている．1994年に設立された EUROSTAR (EUROpean collaborators on Stent-graft Techniques for abdominal aortic Aneurysm Repair) では，およそ2000例を超える症例が登録されている[8]．いくつかの中間報告がなされており，Harris ら[9] によると術後30日以内の死亡が3.4％，エンドリークの残存が15.7％，経過期間中の新たなエンドリークの発生をみたものが18％となっている．また Cuypers ら[10] はエンドリークが一時的な場合はその後の大動脈瘤径の縮小が認められるものの，エンドリークが持続する場合では瘤径の縮小は認められなかったとしている．さらに6ヵ月後と18ヵ月後における持続的なエンドリークを認めないものは93％と90％であり，18ヵ月の累積生存率は全体が88％，持続的なエンドリークを認めたものが79％であったと報告している．いずれもエンドリークがステントグラフト留置術における大きな課題であることを表明している．

c. 遠隔期成績

臨床応用されてから日が浅いこと，また初期の例については他病死の多いことなどから遠隔期の成績については今後の報告をまたねばならない．

⑷ 合併症

　術野に対して直達的に行われる手術と異なり，ステントグラフト留置術は透視下に遠隔操作で行われるため，いったんトラブルが起こるとリカバリーは困難である．さらに適応となる症例は，元来外科的手術が困難であるという背景を考えると，トラブルが致命的なものになる確率は高い．

　留置手技に関連する合併症としてはシース挿入によるものとステントグラフト自体に起因するものとがある．シース挿入時にはシース先端での大動脈穿孔や損傷，シース挿入から抜去までの腸骨動脈の損傷などがある．用いるシース径が太くなるに従い血管損傷のリスクは高まると考えられるため，デリバリーシステムの細径化が課題である．ただし，細径化のためにグラフトの素材を脆弱なものにするわけにはいかない．またハンドメイドということもあってわれわれの施設における現時点での標準的なシステムは 18〜22 F となっている．シース挿入を安全に行うための手法としては前述した pull through 法を用いている．

　シース挿入部ではシースおよび局所からの出血，感染，リンパ瘻，仮性動脈瘤，動静脈瘻，血腫，動脈閉塞といった事象が起こり得る．出血防止のためにはよいデバイスを準備して手技を丁寧に行うこと，感染予防には部屋の清潔性の確保と糖尿病など易感染性要因の制御，またリンパ瘻を生じさせないためには切開部において止血とリンパ管を含めた結紮を丁寧に行うなど，基本的な事柄を確実にする．

　ステントグラフトに関する1次的な合併症としてステントグラフトの閉塞，ステントグラフトの破壊，変形などがある．留置によって生じる2次的な合併症としてはエンドリーク，腸管虚血，腎動脈および内腸骨動脈の閉塞，塞栓症といったものがある．

> 腸管虚血

　ステントグラフトの閉塞は bifurcated 型のステントグラフトの片側の脚に起こることが多く，われわれの施設でも術後早期での閉塞を1例経験している．ただし，血栓溶解療法とステント留置の追加により事なきを得ている場合が多い．ステントグラフトの破壊，変形はステントグラフトの素材の問題と瘤の縮小や短縮に伴って起こることが多い．ステントグラフトのデザインについては好みの問題もあるが，当施設では大動脈瘤の形態が複雑なもの，大きな径のものについては tapered type＋F-F crossover bypass の組み合わせを用いている．またステントグラフトのデザインに関わらず，長軸方向にしっかりとした骨格をもったステントグラフトが好ましいと考えている．

　エンドリークは一度発生するとそれが小さいものであっても瘤破裂へとつながる可能性がある．エンドリークは type I〜IV の四つの型に分けられる[11]．

> Ⅰ型　宿主大動脈の neck とステントグラフトとの物理的な間隙によるリーク．血流はステントグラフト周囲を取り巻き，動脈圧は大動脈瘤壁へと伝播するため瘤破裂のリスクが残存する．
>
> Ⅱ型　腰動脈や下腸間膜動脈などの側枝から大動脈瘤内へ流れ込むより複雑なリーク．動脈圧は大動脈瘤壁に伝播するため，側枝の遮断を必要とすることがある．
>
> Ⅲ型　グラフト素材の亀裂，断裂，劣化やグラフト接合部から生じるリー

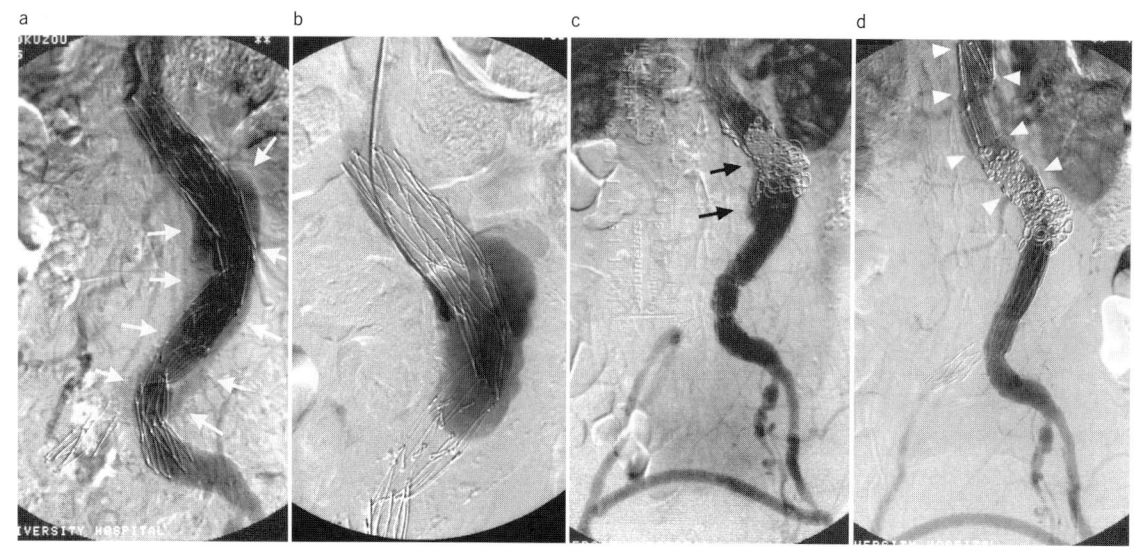

図5　I型のエンドリークへの対処方法
a：術後のIV-DSAでステントグラフト留置後においてI型のエンドリークを認めた（⇨）．
b：エンドリークに対するコイル塞栓術；左上腕動脈からエンドリーク内にカテーテルを挿入し金属コイル86個を用いて塞栓術を行った．
c：コイル塞栓術後のIV-DSA；エンドリークは残存した（→）．
d：ステントグラフト再挿入後のIV-DSA；最初に留置したステントグラフト内にステントグラフトを追加留置（▷）し，エンドリークは消失した．

　　　　ク．
　IV型　グラフト素材の高有孔性が原因となるリーク．
以上であるが，特にproximal neckからのエンドリーク（type I）はほとんどにおいて術後の瘤径の増大を招く．まずneckの部分に対してバルーン拡張を行う方法があるが，これはステントグラフト径が大動脈のneck径よりも大きい場合に限られる．またバルーン拡張時には拍動によってステントグラフトが移動するリスクも高い．このためコイル塞栓術か追加のステントグラフト留置を検討する．ただし，エンドリークが大きければコイル塞栓術のみで消失させることは困難であるので，可能であればステントグラフトの追加留置を行う（図5a，b，c，d）．また側枝からのback flowなどによるエンドリーク（type II）については一時的なものも多く含まれるので，3ヵ月程度は経過観察とするが，瘤径の変化について細かく注意する必要がある．持続するエンドリークにより瘤径の増大は誘発されないという報告[12]もあるが，瘤径が大きくなるものについては追加治療を要する．まずコイル塞栓術を行うが，それが完遂できなければ手術を検討する．また留置直後にはエンドリークのなかったものが，しばらくしてから出現することが報告[13,14]されている．

　さらにはステントグラフト留置が成功し，明らかなエンドリークを認めなくとも瘤径拡大が持続する"エンデンション"の問題が報告[15]されており，これについては手術以外に解決策を得るのは困難である．いずれにしてもCTおよびDSAによる経過観察は必要である．

コイル塞栓術

エンデンション

まとめ

　腹部大動脈瘤の破裂による突然死は本邦において年間数千例に及ぶと推定される．腹部大動脈瘤に対する社会の認識は"お腹を大きく切り開けて大動脈にできた瘤をとってもらう"であり，高齢者では手術に対する精神的障壁が大きいのも事実である．また治療に携わる血管外科医とスタッフの許容量にもおのずと限界がある．開腹しなくても腹部大動脈瘤を治療できる可能性のあるステントグラフト留置術は，治療される側にとっても治療する側にとっても侵襲が少なく魅力的な治療法である．社会的な期待とニーズは大きいが，現時点ではステントグラフトは発展段階であり，その予後について楽観的な立場で適応を考えることは慎むべきである．安全な治療法として確立するまでにはさらに時間と経験を必要としており，現在はまだその過程であることを忘れてはならない．

文　献

1) Parodi JC, Palmaz JC, Barone HD : Transfemoral placement of intraluminal graft implantation forabdominal aortic aneurysm. Ann Vasc Surg 5 : 491-499, 1991
2) Alimi YS, Chakfe N, Rivoal E, et al : Rupture of an abdominal aortic aneurysm after endovascular graftplacement and aneurysm size reduction. J Vasc Surg 28 : 178-183, 1998
3) Malina M, Brunkwall J, Ivancev K, et al : Endovascular Healing is Inadequate for Fixation of Dacron Stent-Grafts in Human Aortoiliac Vessels. Eur J Vasc Endvasc Surg 19 : 5-11, 2000
4) Lacquet JP, Lacroix H, Nevelsteen A, et al : Inflammatory abdominal aortic aneurysms : A retrospectivestudy of 110 cases. Acta Chir Belg 97 : 286-292, 1997
5) Semba CP, Sakai T, Slonim SM, et al : Mycotic aneurysms of the thoracic aorta : repair with use ofendovascular stent-grafts. J Vasc Interv Radiol 9 : 33-40, 1998
6) Schneider PA, Abcarian PW, Leduc JR : Stent-graft repair of mycotic superficial femoral arteryaneurysm using a Palmaz stent and autologous saphenous vein. Ann Vasc Surg 12 : 282-285, 1998
7) Iwase T, Inoue K, Sato M : Transluminal repair of an infrarenal aortoiliac aneurysm by a combination ofbifurcated and branched stent grafts. Catheter Cardiovasc Interv 47 : 491-494, 1999
8) Buth J : Endovascular repair of abdominal aortic aneurysms. Results from the EUROSTAR registry. EUROpean collaborators on Stent-graft Techniques for abdominal aortic Aneurysm Repair. Semin Interv Cardiol 5 : 29-33, 2000
9) Harris PL : The highs and lows of endovascular aneurysm repair : the first two years of the Eurostar Registry. Ann R Coll Surg Engl 81 : 161-165, 1999
10) Cuypers P, Buth J, Harris PL, et al : EUROSTAR Data Registry Centre, Department of Vascular Surgery, Eindhoven, The Netherlands. Eur J Vasc Endvasc Surg 17 : 507-516, 1999

11) Beebe HG, Bernahard VM, Parodi JC : Leaks after endovascular therapy for aneurysm : detection andclassification. J Endovasc Surg 3 : 445-448, 1996
12) Resch T, Ivancev K, Lindh M, et al : Persistant collateral perfusion of abdominal aortic aneurysm afterendovascular repair does not leal to progressive changes in aneurysmal diameter. J Vasc Surg 28 : 242-249, 1998
13) Wain RA, Marine ML, Ohki T et al : Endoleaks after endovascular graft treatment of aortic aneurysms : Clasificaton, risk factors, and outcome. J Vasc Surg 27 : 69-78, 1998
14) Midorikawa H, Hoshino S, Iwaya F, et al : Graft-Wall Endoleak 18 Months After Successful EndoluminalAAA Repair. J Endovasc Surg 6 : 251-255, 1999
15) White GH, May J, Petrasek P, et al : Endotension : An Explanation for Continued AAA Growth AfterSuccessful Endoluminal Repair. J Endovasc Surg 6 : 308-315, 1999

(野田　浩／淀野　啓)

12 閉塞性動脈疾患

A. 腸骨動脈の血管造影とPTA

1. 腸骨動脈の血管造影

(1) 疾患の知識

a. 慢性動脈閉塞

腸骨動脈領域では閉塞性動脈硬化症（arteriosclerosis obliterance；ASO）によるものが多い．好発年齢は50歳以上の男性で基礎疾患に高血圧，糖尿病，高脂血症があることが多く，脳血管障害や虚血性心疾患の合併が多い．

b. 急性動脈閉塞

心腔内血栓の飛来などによる動脈塞栓症と閉塞性動脈硬化症の急性増悪などによる急性血栓症に分類される．心腔内血栓の原因疾患としては，心房細動，僧帽弁狭窄症，心筋梗塞後の心室瘤が多い．閉塞性動脈硬化症の急性増悪は発症前からFontaine分類の症状を有し，低血圧，脱水，抗凝固療法の突然の中止などが原因となる．好発年齢は50歳から70歳で性差はないとされている．

> 閉塞性動脈硬化症
>
> Fontaine 分類
> I度：冷感，しびれ感，Raynaud症候群 etc
> II度：間歇性跛行
> III度：安静時疼痛
> IV度：潰瘍，壊疽

(2) 血管造影所見

動脈硬化性変化に乏しく分岐部付近に突然の閉塞が見られる場合は塞栓症の可能性が高い．他部位にも動脈硬化性変化が強く側副路の発達がみられ動脈起始部より閉塞が見られる場合は塞栓症が疑われるが，両者の鑑別は困難なことも多い．

2. バルーンPTA

(1) 適　応

骨盤下肢領域におけるPTAの適応は間歇性跛行，安静時疼痛，虚血性潰瘍・壊疽形成などFontaine分類II度以上が適応とされているが，技術的な面

> PTA

からはガイドワイヤーの通過と病変に合うバルーンカテテルが存在すればすべての病変に施行可能である．そのなかでも良い適応は，①限局性の狭窄，②10 cm 以下の短い病変，③石灰化を伴わないもの，④末梢の run-off が良好なもの，⑤発症後 1 ヵ月～1 年のものである．

(2) 手　技

a．アプローチ

患側大腿動脈からのアプローチは成功率が高く，病変までの距離がもっとも短く，ガイドワイヤーやカテテルの操作が容易などの利点があり，通常この経路で施行されることが多い．しかし，拍動が触知しにくく，患肢の血流を妨げる可能性があるといった問題点がある．対側大腿動脈からのアプローチは比較的距離が短いことや患側の血流を妨げない，血栓溶解剤の動注が併用できるなどの利点があるが，bifurcation 部分の角度でカテテル操作が困難となるといった問題点がある．上腕動脈からのアプローチでは大腿動脈アプローチでシース挿入部付近の病変，対側大腿動脈からのアプローチが困難な症例に用いられる．しかし，個々の症例で病変の部位や数によりもっとも適当な方法を選択することが大切である．

b．ガイドワイヤー

ガイドワイヤーの病変部の通過が PTA 成功の鍵であり，アングル型の親水コーティングされたガイドワイヤーが用いられることが多い．しかし，すべりの良いガイドワイヤーは内膜下にも挿入されやすく十分な注意が必要である．

c．カテテル

バルーン径は Inflate 時の径が病変前後の動脈の内径を超えないものを使用することが多い．大きすぎるバルーンの使用は動脈解離や破裂の危険があり，小さすぎると残存狭窄や再閉塞になる可能性がある．一般には総腸骨動脈で 8～10 mm，外腸骨動脈で 6～8 mm の径が用いられる．

d．拡張手技

まず，ガイドワイヤーを狭窄部を越えて通過させ，バルーンカテテルを病変部に誘導し，バルーンの中心が狭窄部に一致するようにカテテルを固定する．約 2 倍に希釈した造影剤を使用し，圧力計を見ながら最高耐圧に注意し，徐々にバルーンのくびれが消失するまで 30 秒～60 秒加圧する．狭窄が消失することを目標に，数回繰り返し施行する（図 1）．この操作で粥腫および内膜・中膜に亀裂・断裂を生じさせ血管壁の機械的拡張を行う（図 2）．病変の評価は，狭窄率を 30% 以下にすることを目標にするが，この他，圧測定用カテテルを用い動脈内圧較差が 5 mmHg 以下にすることが成功の指標になる．また，術前・術後の動脈硬化の粥腫や内膜の評価には血管内超音波（Intravascular ultrasonography；IVUS）が有用である．

e　薬物療法

PTA による内膜損傷に伴う血栓形成の予防としてアスピリンや塩酸チクロピジンなどの抗血小板剤の経口投与を術前 3 日前，術後数週間から数ヵ月程度行う．バルーン PTA の術中には末梢での血栓形成の防止にヘパリン 5000 単位を経カテテル的に動注する．また，術中の動脈れん縮に対してはリドカイン，パパベリン，ニトログリセリンなどを経カテテル的に動注することもあ

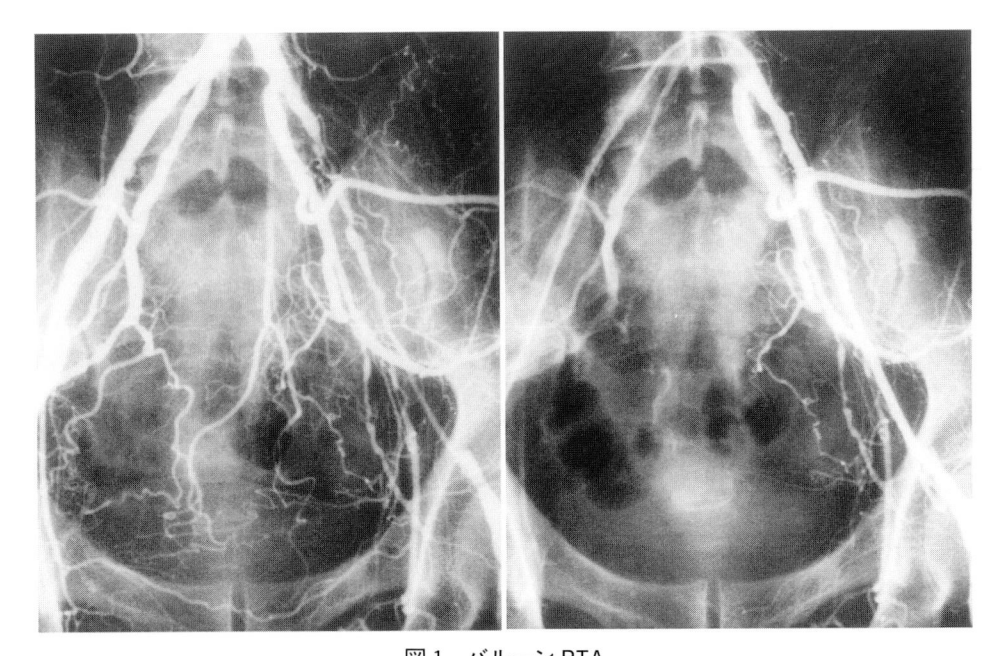

図1 バルーンPTA

【症　例】72歳，男性，Fontaine Ⅱ度
　　　　　左外腸骨動脈に広範囲な狭窄を認めた．PTA後，狭窄は著明に改善した．

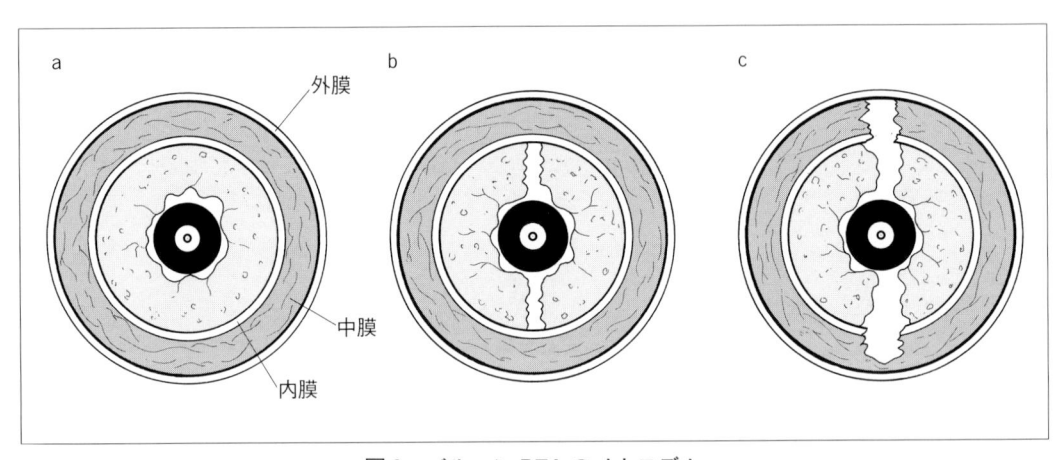

図2 バルーンPTAのメカニズム
アテローマ，内膜，中膜の断裂により血管径の拡張が得られる．

る．

(3) 成　績

　腸骨動脈狭窄に対するPTAの初期成功率は95%前後であり，臨床症状の改善はそのうちの約90%に見られると報告されている．長期成績は，本邦で2年開存率が80%，5年開存率が70%と報告されている．

(4) 合併症

もっとも頻度が高いものは穿刺部血腫であり，もっとも重篤なものは血管破裂や内膜解離などによる急性閉塞である．血管破裂は適切な径のバルーンカテーテルの選択や圧測定を行うことにより頻度は比較的稀である．内膜解離は，ガイドワイヤー操作に原因があることが多く，慎重な操作が必要である．内膜解離が起こってしまった場合は，ステント留置や血栓溶解療法が有効なこともある．これらの合併症に対しては十分な知識とdeviceの選択そして血管外科医との連携が不可欠である．

3. ステント治療

ステント

(1) 適　　応

医原性に生じた血管内膜剥離による末梢の急性虚血に対して緊急処置として用いられることが多かったが，最近では，①PTAや局所線溶療法での残存狭窄や再狭窄，あるいは，②PTA中の内膜解離，③弾性リコイル（バルーンで拡張した血管がすぐにもとの狭窄状態に戻ること）も良い適応で，④血管壁に潰瘍形成や石灰化を伴う例，⑤完全閉塞例，⑥仮性動脈瘤も相対適応と考えられる．一方，禁忌としては，①ガイドワイヤーが誘導できない病変，②PTAで十分な拡張が得られない高度石灰化病変，③凝固障害の既往のある患者，④抗血小板療法や抗凝固療法を禁忌とする患者などがあげられる．

弾性リコイル

(2) 手　　技

a. アプローチ
同側大腿動脈からの逆行性アプローチが通常である．また，ガイドワイヤー操作が安全とされる対側大腿動脈からの順行性アプローチ（クロス・オーバーアプローチ）もなされることがあるが，bifurcation部分をカテーテルが通過しないことがある．この場合は両側大腿動脈をガイドワイヤーで結ぶいわゆる"シシカバブ法"が有用なことがある．

クロス・オーバーアプローチ

シシカバブ法

b. ステントの種類
本邦ではバルーン拡張型ステント（Palmaz stent™）（図3）と柔軟性の高い自己拡張型ステント（Easy Wallstent™）が保険適応となっている．自己拡張型は長軸方向に短縮する傾向があり総腸骨動脈分岐部付近ではバルーン拡張型を，それより末梢の屈曲のある血管には自己拡張型を使用するのが一つの目安である．

c. 病変部の計測
病変部の正確な計測が必須である．最近のDSAの装置は正確な計測が可能となっているが角度により実際の値とは多少ズレが生じる場合があり，メジャーワイヤー，メジャー付きカテーテルによるキャリブレーションを行う．

メジャーワイヤー

メジャー付きカテーテル

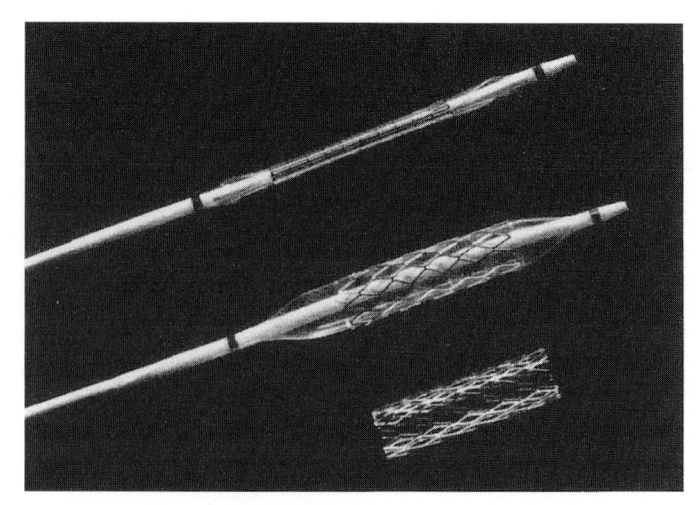

図3 バルーン拡張型金属ステント（Palmaz stent™）

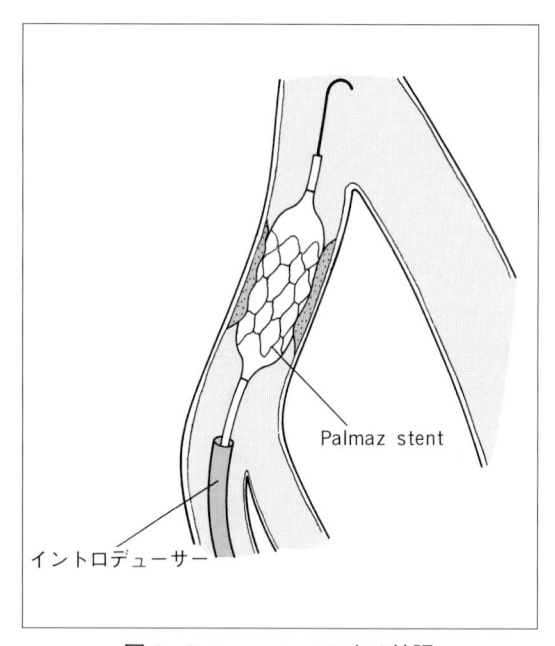

図4 Palmaz stent による拡張

d. ステント留置

弾性リコイルを見込んで狭窄部前後の血管径よりやや小さい径のバルーンカテーテルで狭窄部を前拡張しておく．ステント径の選択は狭窄部前後血管径より 10〜15%（1〜2 mm）程度大きいものとし，ステントを留置する（図4）．自己拡張型を用いる際は後拡張（病変部前後の血管径と同サイズのバルーンによる）が奨められる．同一部位に複数個留置するときは断端を重ね stent over stent の形にする（図5）．また，両側に病変が存在する場合でも施行が可能である（図6）．留置前後の血管内膜評価としては血管内超音波（IVUS）が有用でステント密着度，解離部分の評価が可能である．

stent over stent

IVUS

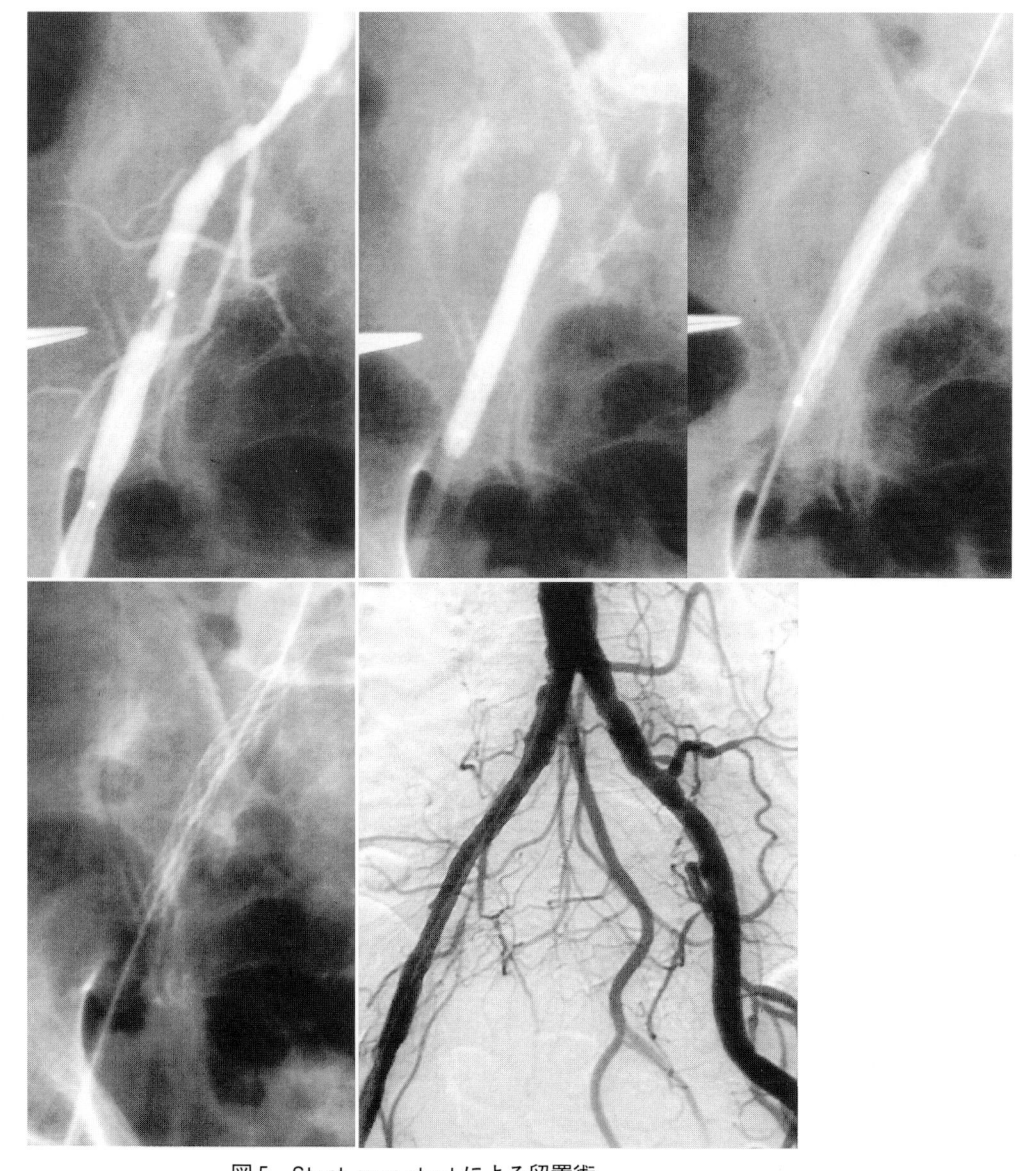

図5 Stent over stent による留置術
【症　例】64歳，男性，Fontaine Ⅱ度
39 mm 径の Palmaz stent 7 mm 長と 5 mm 長のものを 5 mm 重ねて留置した．

(3) 成　績

初期成功率は 97〜100％で1年開存率も 81〜95％と PTA 単独治療と比較し良好な成績が得られている．

(4) 合併症

バルーン PTA の合併症と同様に穿刺部血腫が多いが，ステント留置後の急

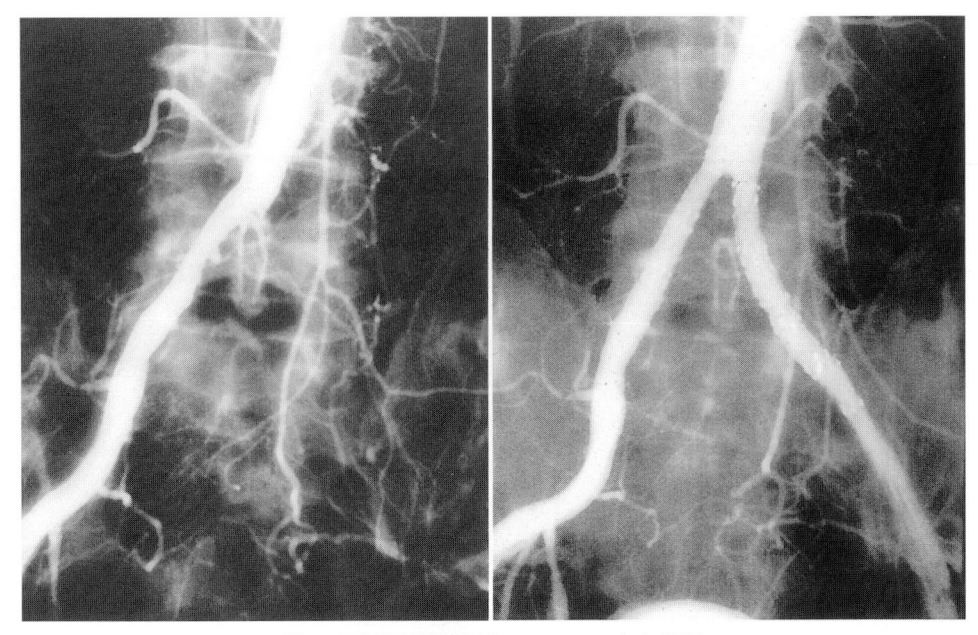

図6 両側総腸骨動脈にZ-ステントを留置

【症　例】78歳，男性，Fontaine II度
左総腸骨動脈起始部で弾性リコイル現象を認めたため kissing technique を用い，両側総腸骨動脈にZ-ステントを留置した．留置後，血流の完全回復を認めた．

性血栓閉塞症の頻度も比較的高い．特に術前に run-off が不良な例に多く適応決定に慎重を期すべきである．

kissing technique

4．血栓溶解療法

(1) 適　　応

　当初の適応は，心房細胞などによる血栓塞栓症，動脈硬化症に合併した急性血栓症，バイパス術後のグラフト閉塞などであったが，最近では慢性閉塞性病変にもバルーン PTA と併用され有用性が報告されている．しかし，出血性病変や血液凝固異常では禁忌である．

(2) 手　　技

　血流に対し順行性に薬剤注入を行うため，対側大腿動脈よりアプローチするのが通常である．ガイドワイヤーを血栓内に先進させ，血栓内にカテーテル先端を wedge するかたちで留置する．薬剤の注入には，通常ウロキナーゼが用いられることが多い．欧米では t-PA を使用しているが，本邦では保険適応の問題で使用困難である．ウロキナーゼ使用量は一般に，12000～24000 IU/min を用手注入し，総量 480000～720000 IU を目標とする．血栓の部分溶解が得ら

ウロキナーゼ

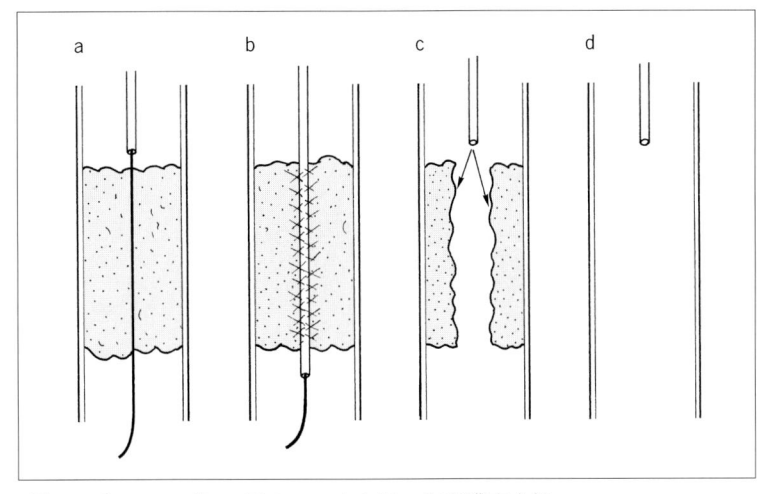

図7 パルススプレーテクニックを用いた高濃度血栓
溶解剤動注と低濃度血栓溶解剤の持続動注の併用
a：ガイドワイヤーを血栓内に貫通させる．
b：パルススプレーカテーテルを血栓内に留置し血栓溶解剤を注入．
c：血流再開後，残存血栓の中枢側より血栓溶解剤の低用量持続注入を行う．
d：血栓の完全消失を確認し終了．

れれば，最大48時間まで12000〜24000 IU/h を持続注入する．また，カテーテル周囲の二次血栓を予防するため，500 U/h のヘパリンを経静脈性に投与する．

血栓溶解を急ぐ場合，ウロキナーゼをスプレー状に血栓内に圧入・浸透させるパルススプレーテクニックを併用する（図7）．また，最近では高圧ジェット水流による Venturi 効果を利用し血栓を粉砕させ回収する mechanical thrombectomy catheter が市販されている．これらは，短時間の血栓溶解が可能で，ウロキナーゼの使用量が減少でき症例に応じて用いるのも有用である．

> ヘパリン

> パルススプレーテクニック

(3) 成　　績

ガイドワイヤーが通過するような柔らかい比較的急性期の血栓の場合，初期成功率はほぼ100％で，ガイドワイヤーが通過困難な器質線維化した血栓でも初期成功率は80％程度と報告されている．

(4) 合併症

手技に伴うものと血栓溶解剤使用によるものに大別される．手技に伴うものは，ガイドワイヤーによる血管穿破や内膜剥離，血栓溶解や拡張術の併用に伴う病変部末梢の閉塞である．血栓溶解剤使用によるものは，穿刺部からの出血・血腫が高率で起こり，この他にも稀に消化管出血や頭蓋内出血が報告されている．

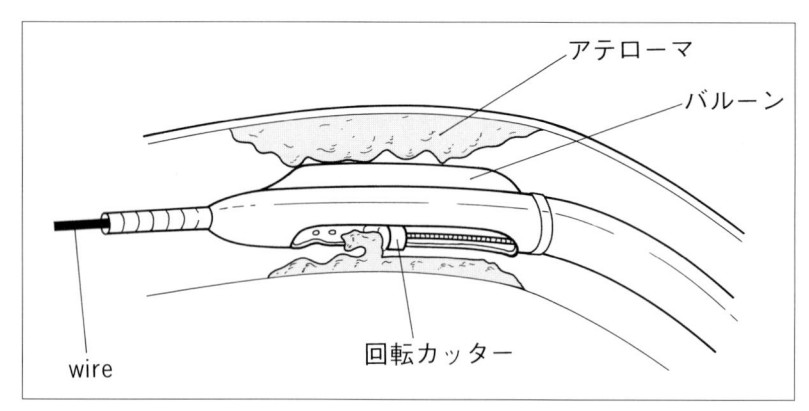

図8 アテレクトミーカテーテル（over the wire type）

5. アテローマ切除術

(1) 適　応

　アテレクトミーカテーテル（AtheroTrack™）（図8）は構造上ハウジングと呼ばれる金属製の円筒部分があるため屈曲蛇行の強い病変には使用困難で適応が限られる．屈曲蛇行が少なく限局性病変であれば，①偏心性狭窄や弁状・膜様の形態を呈する病変，②バルーンPTAで弾性リコイルを起こすような硬化性病変や石灰化病変がよい適応と考えられる．

(2) 手　技

a. アプローチ
　構造上対側からのアプローチができないために腸骨動脈領域の場合，患側大腿動脈から逆行性にアプローチする．なお，ロングシースを用いるとカテーテルの先進が容易となることがある．

b. アテローマ切除
　アテローマ切除に先立ち血管造影を行い，狭窄部前後の正常部血管径を計測する．この計測値をもとにカテーテルの作動径（ハウジングと拡張させたバルーン径）を決定する（通常5.3 mm〜7.0 mm）．次に，ガイドワイヤーを先行させながらカテーテルを狭窄部まで誘導し，ウィンドウを病変部にあててカッターを手前に引く．バルーンを2.5気圧まで加圧し，ウィンドウを病変部に密着させ，カッターをモータードライブ駆動装置で回転させながら5〜10秒かけて透視下でゆっくりと前進させてカッティングを行う．カッターをハウジングの先端まで進めて1回の操作が終了する．他方向のアテローマ切除は，バルーンをdeflateさせて透視下でウィンドウの位置を20〜45°時計方向に回転させる（反時計回りに回転するとコレクションチャンバーとノーズコーンがゆるむ危険性がある）．切除したアテローム片がウィンドウから血管内に逸脱しない

ようにバルーンを1気圧にInflateしてカッターを手前に戻し，2回目以降のカッティングを繰り返す．狭窄率を30％以下にすることを目標にする．アテローマ切除後の血管内超音波（IVUS）は有用で切除の効果を血管断面像で評価できる．

(3) 成　績

初期成功率は90％以上とする報告が多いが，長期成績ではバルーンPTAとの有意差はないとする報告も多い．

(4) 合併症

カテーテル径がやや大きく穿刺部血腫の頻度が高いとされている．末梢塞栓やカテーテル内膜下挿入の報告もある．

文献

1) 川俣博志，飯田英次：急性四肢動脈閉塞．救急疾患のIVR（隈崎達夫，石川徹，編）．メジカルビュー社，東京，p94-95, 1998
2) 後藤靖雄：血栓溶解療法．末梢血管形成術（PTA）．IVR手技，合併症とその対策（山田章吾，石橋忠司，編）．メジカルビュー社，東京，p259-264, 1998
3) K. Wayne Johnston : Iliac Arteries : Reanalysis of Results of Balloon Angioplasty. Radiology. p207-212, 1993
4) Stanley Baum : Abram's Angiography Arteriography of the Patient with Previous Aortoiliac Interventions. Little, Brown and Company, BOSTON, p1681-1695, 1997
5) 清治和将：ステント治療．IVR手技，合併症とその対策（山田章吾，石橋忠司，編）．メジカルビュー社，東京，p270-278, 1998
6) 成松芳明，平松京一：動脈の狭窄・塞栓性病変に対するIVR．画像診断 19(3): 257-269, 1999
7) 佐藤守男，山田龍作：動脈硬化性病変に対するIVR-動脈硬化性完全閉塞に対する線溶療法について．日本血管造影・IVR学会雑誌 10(1): 31, 1995
8) 中村正人：経皮的アテローマ切除術．IVR手技，合併症とその対策（山田章吾，石橋忠司，編）．メジカルビュー社，東京，p279-283, 1998
9) 栗林幸夫，高宮　誠：動脈硬化性病変に対するIVR-アテレクトミーカテーテルを用いたIVR．日本血管造影・IVR学会雑誌 10(1): 33-34, 1995

　　　　　　　　　　　　　　　　　　　　（伊崎　健太／廣田　省三）

B. 大腿・膝窩動脈の血管造影とPTA

(1) 疾患の知識

　大腿・膝窩動脈領域の閉塞性動脈疾患としては，閉塞性動脈硬化症がその大部分を占める代表的疾患である．他に動脈塞栓症やバージャー病などもあるが，これらが占める割合は圧倒的に少ない．閉塞性動脈硬化症は動脈硬化に基づく線維性内膜肥厚や粥腫形成により血管内腔の狭小化をきたすものであり，病変末梢四肢の虚血症状を呈するものである．臨床的な症状や重症度の判定には，Fontaine 分類や足関節・上腕血圧比（ankle-brachial pressure index；API or ABI）[1]が用いられる．また，末梢動脈拍動の減弱の有無や指趾を中心とした皮膚の色調変化・温度変化にも留意する必要があり，これらの情報はIVRを行う際の責任病変の決定や効果判定の指標の一つとして重要である．

> 閉塞性動脈硬化症
> バージャー病
>
> Fontaine 分類
> API
> ABI

(2) 血管造影所見

　閉塞性動脈硬化症の場合，通常われわれは左上腕動脈からのアプローチで血管造影を行っている．これは，大腿動脈アプローチでは病変によりカテーテルの挿入が困難となったり，高度の狭窄がある場合にはカテーテル自体で血管内腔を閉塞してしまい，末梢の情報が不十分になったりするためである．また，われわれは stepping DSA や bolus chasing を積極的に用いることで，下肢末梢まで一度の撮影でカバーし，使用造影剤量の低減をはかっている．血管造影上の所見は血管の狭窄や閉塞所見であり，病変自体の認識は比較的簡単であるが，治療を念頭において読影を心掛ける必要がある．病変の部位，狭窄の程度，病変前後の血管壁の性状，閉塞長，側副路の発達の有無，血管壁や病変部の石灰化の有無および程度などに留意すべきであり，多発する病変の場合は，虚血の責任病変の同定も重要である．また，特に糖尿病性末梢血管障害が存在する場合は，毛細血管床の障害により血流速度の低下をきたすことがある．病変末梢での血流が極端に低下している場合は，中枢側の病変に対し処置をしてもすぐに閉塞することもあり注意を要する．IVRを念頭におく場合は治療時のアプローチを考える必要があり，総大腿動脈領域の病変の有無は重要である．また，分岐部病変であるか否かは，側枝が主要血管である場合や重要な側副路である場合には重要である．

> stepping DSA
> bolus chasing

(3) IVRの適応

　大腿・膝窩動脈領域での閉塞性動脈硬化症に対するIVRとしてはバルーンPTA，金属ステント，アテレクトミーなどがあるが，いずれの手法を用いても腸骨動脈領域と比較して長期成績は必ずしも良好ではない[2~5]．また，大腿・膝窩動脈領域では比較的低侵襲で手術が可能であり，IVRの適応は慎重に考える必要がある．しかしながら，IVRで低侵襲に治療できることは事実であり，単純狭窄やごく限局した閉塞性病変の場合は積極的適応と考えられる．

> バルーン PTA
> 金属ステント
> アテレクトミー

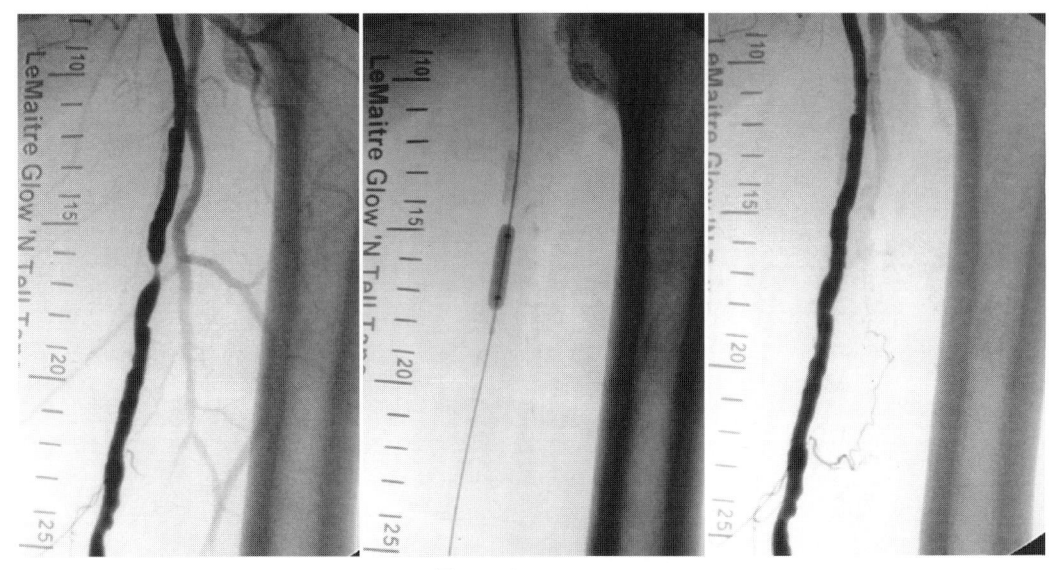

図1 バルーンPTA
左浅大腿動脈に対するバルーンPTA，動脈硬化による限局性の75％狭窄がPTAにより解除されている．
a：Pre，B：Ballon PTA，C：Post

多発性狭窄の場合は大腿・膝窩動脈全領域にわたって処置を必要とする場合が多く，単純な病変と比較して解離などの合併も多くなる．したがって，薬物療法によっても症状の改善が期待できない場合や改善が不十分な場合を適応とするのが良いと思われる．また，長い閉塞性病変の場合は，原則としてバイパス術による治療を考えたほうが良いと思われる．

(4) IVRの手技

基本的な手技はバルーンPTA（図1）であるが，バルーンにより機械的に内腔を拡大するという原理上，局所的な動脈解離をしばしば起こす（図2）．この場合は，本来なら金属ステントの良い適応となるが，関節部など可動部が多く適応が制限される．アテレクトミー（図3，図4）はカテーテルに内挿されたカッターにより病変を切削するため，機械的な拡張はほとんどなく解離の合併は少ないが，現在では作動径が5.3 mm以上のデバイスしかないため，対象血管径から適応が制限される．また，手技の繁雑性の問題や使用シース径が太くなるといった問題もある．

実際の手技はあらかじめ挿入されたシースを介して行うが，大腿・膝窩動脈の場合，われわれは可能な限り患側の総大腿動脈から挿入している．浅大腿動脈や膝窩動脈病変の場合，順行性穿刺となり若干穿刺が難しくなるが，病変との距離を短くすることで，ガイドワイヤーやバルーンの挿入を行いやすい利点がある．すべての手技は病変部に対しガイドワイヤーを通過させることから始まる．病変部の通過はアングル型のガイドワイヤーで行えることがほとんどだが，通過困難な場合はストレート型のガイドワイヤーの使用も有用である．また，ガイディング・カテーテルとしてストレート型のカテーテルや，病変によっては若干先端にアングルがついたカテーテルを使用すれば，ガイドワイヤー

バルーンPTA

金属ステント

アテレクトミー

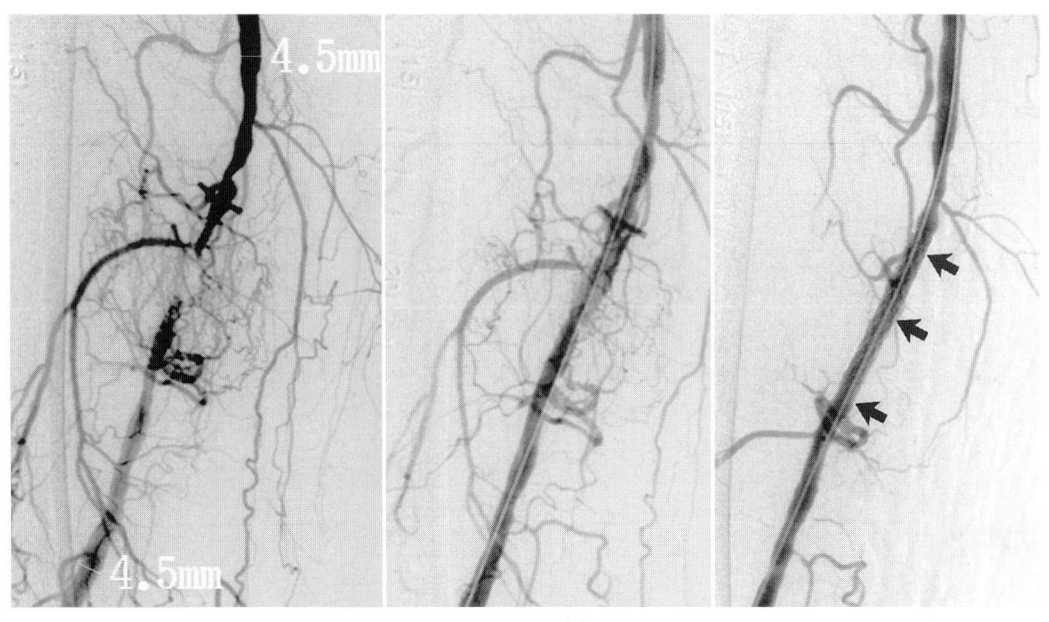

図2 バルーン PTA および金属ステント挿入
　　右浅大腿動脈の short segment の閉塞性病変に対しバルーン PTA を施行．しかし，限局解離を起こし開存不十分であったため，Palmaz stent（→）を挿入．良好な開存を得ている．
　　a：Pre, b：Post balloon PTA, c：Post Stent

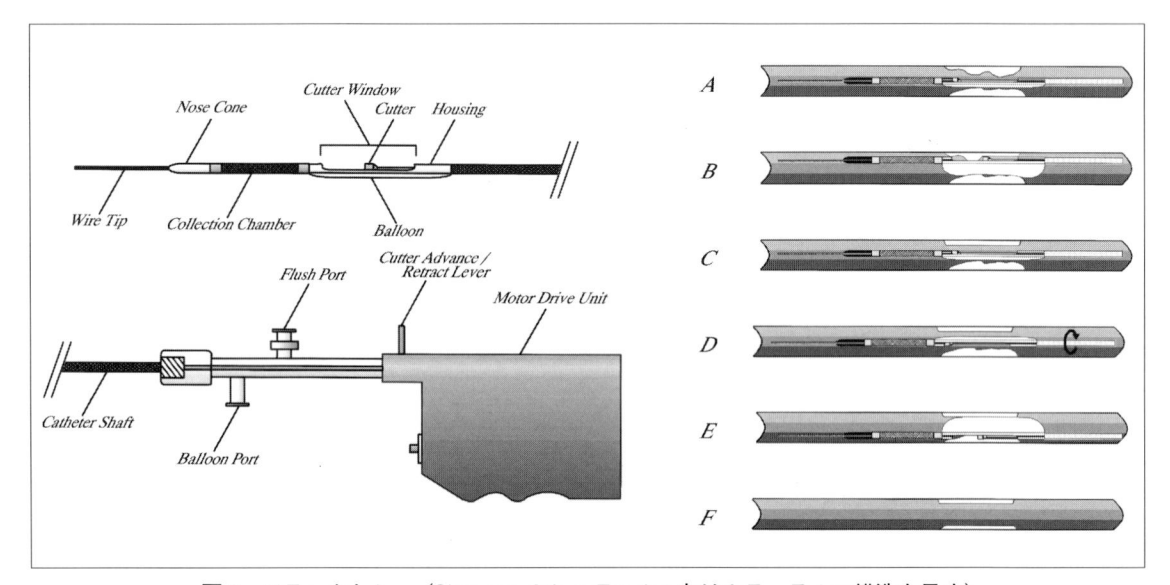

図3 アテレクトミー（Simpson AtheroTrack：左はカテーテルの構造を示す）
　　A：アテレクトミーカテーテルを病変部まで進める．
　　B：バルーンを拡張させ病変部を切削する．
　　C：カッターを十分に先進させ，切削が終わったら，バルーンをデフレートする．
　　D：カテーテルを時計軸方向に回転させる．
　　E：切削を繰り返す．
　　F：全周を切削し，カテーテルを抜去する．

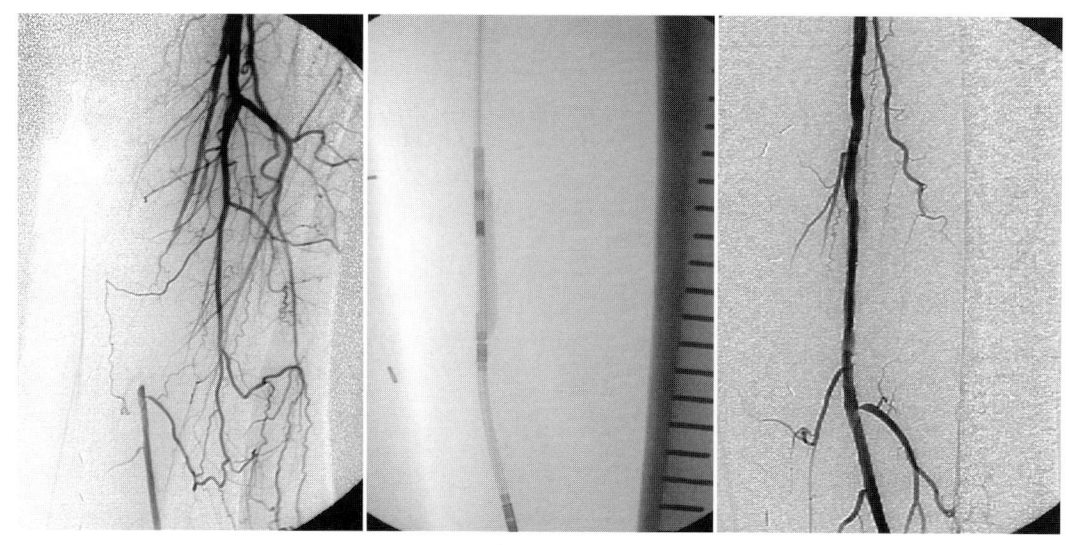

図4 アテレクトミー
左浅大腿動脈の閉塞性病変に対するアテレクトミー．閉塞部をガイドワイヤーで通過後，バルーンにて前拡張しアテレクトミー施行，閉塞部は良好な開存を得ている．
a：Pre，B：Athrectomy (Simpson)，C：Post

の通過が容易となる．バルーンPTAの場合は対象血管の径を病変前後の血管や対側肢の血管から計測し，使用するバルーン径を決定する．また，病変の長さからバルーン長を決定する．使用するバルーンはアンダー・サイズでは十分な拡張が得られず，極端なオーバー・サイズであると解離などの合併症を起こしやすくなるため注意が必要である．

　金属ステントの場合も対象血管にあわせて，使用するステントを選択する．現状ではPalmaz stentおよびEasy Wallstentが使用可能であるが，Palmaz stentはバルーンにより血管内腔に圧着・拡張させ，内腔を確保し把持するタイプのものである．バルーンにマウントしてあるため，病変部へ挿入するまでにステントが脱落しないように留意する必要がある．高度狭窄や閉塞性病変の場合，ロングシースを用いて病変部を通過し，ステントを挿入する方法もある．Palmaz stentは金属製のメッシュ状の筒状構造物であり，屈曲もしくは可動性のある血管への挿入は避ける必要がある．ステントが変形するばかりでなく血管損傷の危険性もあるからである．また，Easy Wallstentは自己拡張型の金属ステントであるが，Palmaz stentに比べ血管の屈曲に追従しやすい．拡張力が弱いため血管壁への圧着が不十分となる場合もあり得るが，反面，血管壁に与えるダメージも少ないと考えられる．また，自己拡張型であるためステントを変形させるような外力に対しある程度抵抗性であると考えられ，屈曲部に近い部位での使用も試みられている．アテレクトミーも同様に，対象血管径にもっとも近い作動径のデバイスを選択する．バルーンを膨らませ病変部にカッターを押し当てて病変を切削する．1回目の切削が終了したら，デバイスを時計方向に6～8分の1周ずつ回転させ切削を繰り返す．デバイスの回転時にはカッターを先端まで進めておき，切削した組織片の逸脱を防ぐことが重要である．また，カッターが十分に先進しなくなった場合には，デバイス内に組織片が充満しているので，いったんデバイスを取り出し，組織片を回収すること

Palmaz stent
Easy Wallstent

ロングシース

が必要である．アテレクトミーは組織片を病理学的に検討することで，病変の性状を検証することができる特徴がある．

(5) IVR の成績

大腿・膝窩動脈領域の IVR の初期成功率は 90％ 前後と高いが，長期成績はいずれの手法を用いても必ずしも良くないとされている．報告により差があるが，初回例での 5 年開存率はバルーン PTA では 40～60％ である[2,3]．また，金属ステントは 6 ヵ月から 24 ヵ月で 20～40％ の再狭窄がみられたと報告されている[4]．アテレクトミーでも，報告により差があるものの，2 年開存率は 40％ 前後である[5]．

(6) IVR の合併症

もっとも頻度が高い合併症は穿刺部からの出血や血腫の形成である．また，末梢塞栓や血管損傷も合併症としてあげられる．血管損傷では動脈解離がもっとも多いが，これはバルーン PTA の原理上しかたないものもある．通常，限局性の解離が起こっても，内腔の拡張が得られ，血流が改善すれば合併症とは考えない．

重篤な合併症は少ないが，出血に伴うショックや重篤な血圧低下に伴う脳梗塞や心筋梗塞の合併などは非常に頻度は低いものの起こり得る．また，造影剤の負荷による腎機能低下やアレルギー反応も起こり得る合併症の一つである．

文　献

1) Yao ST, Hobbs JT, Irvine WT：Ankle systolic pressure measurements in arterial disease affecting the lower extremities. Br J Surg 56：676-679, 1969
2) Johnston KW：Femoral and popliteal arteries：reanalysis of results of balloon angioplasty. Radiology 183：767-771, 1992
3) Hunink MGM, Donaldson MC, Meyerrovitz MF, et al：Risks and benefits of femoropopliteal percutaneous balloon angioplasty. J Vasc Surg 17：183-194, 1993
4) Bergeron P, Pinot JJ, Poven V, et al：Long-term results with the Palmaz stent in the superficial femoral artery. J Endovasc Surg 2：161-167, 1995
5) Samuel S, et al：Current status of atherectomy for peripheral arterial occlusive disease. World J Surg 20：635-643, 1996

〈田中　良一／栗林　幸夫〉

13 下大静脈の血管造影と IVR

　下大静脈造影が適応となるのは，バッドキアリ症候群あるいは肝細胞癌や腎細胞癌などの腫瘍塞栓による下大静脈の閉塞・狭窄（二次性バッドキアリ症候群），深部静脈血栓症に伴う下大静脈内血栓の存在診断である．しかし，最近では，US（カラードップラー）・CT・MRI などの非侵襲的な画像診断の進歩によりこれらの存在診断における下大静脈造影の意義は薄れ，バッドキアリ症候群に対する血管拡張・ステント留置術や，難治性深部静脈血栓症に対する下大静脈フィルター留置術などの IVR の術前検査あるいは術後経過観察のために施行される．

バッドキアリ症候群
二次性バッドキアリ症候群
深部静脈血栓症

下大静脈フィルター

A. バッドキアリ症候群

(1) 疾患の知識[1]

　「肝静脈3主幹あるいは肝部下大静脈の閉塞ないし狭窄，もしくは両者の併存によって門脈圧亢進症などの症状を呈する疾患」をいい，特徴的な症状は，①腹水，②下腿浮腫・下肢静脈瘤，③胸腹壁の上行性皮下静脈怒張，④食道静脈瘤・脾腫などである．
　病因はいまだ詳細には解明されていないが，本邦に多い膜様閉塞は血栓性静脈炎が原因と考えられている．肝は，うっ血性肝硬変を呈しているが，尾状葉が腫大しているのが特徴的である．

(2) 血管造影所見

　下大静脈造影により，肝部下大静脈がさまざまな程度の閉塞・狭窄をきたしている（図1）．下大静脈の閉塞部位や肝静脈閉塞の有無により広岡の分類[2]や杉浦の分類[3]（図2）が用いられる．
　下大静脈造影においては病変は造影欠損像となるため，腎静脈や肝静脈の合流部の造影剤を含まない静脈血による陰影欠損との区別が困難な場合がある．また，奇静脈系・下横隔膜静脈叢などの側副血行路が発達しやすく，容易に逆流するため病変部より尾側の造影では側副血行路が造影され病変の範囲が過大評価されやすい．したがって，できるだけ病変の近くにカテーテルを進め造影する必要がある．

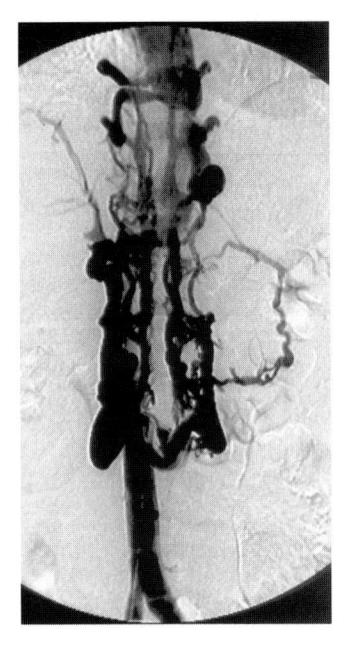

図1
 肝部下大静脈は長区域血栓性閉塞をきたし，傍脊髄静脈や上行腰静脈から奇静脈が造影されている．

広岡の分類			杉浦の分類		
I	a	肝静脈上膜様閉塞 肝静脈開存	肝部下大静脈閉塞	I a	膜様閉塞 肝静脈開存
I	b	肝静脈間，膜様閉塞 右肝静脈膜下開存		I b	膜様閉塞 肝静脈閉塞
I	c	肝静脈下膜様閉塞 肝静脈開存		II	下大静脈が½～数椎体にわたり完全閉塞
II	a	肝静脈上膜様閉塞 肝静脈閉塞		III	膜様閉塞 下大静脈の狭窄
II	b	肝静脈下膜様閉塞 肝静脈閉塞		IV	肝静脈のみの閉塞（狭窄のBCS）
III		横隔膜部狭窄			
IV		肝部血栓性閉塞			
V		肝部狭窄 肝静脈閉塞			
VI		肝部閉塞 肝静脈閉塞			
VII		肝静脈のみの閉塞			

図2

B. バッドキアリ症候群に対するPTA・ステント留置術

(1) 適　　応

　バッドキアリ症候群で，肝静脈のうち少なくとも1主幹もしくは下肝静脈が開存しており，肝部下大静脈の血流改善によって，門脈圧亢進症状の改善が期待できる場合に肝部下大静脈閉塞部に対するPTAもしくはステント留置術の併用が有効である[4,5,6,7]．ただし，肝静脈がすべて閉塞している場合にも，経皮経肝的肝静脈内ステント留置術[8]や経頸静脈肝内門脈肝静脈シャント形成術（Transjugular Intrahepatic Portosystemic Shunt；TIPS）[9]を併用することによって門脈圧亢進症状の改善が得られる．

肝部下大静脈

(2) 手　　技（図3a〜g）

　TIPSの手技については他項に譲り，ここでは，膜様閉塞により肝部下大静脈の閉塞をきたしている場合のIVRによる治療についてわれわれが行っている方法を紹介する．
　①膜様閉塞が原因であっても，多くの場合程度の差こそあれ下方に血栓形成を伴っているため，まず最初に，大腿静脈より血栓近傍まで挿入したカテーテルによりウロキナーゼを急速に動注（毎分5千〜1万単位）し血栓を溶解しつつ，カテーテルを膜様閉塞部の近傍まで進める（図3a）．
　②次に，膜様閉塞部を穿破するわけであるが，このとき，上肢静脈より閉塞部頭側までカテーテルを進め，CTあるいは2方向透視にて穿刺方向を確認する．穿刺方向が確認できたら，大腿静脈より挿入したカテーテル内にガイドワイヤーのハードエッジ側を挿入し，カテーテル先端孔を膜様部に押し当てた状態でガイドワイヤーのハードエッジにて穿刺する．穿刺したガイドワイヤーにカテーテルを沿わせて右房内に挿入する（図3b）．
　③ガイドワイヤーをソフトチップ側から挿入し直し，血管拡張用バルーンカテーテルに交換する．このとき，一期的な過度の拡張は血管損傷や遊離血栓による肺塞栓症をきたす可能性があるため，4〜6mm径のバルーンカテーテルによる拡張にとどめ（図3c），上肢静脈より挿入したカテーテルを肝部下大静脈内にすすめ，ウロキナーゼ24時間少量持続動注（毎時5千〜1万単位）を施行する（図3d）．
　④血栓の溶解をカラードップラー，CT，MRI，血管内超音波（IVUS）などで確認し，順次大口径のバルーンカテーテルによって膜様部を拡張し，最終的には20mm径のバルーンカテーテルで膜様部によるバルーンのウエストがなくなるまで拡張する（図3e，f）．
　⑤通常，20mm径のバルーンカテーテルによる拡張まで施行できた場合には，症状は著明に改善するが（図3g），拡張不十分で再閉塞をきたす場合には血管内ステントを留置する必要がある．しかし，静脈内留置用のステントは保険適応されたものがなく，自作ステントを用いているのが現状である．

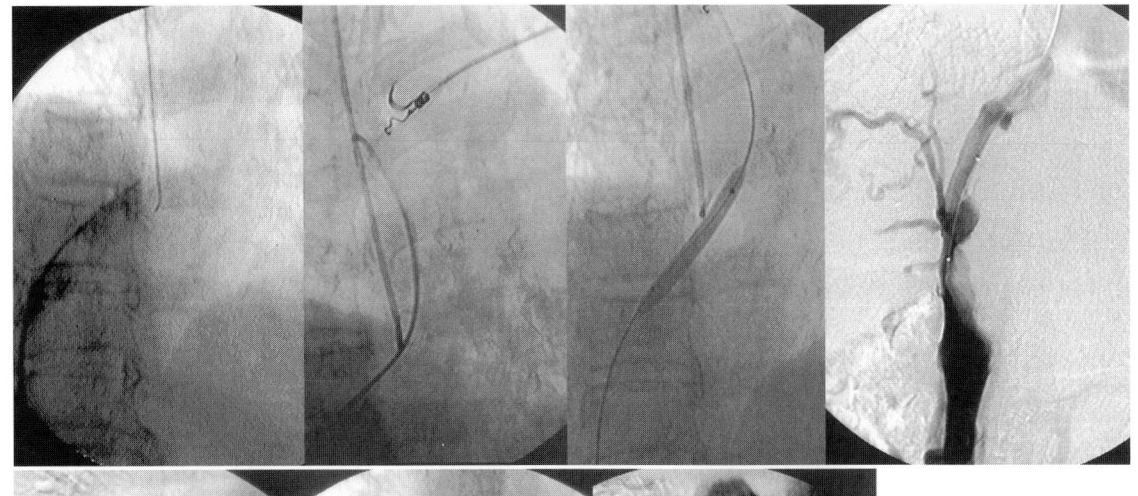

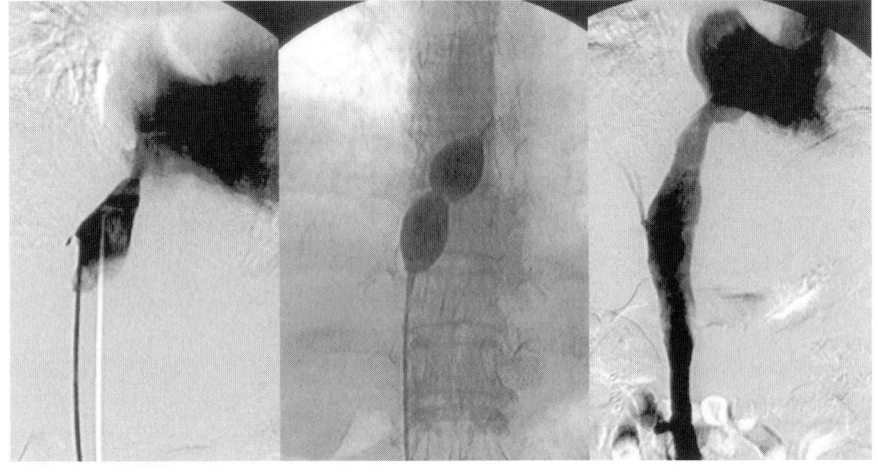

図3

血栓溶解療法を併用しながら，膜様部までカテーテルを進め，ガイドワイヤーのハードエッジにて膜様部を穿破（a），ガイドワイヤーに沿わせてカテーテルを右房まで挿入（b），膜様部を 4～8 mm 径バルーンにて PTA 施行（c），上肢より膜様部を越えてカテーテルを肝部下大静脈に留置し血栓溶解療法を施行（d），膜様部の狭窄は残存しているが（e），20 mm 径バルーンにて PTA を施行し（f），良好な拡張が得られた（g）．

（3）成　績

　1983 年に Yamada ら[4]により，肝部下大静脈の区域性閉塞に対する PTA の有効性が報告され，また，1987 年頃よりステント留置が応用されはじめ本疾患に対する IVR の機会が増加している．本邦のまとまった報告は，高橋らの 75 例の報告[6]があるが，それによれば，手技の成功率は 99％，臨床症状の改善は 97％ に認められたとしている．さらに，PTA 施行群とステント留置群での開存率を比較すると 1 年後ではそれぞれ 84.5％，92.8％ と大差ないが，それ以降は徐々に差が生じ，4 年後には 51.5％，73.7％ となり，PTA のみでは長期的には再狭窄が問題であるとしている．

(4) 合併症

PTA に基づく合併症として
 ①膜様部穿刺時の血管外穿刺による出血
 ② PTA 時の血管損傷
 ③遊離血栓による肺塞栓

などが起こり得るが，致命的な合併症の報告はみられない．
 ステント留置に関連する合併症としては，ステントの移動が問題となり，右房内にまで逸脱し，場合には外科的処置を要する．

C. 下大静脈フィルター留置術

(1) 適応

 Greenfield[10]が提唱する IVC フィルター留置の適応基準は以下の通りである．
 ①適切な抗凝固療法にもかかわらず肺塞栓症または下肢深部静脈血栓症を繰り返す場合
 ②抗凝固療法が禁忌の場合
 ③抗凝固療法の合併症により中止せざるを得ない場合
 ④肺高血圧・肺性心を呈する慢性肺塞栓症
 ⑤肺塞栓摘除直後

 最近は，腎癌の下大静脈腫瘍塞栓に対し，動脈塞栓術後の腫瘍栓の断裂による肺動脈塞栓予防のために，IVC フィルターを留置する方法も試みられ，有用性が報告されている[11]．
 また，手術後の深部静脈血栓からの肺硬塞予防に抜去可能な一時的下大静脈フィルターも使用されるようになってきた．

(2) 手技

a. 穿刺経路

 フィルター留置のアプローチは，右内頸静脈あるいは右大腿静脈より行う．抗凝固療法中であれば右大腿静脈からのアプローチがより安全であるが，右総腸骨静脈内に血栓が存在する場合あるいは左総腸骨静脈から下大静脈内に血栓が及んでいる場合には右内頸静脈よりアプローチする．左大腿静脈からのアプローチはフィルターの傾きが生じやすく好ましくない．

b. フィルター留置位置

 フィルターの留置位置は，頻度は少ないもののフィルター留置後の下大静脈・腎静脈の血栓性閉塞が報告されており腎静脈合流部下部が望ましい．しかし，血栓が腎静脈合流部より頭側に及んでいる場合や妊婦では腎静脈合流部よ

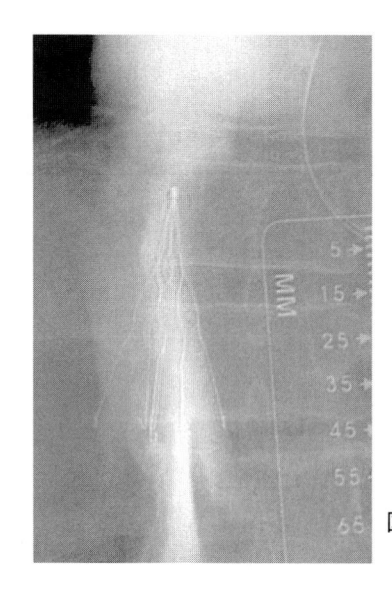

図4
下大静脈フィルターが左腎静脈合流部上方に留置されている．

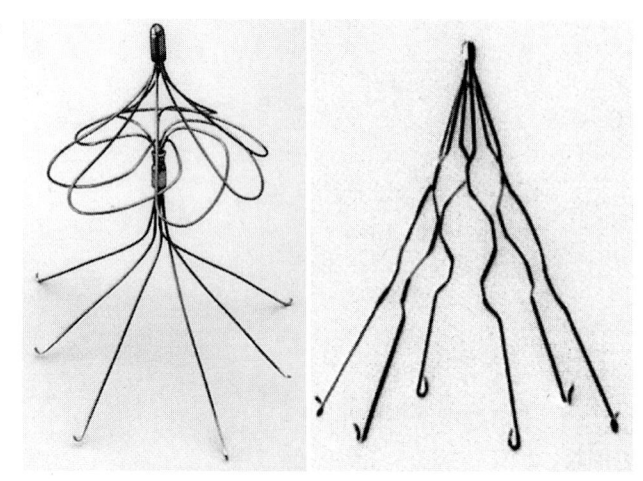

図5
a：グリーンフィールドフィルター
　　（ボストンサイエンティフィック社）
b：サイモンニチノールフィルター
　　（バード社）

り上方に留置する（図4）．この時，右腎静脈・下肝静脈の合流部にフィルターの脚部が落ち込まないように注意する必要がある．

　c．留置方法

　現在本邦において保険適応されているフィルターはグリーンフィールド下大静脈フィルター（ボストンサイエンティフィック社，図5a）およびサイモンニチノールフィルター（バード社，図5b）である．以下に，グリーンフィールド下大静脈フィルターの右大腿静脈からのアプローチによる留置法について説明する．

　①右大腿静脈より，ガイドワイヤーに沿わせて12Frシース先端を腎静脈合流部より頭側まで挿入する．
　②フィルターが装填されたイントロデューサーカテーテルをシース内に挿入し，カテーテル先端のキャリアカプセルを腎静脈合流部直下まで進める．
　③シースを手前に引き寄せ，イントロデューサーカテーテルのハンドルに接続する．

④ハンドルのコントロールノブを手前に引いてフィルターをリリースする．

(3) 成　績

榊原らの報告[12]では，101例の下肢深部静脈血栓症のうち36例に対し下大静脈フィルターを留置し，3年間の観察で1例に肺塞栓の再発が疑われたのみであり，肺塞栓再発予防におけるフィルターの有効性が示されており，また，安全性の面からは小川らの15例のグリーンフィールド下大静脈フィルターの使用経験[13]によれば，フィルター挿入時のmisplacementや出血は認められず，フィルター留置に伴う下大静脈閉塞や肝腎機能障害についてもフィルターの留置位置にかかわらず認められなかった．フィルターの位置移動は大部分が5mm未満で，傾きも全例8°以下であり，臨床的に問題とならない程度であったと報告している．

(4) 合併症[14,15]

①フィルター留置に伴うもの
  ・フィルターの傾き
  ・フィルターの移動
  ・フィルターの破損
  ・血栓性閉塞
  ・静脈壁の穿通による出血
②抗凝固療法＋フィルター留置に伴うもの
  ・穿刺部出血・血腫

グリーンフィールド下大静脈フィルターおよびサイモンニチノールフィルターなど最近のフィルターでは材質・デザインが改良され合併症は生じ難く，致命的な合併症は報告されていない．

文　献

1) 日本門脈圧亢進症食道静脈瘤学会，編：門脈圧亢進症取扱い規約　東京．金原出版，1996
2) 広岡仁夫：肝部下大静脈膜様閉塞について発生異常に基づく仮説的成因論．肝臓 10 (6) 566-577, 1969
3) 杉浦光雄，他：現代外科学大系40．門脈・副腎．（石川浩一，他編）中山書店，1970
4) Yamada R, Sato M, Kawabata M, et al: Segmental obstruction of hepatic Inferior vena cava treated by transluminal angioplasty. Radiology 149 : 91-96, 1983
5) Xu K, He FX, Zhang H, et al: Budd-Chiari Syndrome Caused by Obstruction of the Hepatic Inferior Vena Cava : Immediate and 2-Year Treatment Results of Transluminal Angioplasty and Metallic Stent Placement. CVIR 19 : 32-36, 1996
6) 高橋元一郎，五十嵐達也，古谷和久，他：静脈閉塞性疾患のIVR 2．Budd-Chiari症候群を中心とした腹部静脈閉塞に対する血管内治療．IVR誌 13 (2)：

168-176, 1998
7) Ishiguchi T, Fukatsu H, Itoh S, et al : Budd-Chiari Syndrome with Long Segmental Inferior Vena Cava Obstruction ; Treatment with Thrombolysis, Angioplasty, and Intravascular Stents. JVIR 3 : 421-425, 1992
8) Zhang C, Fu L, Zhang G, et al : Ultrasonically Guided Percutaneous Transhepatic Hepatic Vein Stent Placement for Budd-Chiari Syndrome. JVIR 10 : 933-940, 1999
9) Blum U, Rossle M, Haag K, et al : Budd-Chiari Syndrome : Technical, Hemodynamic, and Clinical Results of Treatment with Transjugular Intrahepatic Portosystemic Shunt. Radiology 197 : 805-811, 1995
10) Greenfield LJ : Deep vein thrombosis. Prevention and management. Vascular Surgery, 1 st ed., HcGraw Hill Inc., New York, 852-864, 1994
11) Hirota S, Matsumoto S, Ichikawa S. et al : Suprarenal Inferior Vena Cava Filter Placement Prior to Transcatheter Arterial Embolization (TAE) of a Renal Cell Carcinoma with Large Renal Vein Tumor Thrombus : Prevention of Pulmonary Tumor Emboli After TAE. Cardiovasc Intervent Radiolo 20 : 139-141, 1997
12) 榊原　謙，軸屋智昭，重田　治，他：シンポジウム2　血栓性静脈疾患の治療の進歩（1）深部静脈血栓症の急性期治療指針と下大静脈フィルター植え込みの適応拡大に関する検討．脈管学 38 (9) 621-625, 1998
13) 小川智弘，星野俊一，佐戸川弘之，他：Greenfield 下大静脈フィルター挿入症例の検討．静脈学 8 (4) : 345-351, 1997
14) 黒木一典，岡本英明，松本純一，他：静脈閉塞性疾患　5.下大静脈フィルター．IVR誌 13 (2) : 187-191, 1998
15) Simon M : Vena Cava Filter : Prevalent Misconception. JVIR 10 : 1021-1024, 1999

（松本　真一）

14 腹部内臓動脈瘤の血管造影と IVR

　腹部に発生する動脈瘤（大動脈瘤を除く）でIVRの対象となるのは，動脈瘤破裂による出血の治療，静脈との間に形成された動静脈瘻によって心不全などの症状を有するもの，あるいは，たまたま画像診断で発見された動脈瘤の待機的治療に大きく分かれる．臨床医にとってもその対応，IVRの役割について知っておくべき疾患である．

A. 疾患の分類

(1) 分　類

　動脈硬化に伴う真性動脈瘤，炎症・外傷に伴う仮性動脈瘤，さらに動静脈瘻を伴うもの．

(2) 原　因

　動脈硬化，外傷，炎症，線維筋異形成，感染，動脈炎，中膜壊死，膠原病，先天奇形，妊娠（脾動脈瘤）．

(3) 頻　度（表1）

　脾動脈，肝動脈，上腸間膜動脈，腹腔動脈，胃十二指腸動脈の順．腹部全体では，大動脈，腸骨動脈が頻度がもっとも高い．脾動脈瘤は女性に多く，男性の4倍．

(4) 症状と破裂の危険性・死亡率

　a. 脾動脈瘤（真性）　　　　　　　　　　　　　　　　　　　　　　　　　　脾動脈瘤（真性）
　　破裂の危険性は0.8～3～9.6％．特に妊娠中に危険あり．破裂による死亡率は10％～25％．妊娠中は70％以上．
　b. 脾動脈瘤（仮性）　　　　　　　　　　　　　　　　　　　　　　　　　　脾動脈瘤（仮性）
　　破裂しやすく，致死率が高い．破裂すると出血はいったん前腎傍腔に留るが，その後，網嚢内に進展して腹腔内出血をきたす（double rupture）．膵管と交通して十二指腸乳頭から出血することあり（hemosacus pancreaticus）． 　　　　hemosacus pancreaticus

表1 腹部内臓動脈瘤の頻度（％）

	症例	無症候	有症候 非破裂	破裂
脾動脈	22	40.9	40.9	18.2
肝動脈	10	30.0	10.0	60.0
SMA＋	4	43.0	57.0	0
腹腔動脈	3			
他の動脈		28.6	57.1	14.3
胃十二指腸	2			
膵十二指腸	1			
空腸－回腸	1			
下腸間膜	1			
計	46	37	39.1	23.9

（文献[3]より）

c. 肝動脈瘤

古典的には，腹痛，黄疸，ヘモビリアが3徴といわれる．60％は肝内の動脈に発生し生検，外傷後が多く，ヘモビリアをきたすことが多い．40％は肝外（総肝，固有肝動脈）で，破裂は20％以下とされているが，60％という報告もあり，この10年で報告例が増えている．破裂による致死率は35％前後といわれる．

d. 上腸間膜動脈瘤

75％から90％に腹痛あり．感染によるものが33％．破裂の危険性は意外と低いと考えられるが，破裂すれば死亡率はきわめて高い．

e. 腹腔動脈瘤

腹痛は75％にみられる．破裂の危険は13％で，破裂による死亡率は100％．

f. 胃十二指腸動脈瘤，膵周囲動脈瘤

破裂の頻度は明らかではない．破裂すれば，前者は消化管出血，後者は後腹膜出血をきたし，致死率は50％前後といわれる．

B. 適　応

外科的切除が困難で破裂の危険性がある場合，IVR治療の適応となる．出血例では，塞栓術による止血を試みる．

(1) 破裂の危険のある動脈瘤

a. 脾動脈瘤（仮性）
適応あり．

b. 脾動脈瘤（真性）
2.0 cm以上（脾動脈）．あるいは最近増大するもので，妊婦あるいは妊娠を予定するもの．無症候性で2 cm以下のものは，相対的適応で，経過をみる場

合も多い．

c. 肝，胃十二指腸動脈，膵周囲動脈瘤
適応あり．

d. 上腸間膜動脈瘤，腹腔動脈瘤
外科的切除の適応がなければ塞栓術を考慮する．

C. 術前準備

(1) 緊急の場合

造影 CT が必要で破裂の部位を把握しておく．患者の準備は通常の血管造影に準ずるが，状況に応じ現場で判断．

(2) 待機的に行う場合

部位の把握，動脈瘤とその頸の形，瘤と頸の計測．3D-CT が撮影できれば，血管構築，頸の形，他の血管との位置関係の把握でき，塞栓術のシュミレーションが容易．

(3) 塞栓物質の準備

- 通常金属コイル（0.035 インチ）
- マイクロコイル（0.014 インチ）
- FPC (fibered platinum coil)
- IDC（0.014 インチ interlocking detachable coil，Boston Scieutific 社）
- DFC (detachable fibered coil，COOK 社トルネード型)
- 液状塞栓物質（NBC）
- カバードステント（自作となる）

D. 方 法

(1) 塞栓術の考え方と塞栓物質（図 1）

a. 動脈瘤の中枢側の塞栓
末梢からの血液流入があり，十分ではない．

b. Isolation
動脈瘤の中枢と末梢を金属コイルで塞栓し，動脈瘤の血流を遮断する．

isolation

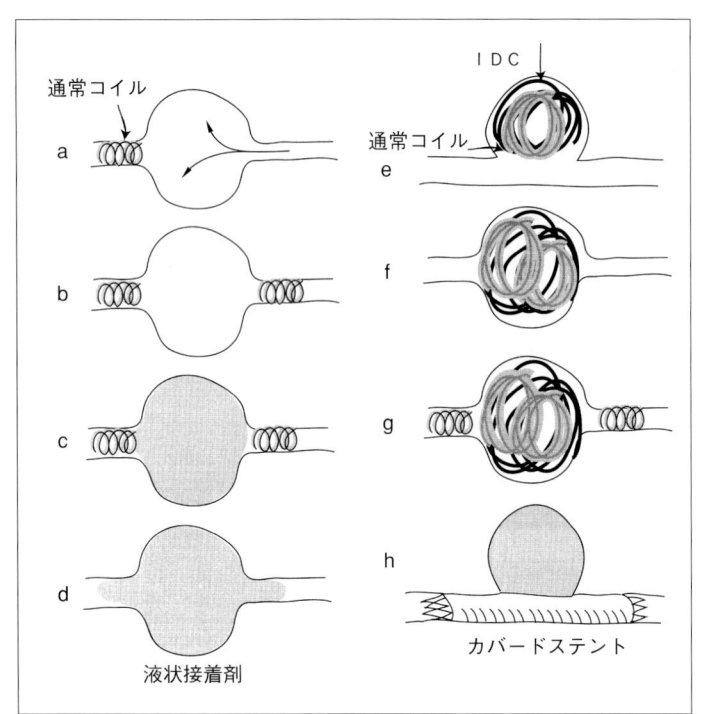

図1 動脈瘤に対する種々の塞栓法
a：中枢塞栓のみでは末梢から血液が流入する
b：中枢，末梢ともに塞栓する isolation
c：isolation＋packing（gelatin sponge）
d：液状接着剤による packing
e：囊状動脈瘤に対する packing
f：紡錘状動脈瘤に対する packing
g：紡錘状動脈瘤に対する isolation＋packing
h：頸の広い動脈瘤に対する stent graft

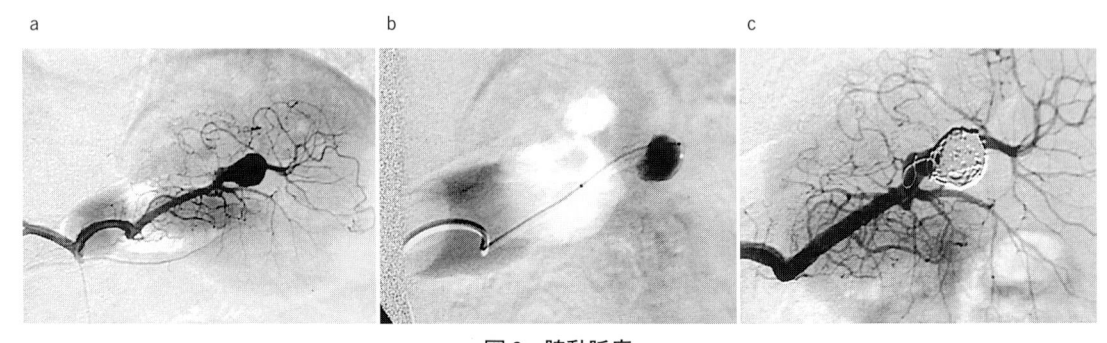

図2 脾動脈瘤
偶然に発見された．径2.5 cmで，相対的適応であるが，患者の希望もあり塞栓術を施行した．a：脾門部に囊状の動脈瘤を認める．b：マイクロカテーテルを瘤内に進め，IDC 3個と，マイクロコイル5個により瘤を packing し塞栓した．瘤の頸部からコイルをはみ出さないように留意する．c：コイル塞栓術後の血管造影では，瘤は完全に閉塞している．

c. Packing

動脈瘤の内腔を塞栓物質で充填する．真性の囊状動脈瘤の場合は，packing により動脈瘤の閉塞が可能で，親動脈も温存できる．IDC，金属コイルがよく用いられる（図2）．細い血管では液状接着剤などを用いることもあるが，この場合 isolation＋packing の形となる（図3）．

d. Isolation＋packing

仮性動脈瘤では，isolation のみでは不十分のことがあり，動脈瘤内を，金属コイル，gelfoam などで充填する．

e. Stent graft

頸が大きい囊状動脈瘤の場合で，親動脈を温存したいときに用いる．頸が大

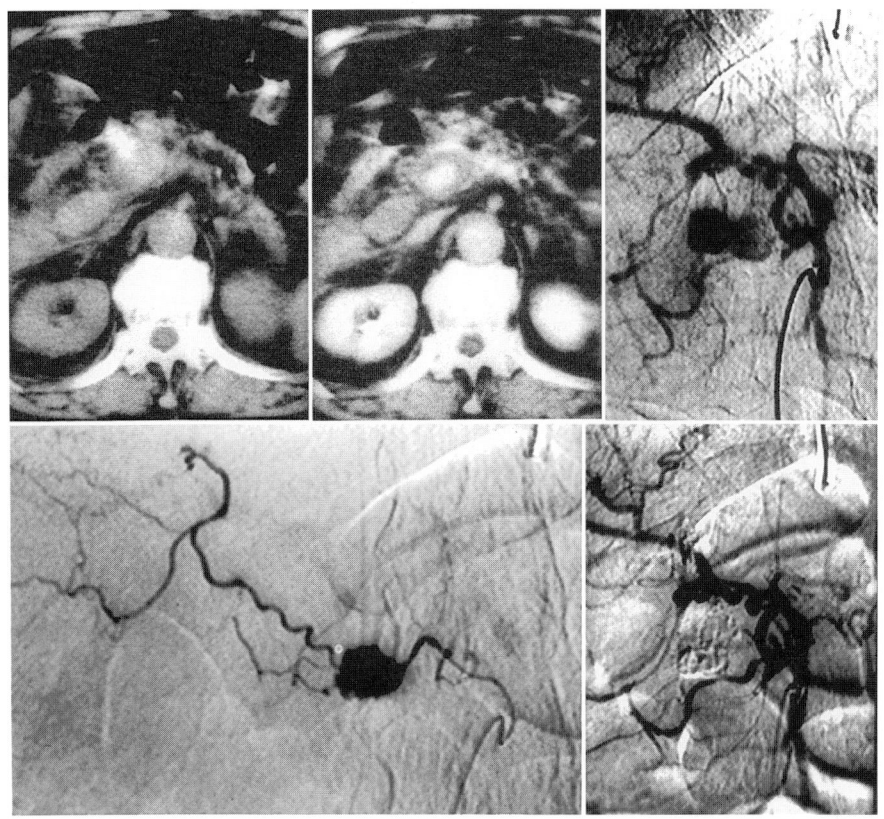

図3 膵周囲動脈瘤破裂

破裂による出血性ショックで救急搬送された．a, b：造影 CT で，膵頭部に造影される出血部とそれを囲む血腫壁がみられる．c：血管造影では，上腸間膜動脈では，膵周囲の血管から動脈瘤が認められる．d：マイクロカテーテルを feeder にウェッジすると，瘤が描出されその末梢にも正常の血管がみられ真性動脈瘤と診断した．動脈瘤の isolation による塞栓術が必要だが，瘤の末梢動脈まで挿入不可能であること，ショック症状で緊急を要することから，液体接着剤による isolation＋packing による塞栓を施行した．e：術後の上腸間膜動脈造影では，動脈瘤は完全に閉塞された．

きい場合，動脈瘤のみの塞栓は技術的に困難である．

(2) 塞栓術

a. 仮性か真性かの判断

既往歴，現病歴，動脈瘤の部位，動脈瘤の形態から類推する．仮性の場合，動脈瘤の塞栓だけでは再破裂することがあり isolation＋packing を用いる．真性の場合は紡錘状か，嚢状か，動脈瘤の部位から親動脈の塞栓が可能かどうかを判断し，packing か isolation を加えるか，あるいは stent graft を用いるかを決める．嚢状で頸が小さければ，packing のみで治療可能である．

b. packing

カテーテル（あるいはマイクロカテーテル）を愛護的に瘤内に挿入し，IDC によりフレーミング（枠作り）をし，それに絡ませるように金属コイルを充填する．最近は離脱コイル（毛付き）も利用可能である．小さい動脈瘤では金属コイルのみで塞栓可能である．

フレーミング

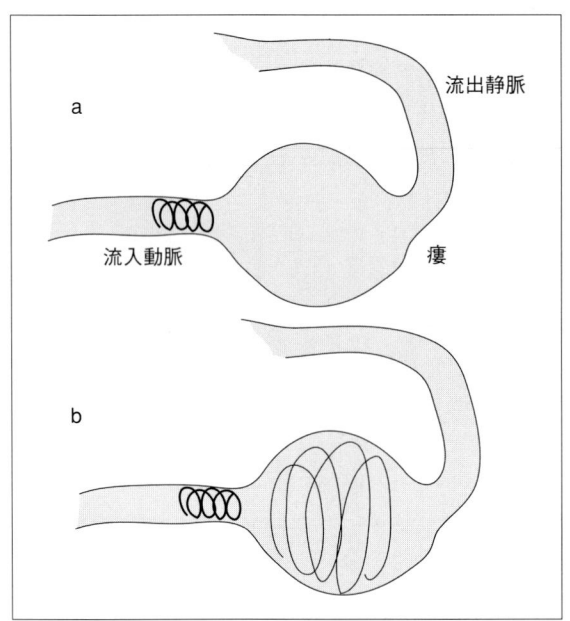

図4　動静脈瘻に対する塞栓術
　a：流入動脈塞栓
　b：瘻内にIDCを留置し，コイル逸脱を防止

　c. Isolation
　親動脈が比較的太い場合は，0.035インチの通常型金属コイルの方が血栓形成効果が強く，少ないコイルで塞栓可能である．
　d. 血管内 stent graft
　保険適応となるまでは，自作により人工血管（PTFE, Dacron）をカバーしたものを製作する必要がある．
　e. 動静脈瘻の場合（図4）
　原則的に複数本の流入動脈であろうと，流入動脈をコイルなどで閉塞させれば，瘻は血栓化する．血流が速く，塞栓物質の逸脱が危惧される場合，毛付きの離脱コイルで流入動脈を遮断する．離脱コイルなので小さければ回収でき，コイルが動かないことを確認したのち離脱できる．また，瘤内にnon-fiberedの離脱コイルを2～3個留置しアンカーとしてもよい．

E. 結　果

（1）脾動脈瘤

　初期成功率：85％[2]，再開通率：15％[2]．

（2）他の動脈瘤

　症例報告が多く，成功率は明らかではない．

F. 合併症

(1) 脾動脈

脾梗塞，脾膿瘍．疼痛，発熱も多い．脾門部の動脈瘤の塞栓は脾内枝を閉塞し脾梗塞を起こしやすい．

(2) 手技中の動脈瘤破裂

ゼラチンスポンジ使用例で，瘤内に高い圧をかけ，破裂．

(3) 膵周囲動脈

ゼラチンスポンジ細片による塞栓で膵炎を起こす可能性あり．

(4) 上腸間膜動脈瘤

瘤からコイルなどがはみだすと末梢の血栓症を起こす可能性あり．

文 献

1) Baker KS, Tisnado J, Cho SR, Beachley MC : Splenic artery Aneurysms and Pseudoaneurysms : Transcatheter Embolization. Radiology 163 : 135-139, 1987
2) McDermott VG, Shlansky-Goldberg R, Cope C : Endovascular management of splenic artery aneurysms and pseudoaneurysms. Cardio Vasc Intervent Radiol 17 : 179-184, 1994
3) Carr SC, Pearce WH, VogelzangRL, McCarthy WJ, Nemeck AA : Yao JST Current management of visceral artery aneurysms. Surtery 120 : 627-633, 1996
4) Hassantash SA, Mock C, Maier R : Traumatic visceral artery aneurysm : presentation as massive hemorrahge from perforation into an adjacent hollow viscus. J Trauma 38 : 357-360, 1995
5) Lina JR, Jaques P, Mandell V : Aneurysm rupture secondary to transcatheter embolization. AJR 132 : 553-556, 1979
6) Messina LM, Shanley CJ : Visceral artery aneurysms. Surgical Clinics of North America 77 : 425-442, 1997

(廣田　省三)

A. 腎の血管造影

　腎動脈造影では，まず腹部大動脈造影を施行して，腎動脈に関する情報を十分得ておくことが大切である．特に腎動脈は約25％で一側で複数存在するといわれ，腎動脈の本数，分岐を知ることより始める（図1）．また，腎動脈狭窄における側副血行路[1]や腎癌における寄生動脈などの腎外血管の解剖をよく理解しておくことも大切である[2]．

1. 腹部大動脈造影

　数個の側孔をあけたカテーテルを腹部大動脈内に進めて大量の造影剤を急速注入して造影する．腹部大動脈造影で腹腔動脈や上腸間膜動脈の分枝が造影され，腎動脈本幹や腎内分枝に重なり読影が困難となることがある．腎動脈に重点を置いた"Renal aortography"が必要な場合には，ピッグテイル型や先端が螺旋状となったハローカテーテルの使用が有効である．これらのカテーテルを使用して大動脈造影を施行する場合には側孔が腎動脈開口部のレベルに位置するようにする．良好な造影効果を得るためには，DSAでは10〜15 ml/秒，カットフィルムでは20〜25 ml/秒で約2秒間の注入条件が必要である．

　撮影は通常は正面像のみで十分であるが，腎動脈狭窄など起始部病変の検索には右後斜位（right posterior oblique；RPO）が有用といわれている[3]．

Renal aortography

2. 選択的腎動脈造影

　選択的造影には先端の屈曲した，フック型あるいはシェファードフックモディファイド型のカテーテルを使用する．カテーテルの操作方法は図2に示すが，先端が腎動脈に挿入されたら，カテーテルをそのまま押し上げ，大動脈内でJ型に屈曲を作り，次にカテーテルを引きながら先端を腎動脈内に十分に挿入をする．

　このカテーテルでは先端の腎動脈内の位置を調節できるので，腎動脈本幹近位部から早期分枝が出るような例では，カテーテルを深く挿入しないことが望ましい．

　撮影はDSAでは3〜4 ml/秒を，カットフィルムでは4〜6 ml/秒を約2秒間で注入するが，注入条件は腎動脈の太さにより適宜増減する必要がある．造影

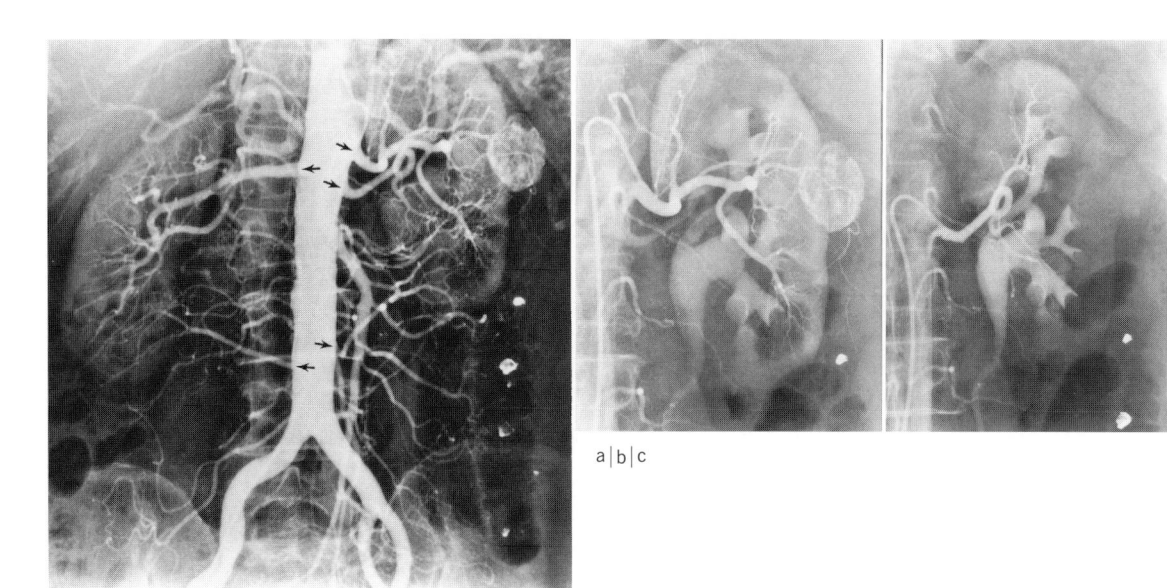

図1　腹部大動脈造影と複数腎動脈（腎血管筋脂肪腫）
a：腹部大動脈造影；右2本，左3本の腎動脈を認める（→）．左腎外側には円形の腫瘍血管増生を認める．
b, c：左腎動脈造影；腫瘍は腹側枝（b）から栄養され，背側枝（c）からは栄養されていないのがわかる．

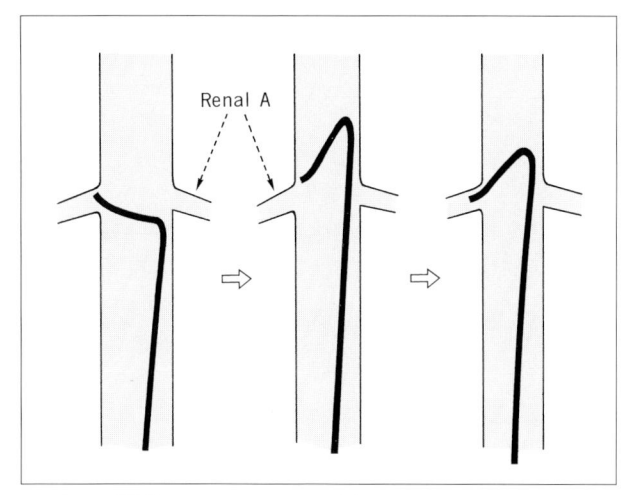

図2　腎動脈へのカテーテル挿入法（文献[2]より引用）

剤は 300 mgI/ml 以下の濃度を使用する．撮影プログラムは注入開始後より，腎静脈の造影される 10～15 秒後までカバーするが，腎静脈の良好な造影が必要な場合には，後で述べる血管拡張剤併用による薬理学的血管造影を施行する．

3．薬理学的血管造影

　薬理学的血管造影とは血管造影カテーテルより血管拡張剤や収縮剤を注入し，所見の描出能を向上させる方法である．エピネフリン併用による腎動脈造影は，比較的小さな腎癌や hypovascular な腎癌の診断に利用されてきた[4]．これは

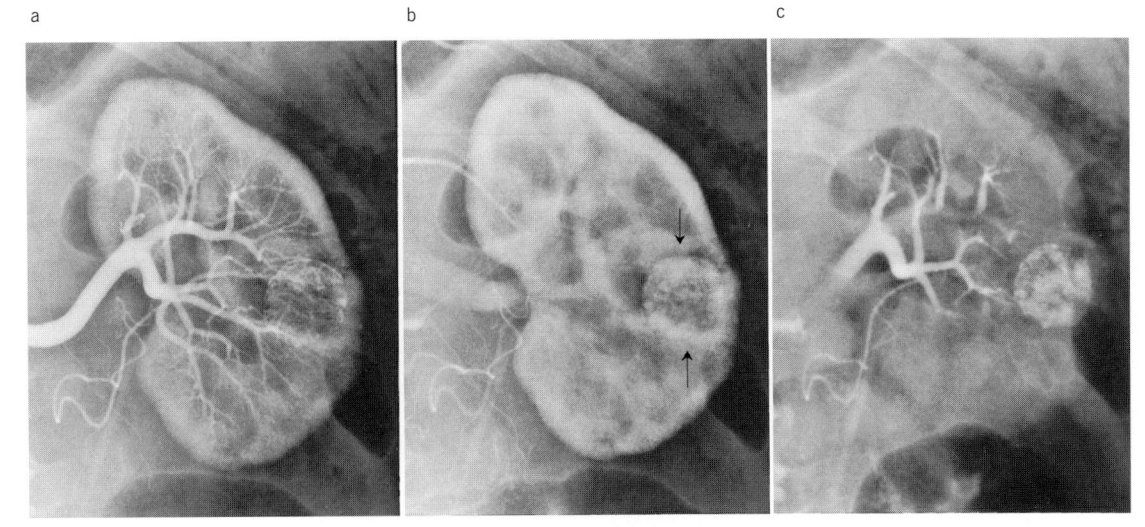

図3 腎細胞癌
a, b：左腎動脈造影；径3cm以下の小腎癌である．動脈相 (a) で左腎中部外側に円形の血管増生が認められる．ネフログラム相 (b) では腫瘍濃染像はネフログラムと重複しておりややわかりにくい (→)．
c：エピネフリン併用腎動脈造影；腎内動脈分枝は収縮し，腫瘍血管，濃染像が明瞭となる．

　正常な平滑筋を有する末梢動脈を収縮させ，エピネフリンに反応しない腫瘍血管の描出を強調するものである (図3)．エピネフリンは腎出血における支配動脈の同定や治療にも応用することができる．方法は造影直前に希釈したエピネフリン3〜6μgをカテーテルより注入し連続撮影を行う．
　一方，血管拡張剤としてはプロスタグランディン E_1 が使用され，hypovascularな腎細胞癌では大量の造影剤と併用して腎動脈造影を行い，腫瘍血管と腫瘍濃染像を強調する方法が有効である[5]．この方法は腎静脈も明瞭に描出できる利点ももっており，DSAと併用すれば少ない造影剤で腎静脈の情報を得ることが可能である．プロスタグランディンは10μgを撮影30秒前にカテーテル内に注入する．

4．血管造影所見

(1) 悪性腫瘍

　腎の悪性腫瘍は大部分が原発性であり，その約90％を占めるのが腎細胞癌 renal cell carcinoma で，次に頻度が高いのが腎盂腫瘍である．小児ではウィルムス腫瘍（腎芽細胞腫）が重要である．

a．腎細胞癌

　腎細胞癌の血管造影所見は多彩であり，腫瘍の大きさや病期，組織像によりさまざまである．一般的には hypervascular であり[6]，動脈相では腫瘍に一致して不整な腫瘍血管の増生が多数みられ，ネフログラム相では腫瘍濃染 tumor stain の描出，静脈相では腫瘍からの還流静脈の強調像がみられる（図

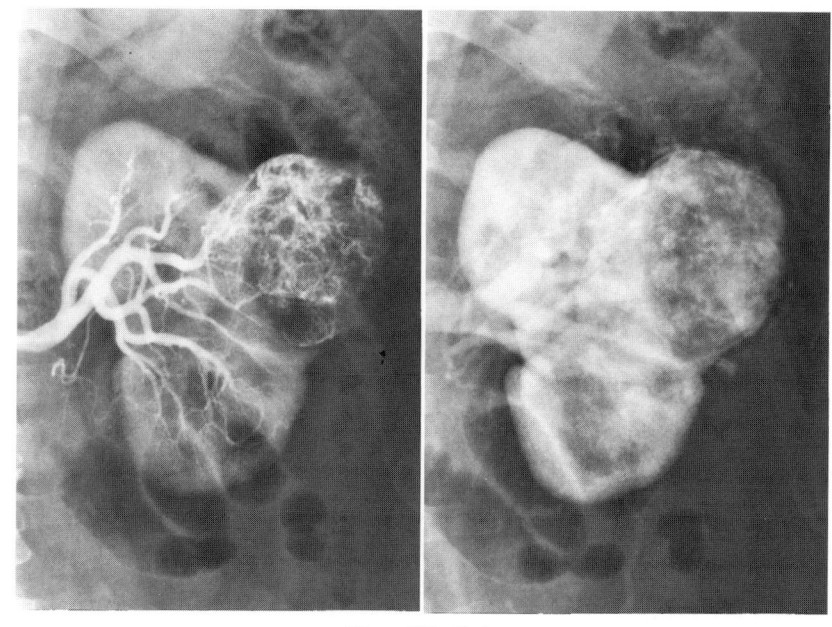

図4　腎細胞癌
a：左腎動脈造影動脈相；左腎中極外側に突出する腫瘤に一致して、不規則な腫瘍血管の増生が認められる．
b：左腎動脈造影静脈相；腫瘤には不均一な腫瘍濃染像がみられる．腎門部には左腎静脈本幹が描出されている．

4)．腫瘍の内部にはpoolingと呼ばれる不規則な陰影が観察されるが、これらは拡張した腫瘍血管内への造影剤のうっ滞の所見である．腫瘍が周囲腎実質を圧排し膨張性の発育をしている場合には、hypernephroma haloと呼ばれる腫瘍の偽被膜による帯状の透亮像が認められる．また、腫瘍内に動静脈瘻 arteriovenous fistulaが存在すれば、動脈相後期より静脈系の早期描出がみられる．

hypernephroma halo

一方、腎細胞癌の一部は血管増生に乏しく、血管造影上hypovascular、時にはavascularである．広範な腫瘍の壊死や嚢胞性変化が原因であるが、腫瘍が乳頭状発育を示す場合にもhypovascularになる頻度が高いといわれる．

腫瘍の静脈系への浸潤の診断には下大静脈、腎静脈造影が有効であり、静脈の断裂、閉塞がみられ、腫瘍血栓は静脈の拡張と内部の陰影欠損として認められる（図5）．下大静脈への進展は腎静脈の短いがために右側に多い．腎細胞癌では静脈内腫瘍血栓を栄養する血管が、静脈内に一致して多数の線状の異常血管として認められることがあり"striated vascular pattern"と呼ばれている（図5）．

striated vascular pattern

b．その他の悪性腫瘍

腎盂腫瘍は腎悪性腫瘍の約8％を占め、大部分が移行上皮癌であるが扁平上皮癌も発生する．移行上皮癌の約80％は乳頭状腫瘍に分類され、浸潤性発育傾向に乏しいため血管造影の適応となる例は少ない．血管造影所見としては、腎盂尿管動脈の拡張、微細な新生血管像、腎内分枝の圧排と口径不整などがあげられる[7]．

腎肉腫は稀であるが、悪性リンパ腫、平滑筋肉腫、脂肪肉腫、線維肉腫、悪性線維性組織球腫などの報告がみられ、腎細胞癌との鑑別が問題となる．多く

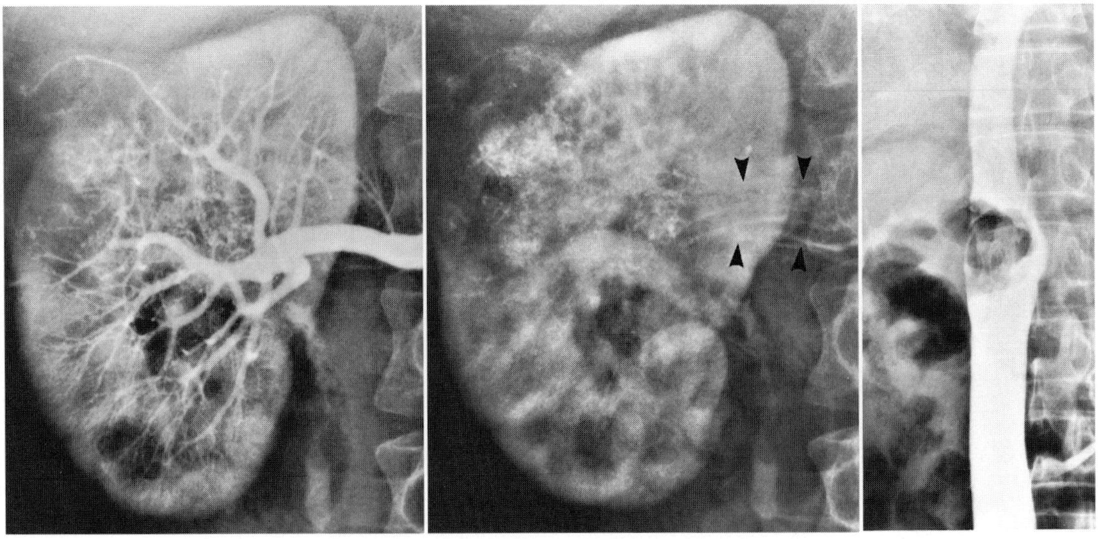

図5 腎細胞癌（静脈内腫瘍血栓例）

a, b：右腎動脈造影；動脈相（a）では右腎上外側に不整像を伴った腫瘍血管増生がみられる。腫瘍の境界は不鮮明である。ネフログラム相（b）では腎門部には静脈内腫瘍血栓を栄養する線状の異常血管が認められる（striated vascular pattern，▲）。

c：下大静脈造影；右腎静脈開口部に一致して辺縁の不整な陰影欠損がみられ、腫瘍血栓の下大静脈内進展の所見である。

は腫瘍が巨大化してから発見されるので、血管造影の役割は由来臓器の診断にあり、後腹膜原発腫瘍との鑑別も問題となる。

(2) 良性腫瘍

a. 血管筋脂肪腫 angiomyolipoma（AML）

腎 AML はもっとも多い良性腫瘍であり、脂肪、平滑筋、血管などの組織よりなる間葉系混合腫瘍である。臨床上、結節性硬化症の合併するものと孤立性病変の二つに分類することができ、前者では両側性、多発性のものが多い。CT で腫瘍内部に脂肪成分が検出されれば診断はほぼ100％可能であるが、脂肪成分に乏しい腫瘍は腎細胞癌との鑑別に注意を要する。

血管造影所見としては拡張、屈曲、蛇行する異常血管、および多発する小動脈瘤 berry-like aneurysm、静脈相における "whorled onion peel" appearance と呼ばれる造影剤の貯留像、ネフログラム相における脂肪組織をあらわす明瞭な透亮像、腎動静脈瘻の欠如などがあげられている[8]（図6）。

AML ではときに腫瘍内出血や破裂を起こし、急激な背腹痛、血圧低下などを呈する場合がある。血管造影上造影剤の血管外漏出がみられれば選択的動脈塞栓術の適応である。

b. oncocytoma

腎 oncocytoma は近位尿細管由来の良性の腺腫であり、腫瘍径は平均5～7 cm と比較的大きいが、無症状で偶然発見される例が多い。血管造影上の特徴像として、腫瘍周囲から中心に向かう spoke-wheel vessels と呼ばれる腫瘍血

血管筋脂肪腫
（angiomyolipoma）

berry-like aneurysm

oncocytoma

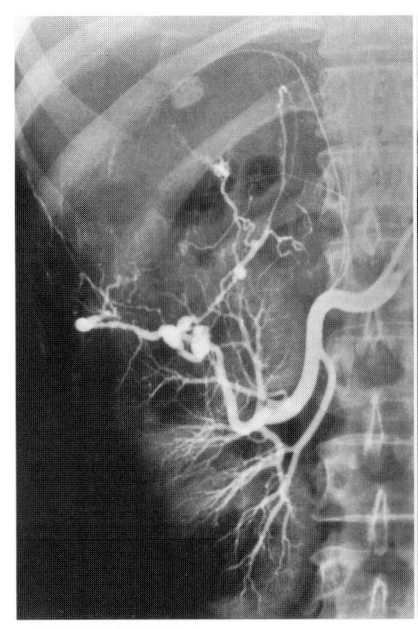

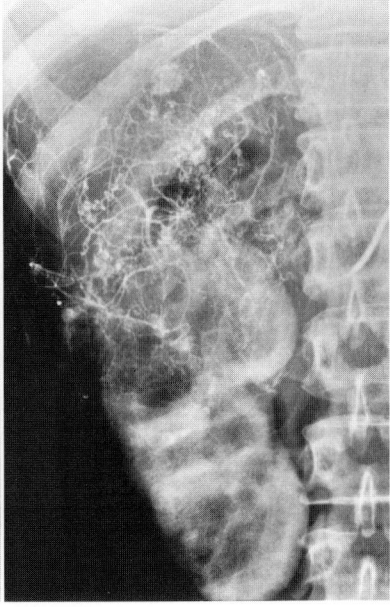

図6 血管筋脂肪腫
a：右腎動脈造影動脈相；上極に蛇行する不整な血管増生がみられ，berry-like aneurysm が認められる．
c：右腎動脈造影ネフログラム相；さらに不規則に蛇行する腫瘍血管が描出されてくるが，腫瘍濃染像は軽度である．

管の配列，正常腎のネフログラムと同等の均一な濃染像，辺縁に境界明瞭な線状の透亮像，不規則な血管や壊死巣，不明瞭な辺縁像はみられないの4点があげられている[9]．しかし，これら oncocytic pattern と呼ばれる像は腎細胞癌でもみられることがある一方，oncocytoma に常に特徴的にみられるとは限らず，両者の完全な鑑別診断は不可能である．

(3) 血管性病変

a. 腎動脈狭窄症

腎血管性高血圧症は腎動脈本幹あるいは分枝の狭窄閉塞性病変のために腎血流量が低下して生ずる二次性高血圧症である．腎血管性高血圧症の原因疾患としては粥状動脈硬化症 atherosclerosis（AS）と線維筋性異形成 fibromuscular dysplasia（FMD）が大部分を占める．わが国では高安動脈炎（大動脈炎症候群）の頻度も欧米に比較して高い傾向にある．

AS は 50 歳以降の男性に多くみられ，病変は大動脈の起始部から 2 cm 以内に好発し，両側性に病変を生じる場合もある（図7）．大動脈をはじめ分枝にもびまん性，多発性の病変を認め，粥腫 atheroma が動脈内腔に突出して生じる壁不整像がみられる．FMD は 20〜30 歳代の女性に多く，筋型動脈に好発する原因不明の動脈壁形成異常である．腎動脈では本幹遠位 2/3 に好発し，分枝の区域動脈に及ぶ場合もある．病変は内膜，中膜，外膜のいずれの部位にも生じるが，なかでも中膜病変の頻度がもっとも高い．亜型の medial fibro-

粥状動脈硬化症
（atherosclerosis；AS）

線維筋性異形成（fibromuscular dysplasia；FMD）

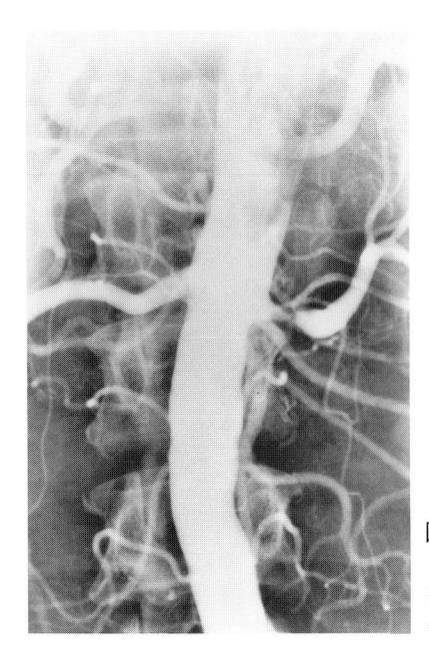

図7 動脈硬化症
　腹部大動脈造影；左腎動脈起始部より数 cm の部位に post-stenotic dilatation を伴った高度の狭窄像がみられる．大動脈にも動脈硬化による壁不整がみられる．

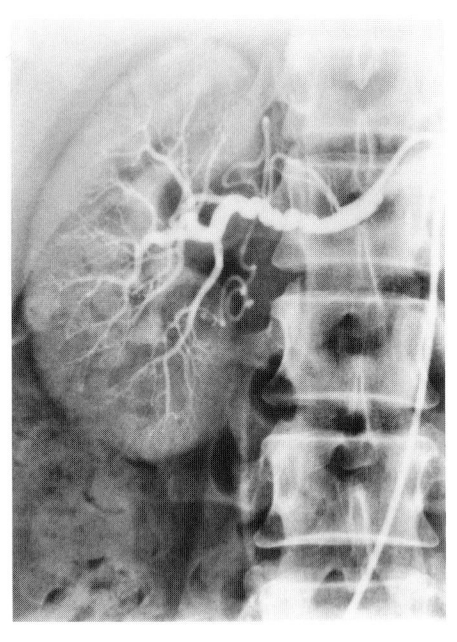

図8 線維筋性異形成
　右腎動脈造影；腎動脈本幹遠位部に連続する狭窄像と瘤状拡張像を認める．String of beads といわれる数珠状の変化である．Medial fibroplasia による変化と考えられる．

plasia with mural aneurysm は 60～70％ ともっとも多く，血管造影上 string of beads といわれる数珠状の狭窄像を呈する[10]（図8）．

　b. 腎動脈瘤

　腎動脈瘤の主な原因としては動脈硬化症が多いが，FMD，外傷，炎症などもあげられている．病理学的に壁の性状から真性動脈瘤と仮性動脈瘤に分類され，血管造影所見からは嚢状 saccular，紡錘形 fusiform，解離性 dissecting などに分類される．動脈硬化によるものは通常，区域動脈の分岐部に多いが（図9）．石灰化のないもの，径の大きなもの，および妊娠の合併は破裂の危険

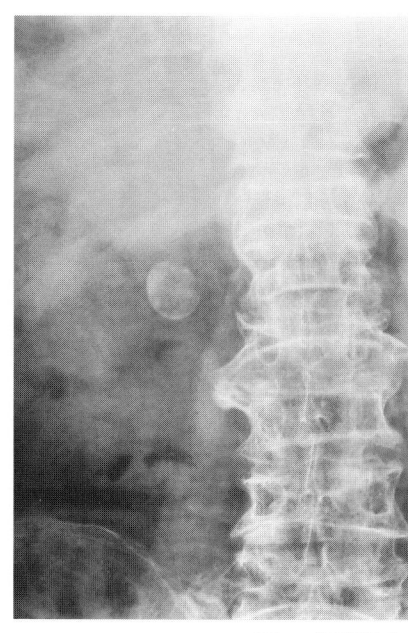

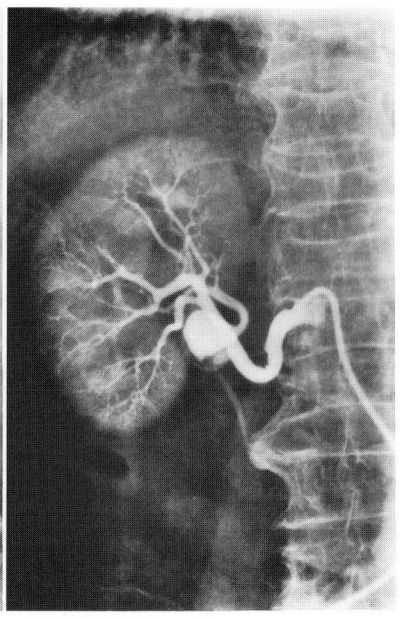

図9　腎動脈瘤（動脈硬化性）
a：腹部単純撮影；右腎門部に径約2cm大の輪状の石灰化を認める．
b：右腎動脈造影動脈相；区域動脈の分岐部に動脈瘤を認める．

が高いといわれている．血管造影に際しては動脈の蛇行や重なりと鑑別するために斜位の撮影が有用である．

c. 腎動静脈瘻，腎動静脈奇形

　動静脈瘻 arteriovenous fistula では，動脈造影上動脈の拡張と静脈の早期の出現が特徴である．先天性，後天性に分類されるが，先天性のものは腎動静脈奇形とほぼ同じ意味で用いられる[11]．後天性の原因として，外傷，外科的処置，腫瘍などがあげられる．手術，生検など腎損傷を含めた外傷によるものがもっとも多いが，生検など穿刺によるものでは自然消失するものも多いといわれている．短絡 shunt の流量が多くなれば，血尿，高血圧，心不全などの症状を呈する．

動静脈瘻
(arteriovenous fistula)

　動静脈奇形 artriovenous malformation（AVM）は先天性と考えられ，血管造影上は稀な疾患である[12]．腎内に拡張，蛇行した小血管群 nidus がみられる cirsoid type と，動脈の拡張と瘻を直接介した還流静脈の瘤状の拡張が著明な cavernous type に分けることができる．cirsoid type では動脈の拡張は軽度であるが，葉間動脈から屈曲，蛇行した異常血管を認める（図10）．cirsoid type では短絡による心不全などの症状は少なく，血尿を主訴とするものが多い．治療としては nidus に対する選択的な動脈塞栓術がよい適応となる．

動静脈奇形
(artriovenous malformation)

d. 腎動脈血栓症，塞栓症

　腎動脈血栓症は動脈硬化，動脈瘤，血管炎，血液凝固異常などに合併し認められることが多い．外傷では内膜損傷に合併して血栓を生じる場合もある．
　塞栓症は心房細動，心筋梗塞など心疾患に起因することが多い．血管造影上新鮮な塞栓症では塞栓の大きさに応じて腎動脈本幹から分枝に突然の途絶像を認め，中枢側に凸の陰影欠損像示す（図11）．動脈の閉塞した領域に一致して

腎動脈血栓症

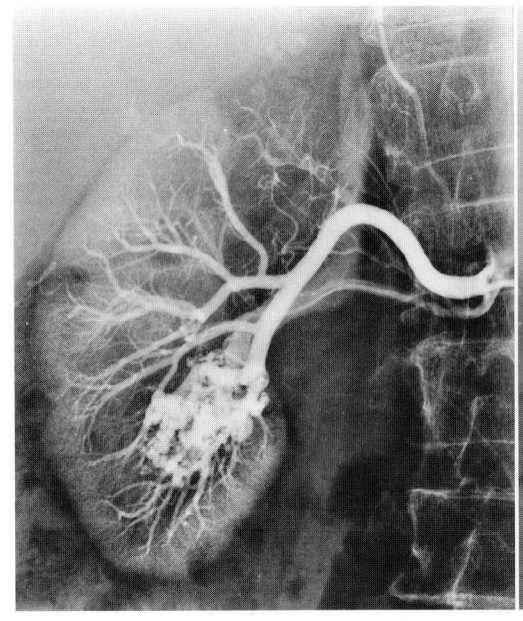

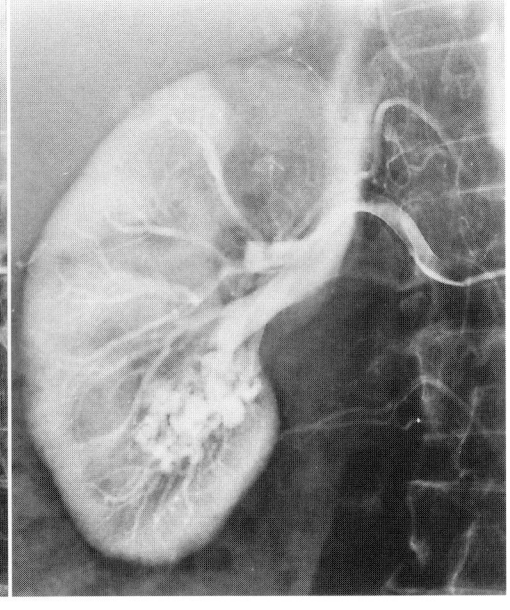

図10 腎動静脈奇形（Cirsoid type）
a：右腎動脈造影動脈相；栄養血管である葉間動脈の1本が拡張し，下極に異常血管の集合が見られる．
b：右腎動脈造影ネフログラム相；動静脈短絡が著明である．

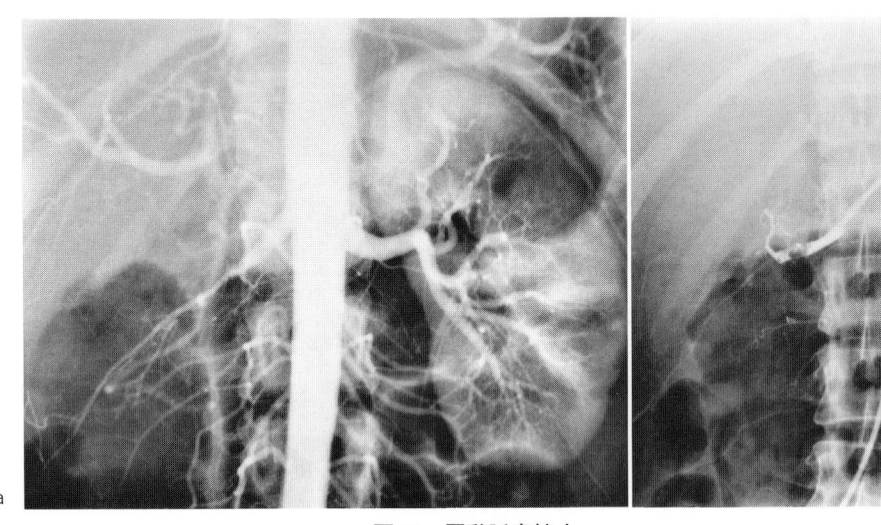

図11 腎動脈塞栓症
a：腹部大動脈造影；右腎動脈本幹は途絶し，腎内分枝は造影されない．
b：右腎動脈造影；腎動脈本幹内に塞栓が陰影欠損像として見られる．

ネフログラムの不規則な欠損像を呈する．虚血性の変化が進行すれば腎梗塞を合併し，動脈閉塞の範囲に応じてその領域の腎実質は萎縮し，実質相では腎辺縁に弯入が見られる．

まとめ

　腎動脈領域における血管造影の診断の基本について概説した．画像診断の進歩によって，腎動脈領域でも血管造影の診断的意義は減少し，その技術が経カテーテル治療（IVR）へと応用されてるようになった．カテーテルやガイドワイヤー，さらに造影剤の改良で，IVRはより侵襲の少ない安全な治療法となってきたが，血管解剖や手技の基本を十分習熟したうえで活用されることを強調したい．

文　献

1) Yune HY, Klatte EC : Collateral circulation to an ischemic kidney. Radiology 119 : 539-546, 1976
2) 平松京一，成松芳明：腎・副腎血管造影とその治療応用．臨床放射線 28 : 1259-1275, 1983
3) Gerlock Jr AJ, Goncharenko V, Sloan OM : Right posterior oblique : The projection of choice in aortography of hypertensive patients. Radiology 127 : 45-48, 1978
4) Abrams HL : The response of of neoplstic renal vessels to epinephrine in man. Radiology 82 : 217-224, 1964
5) Chuang VP, Fried AM : High-dose renal pharmacoangiography in the assessment of hypovascular renal neoplasm. AJR 131 : 807-811, 1978
6) Watson RC, Fleming RJ, Evans JA : Arteriography in the diagnosis of renal carcinoma ; Review of 100 cases. Radiology 91 : 888-897, 1968
7) Ekelund L, G thlin J : Angiography in carcinoma of the renal pelvis and the ureter. Acta Radiol(Diagn) 17 : 676-684, 1976
8) Becker JA, Kinkhabwala M, Pollack H, Bosniak M : Angiomyolipoma (hamartoma) of the kidney ; An angiographic review. Acta Radiol(Diagn) 14 : 561-569, 1973
9) Ambos MA, Bosniak MA, Valensi QJ, Madayag MA, Lefleur RS : Angiographic patterns in renal oncocytomas. Radiology 129 : 615-622, 1978
10) Harrison DGJr, McCormack LJ : Pathologic classification of renal artrial disease in renovascular hypertension. Mayo Clin Proc 46 : 161-167, 1971
11) 岸川　高，高橋睦正，玉川芳春，加藤哲郎，宮川征男，松浦啓一：腎動静脈瘻の血管造影．臨床放射線 19 : 295-302, 1974
12) Cho KJ, Stanley JC : Non-neoplastic congenital and acquired renal arterioveous malformations and fistulas. Radiology 129 : 333-343, 1978

（成松　芳明）

B. 腎腫瘍・AVM に対する IVR

B-1. 腎腫瘍

1. 腎　癌

(1) 適　応

　従来，腎癌の治療法の中心として，腎摘出術が行われてきた．これに加え，放射線療法，化学療法，免疫療法などが付加されてきたが，いずれも確立した有効な方法とはいえない．TAE は豊富な血流を有する腎癌の特徴から，ある程度の効果が期待できるものの，腎摘出術に優る効果は得がたい．一方，腎癌は悪性度が高く，静脈内腫瘍栓の形成や，遠隔転移によって，手術適応とならない場合も多い．また，富血管性であるために血流量が多く，周囲の静脈の怒張などをきたすことが多く，手術操作の妨げとなったり，術中の出血量が増加することもある．したがって TAE の適応は，進行癌で手術適応とならない場合，進行癌で TAE による腫瘍縮小効果を得たうえで腎摘出術を行う場合，および術中の出血量を減少させることを目的とする場合に限られる[1]．なお，腎癌は高抗原性腫瘍とされ，遠隔転移を有する症例でも，原発巣を TAE することによって免疫性を高め，転移巣の縮小が得られることがある[2]．

腎癌

静脈内腫瘍栓

(2) 手　技

　腎癌の主な栄養血管は，腎動脈であることが多いが，複数の腎動脈が存在したり，増大すると腎被膜動脈や腰動脈などが寄生栄養動脈となることがあるため，まず腹部大動脈造影を行い，腎動脈ならびに他の栄養動脈の同定を行う．引き続いて，栄養動脈にカテーテルを進め，塞栓術を行う．マイクロ・カテーテルが普及した今日，可及的に選択的な TAE を行うことが多い．
　塞栓物質には，gelatin sponge (GS)，無水エタノール，金属コイル，N-butyl-2-cyanoacryl (NBCA)，および抗癌剤混入リピオドールと GS の併用などがあげられ，目的と症例に応じて選択する．例えば，術中の出血量低減を目的とする場合は，GS と金属コイルの併用や無水エタノール，NBCA などを用いることが多く，抗腫瘍効果を期待する場合は，抗癌剤混入リピオドールと GS の併用や無水エタノール，あるいはこれらと金属コイルの併用などが選択される．いずれの場合も，金属コイル単独では再開通や側副路形成をきたしやすく，避けるべきと思われる．

寄生栄養動脈

gelatin sponge (GS)
無水エタノール
金属コイル
N-butyl-2-cyanoacryl (NBCA)
リピオドール

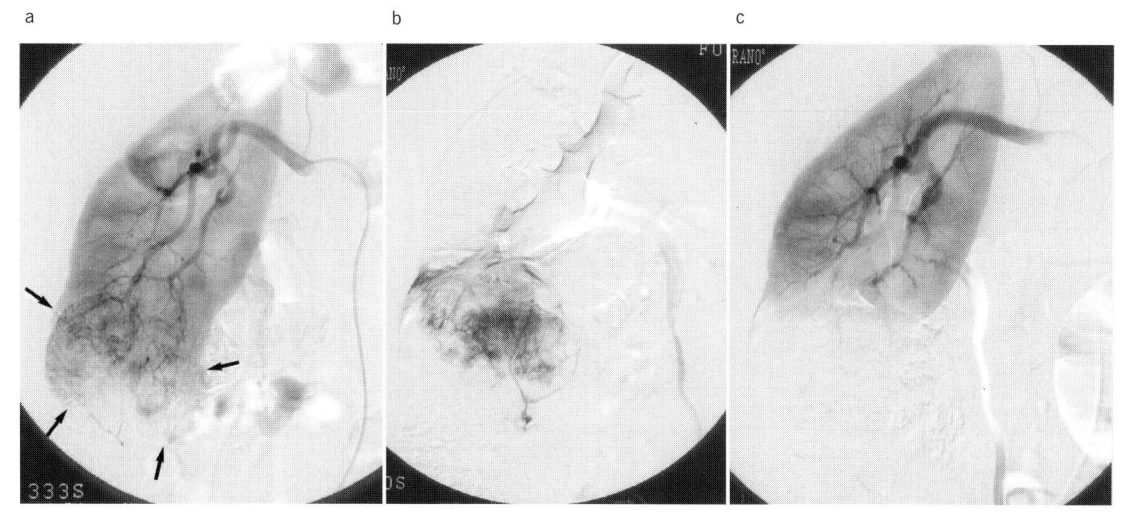

図1
【症　例】73歳，女性，右腎細胞癌
陳旧性心筋梗塞のため，手術不能と診断され，TAEを施行した．
a：治療前の右腎動脈造影にて，右腎下極に腫瘍血管の増生と腫瘍濃染像を認める（→）．
b：マイクロ・カテーテルを腫瘍の栄養動脈に進め，無水エタノールとマイクロ・コイルによる超選択的TAEを行った．
c：治療後の右腎動脈造影では，腫瘍濃染像は消失している．

（3）成　　績

　術前処置として施行した場合，術中の出血量が減少し，手術操作も容易となることが多い[3]．
　また，抗腫瘍効果も十分に期待できるが，手術不能例に施行することが多いため，一般に予後は不良である（図1）[3]．

（4）合併症

　カテーテル操作に伴うものとTAEによるものに大別できる．前者は，動脈解離や塞栓物質の逸脱，穿刺部の血腫などがあげられるが，慎重に施行することにより回避できる．後者には，一過性の腹痛，腰痛，発熱，嘔気，嘔吐などの，いわゆるTAE後症候群が含まれる．通常は，解熱鎮痛剤の投与にて1週間以内に回復する．しかし，膿瘍などの重篤な合併症に発展することがあり，白血球数や炎症反応の推移に注意し，早期に対処する必要がある．

2．血管筋脂肪腫

（1）適　　応

　血管筋脂肪腫は，代表的な腎良性腫瘍であるが，直径が4cmを超えると血

尿や破裂をきたす可能性が高くなり，何らかの治療の適応となる[4]．従来，腎摘出術や部分的腎摘出術が行われてきた．しかし，選択的血管造影の手技が確立した現在，TAEが施行されることも多い．良性腫瘍であるが，富血管性腫瘍でTAEによる効果が期待できるため，良い適応といえる．

(2) 手　　技

腎癌の項で述べたごとく，定型的血管造影の後，超選択的なカテーテル挿入を行い，TAEを施行する．

塞栓物質には，無水エタノール，GS，GSと金属コイルの併用，NBCAなどが用いられる．筆者らは，良性腫瘍であり安全なTAEで，腫瘍の完全壊死を期待でき，永続的な塞栓効果をもたらすべきであることから，GS単独での使用は行わない．

(3) 成　　績

超選択的TAEにより，良好な腫瘍縮小効果が得られる．CTなどによる経過観察において，腫瘍の完全消失と腎機能の温存が確認されることが多い（図2）．

(4) 合併症

腎癌に対するTAEの合併症に準ずる．

3．その他

この他，疼痛や血尿などの症状を伴う転移性腎癌もTAEの適応となることがある．また，出血性良性腎疾患に対する止血や，経皮的腎動脈形成術の無効な腎血管性高血圧などに対する腎機能廃絶術にも，TAEを用いることがある．

B-2．AVM

(1) 適　　応

腎のAVMは先天性の血管奇形で，比較的若年者に発症することが多い．肉眼的血尿の原因となり，出血量が多い場合には，凝血塊の充満による膀胱タンポナーデを引き起こすこともある．従来，腎摘出術が施行されてきたが，近年のIVRの進歩により，TAEの適応疾患となった．われわれの施設でも，まずTAEによるコントロールを試み，不能な場合のみ腎摘出術を考慮する[5]．

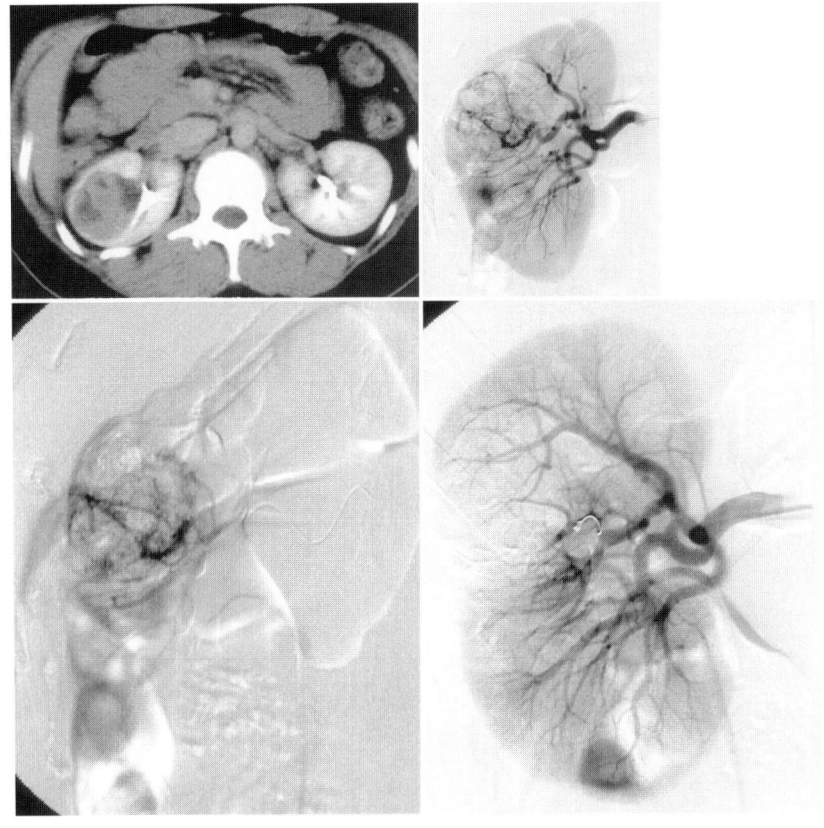

図2
【症　例】27歳，女性，右腎血管筋脂肪腫
a：治療前の造影CTで，右腎門レベルに直径約4cmの血管筋脂肪腫を認める．
b：右腎動脈造影では，腫瘍血管の増生を認める．
c：GSとマイクロ・コイルを用いた超選択的TAEを行った．
d：TAE後の右腎動脈造影では，腫瘍血管の消失がみられる．

(2) 手　技

　通常，腎AVMは多数の支配動脈からnidusが描出される．このため，腎動脈造影による支配動脈と流出静脈の同定，血流量の把握はIVRによる治療戦略をたてるうえで重要である．

　TAEは，支配動脈までカテーテルを進め，可能な限りnidusを選択的に塞栓する．塞栓物質には，GS，無水エタノール，金属コイル，NBCAなどがある．AVMに対するTAEにおいて，すべての支配動脈とnidusを確実に塞栓することが重要である．支配動脈とnidusの一部分が残存した場合，再発は免れない．このため，最近では血管腔を鋳型状に塞栓できるNBCAが用いられることが多い．しかし，入手が困難なこともあり，無水エタノール，金属コイル，GSなどの組み合わせによるTAEを行うこともある[5,6]．

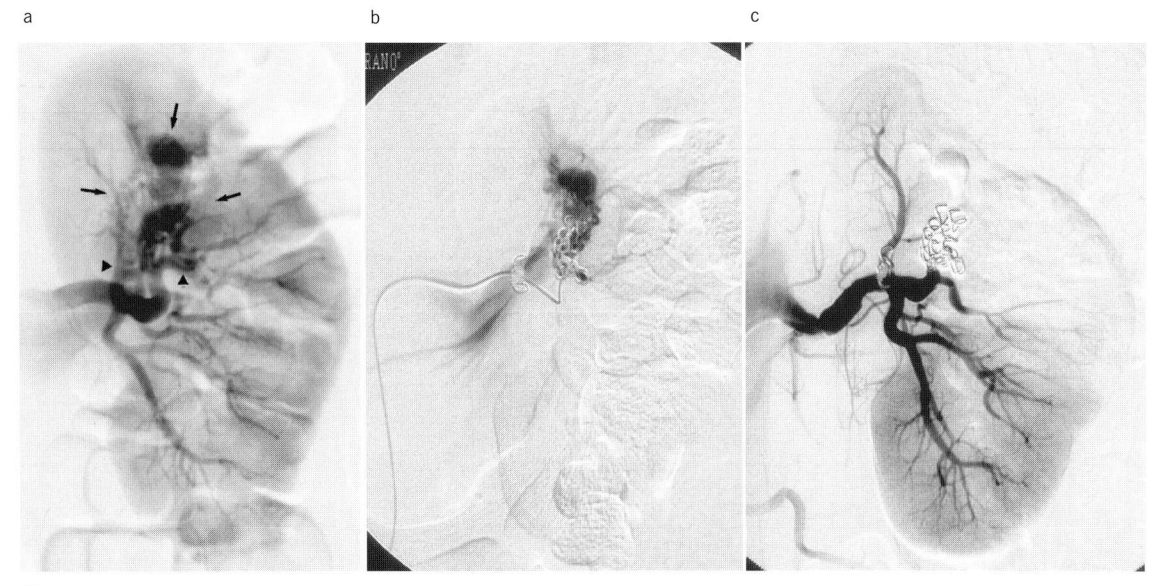

図3
【症　例】36歳，女性，左腎AVM
a：治療前の左腎動脈造影で，多数の支配動脈（▶）を有するAVM（nidus）を認める（→）．
b：GSとマイクロ・コイルによる超選択的TAEを施行したが，約1年6ヵ月後に肉眼的血尿が再発した．血管造影で，支配動脈の再開通とnidusの描出を認める．
c：無水エタノールとマイクロ・コイルによるTAEを追加し，nidusの消失を認めた．

(3) 成　績

　肉眼的血尿が著明な症例でも，TAE後速やかに症状が消失する．しかし，前述のごとく塞栓が不十分な場合，再発は免れない．筆者らも，金属コイルとgelatin sponge併用によるTAE後約1年6ヵ月後に再発し，無水エタノールによるTAEを追加した症例，NBCAによるTAEの3ヵ月後に再発し，TAEを追加した症例を1例ずつ経験している（図3）．今後，TAEの効果を高め再発を防ぐために，動静脈両側からのアプローチなどの工夫が必要であると思われる[7]．

(4) 合併症

　AVM周囲の正常腎実質への塞栓物質流入による部分的腎梗塞と塞栓物質の静脈側への逸脱・流入による合併症に大別される．前者は，一過性の疼痛，発熱，嘔気，嘔吐などをきたす．膿瘍形成などに十分注意したうえで，通常のTAE後症候群に準じた治療を行えば，軽快することが多い．後者は，重篤な肺塞栓症を引き起こす可能性があるが，塞栓物質の選択に注意し手技を慎重に行うことで，予防しなければならない．

B-3. その他

この他，TAE は外傷による腎損傷や腎動脈瘤に対しても適応となる．

文 献

1) 大石　元，他：腎癌に対する動脈塞栓術．日獨医報 30：98-112, 1985
2) Wallace S, et al：Embolization of RenalCarcinoma. Radiology 138：563-570, 1981
3) 松尾尚樹，他：IVR—放射線診断技術の治療的応用　第1版　IV．腎　1．腎癌，金原出版，東京，203-207, 1994
4) Sanchez F, et al：Hemorrhagic Angiomyolipoma；Superselective Renal Arterial Embolization for Preservation of Renal Function. Cardiovasc Intervent Radiol 8：39-42, 1985
5) Wallace S, et al：Therapeutic VascularOcclusion Utilizing Steel Coil Technique：Clinical Applications. AJR 127：381-387, 1976
6) 中村仁信，他：腎動静脈奇形に対する transcatheter　embolization. 日獨医報 24：640-645, 1979
7) Mitsuzaki K, et al：Balloon-OccludedRetrograde Transvenous Embolization of aPelvic Arteriovenous Malformation. Cardiovasc Intervent Radiol 22：518-520, 1999

（杉本　幸司）

C. 腎動脈狭窄とIVR

腎動脈のPTAは，Grüntzig[1]の報告以来，腎血管性高血圧症の治療の第1選択として広く普及してきたが，その効果は原因疾患や病変部により異なる傾向がある[2,3,4,5]．また，最近ではPTAの成績を向上させるため金属ステント留置も試みられている．本稿ではPTAを中心に適応，手技，成績などについて述べる．

(1) 適　応

腎動脈狭窄に対するPTAの適応としては，腎血管性高血圧症がその中心であるが，腎機能障害に対する機能温存目的のPTAの適応のひとつである[6]．原因疾患としては，粥状動脈硬化症 atherosclerosis (AS) と，線維筋性異形成 fibromuscular dysplasia (FMD) が主であるが，前者は高齢者男性に，後者は若年女性に多く見られる．わが国では大動脈炎症候群（高安動脈炎 Takayasu arteritis）(TA) の頻度も欧米に比較して高い．その他，移植腎や腎動脈バイパス術後の吻合部狭窄もよい適応といわれ，原疾患の多彩さが特徴である．

病変部位は腎動脈本幹から区域動脈までの狭窄がよい適応となるが，閉塞であっても末梢動脈分枝が側副血行路から造影される場合にはPTAは可能である．

PTRAは腎血流の回復と組織の温存を目的とする点は血行再建術と同様であるが，低侵襲性が特徴であり，手術のように厳しい適応を定めずに試みることができる．手術療法では腎萎縮や機能低下が高度な場合には腎摘術が選択され，さらに重篤な合併症や高年齢などのため内科的治療を余儀なくされる例も多くみられたが，いずれの場合もPTRAは施行可能である．本態性高血圧症の合併や腎萎縮のために，PTRA単独の効果が不十分な例であっても，降圧剤の併用によって血圧のコントロールが容易になる例もしばしば経験される．腎動脈狭窄の存在が常に腎血管性高血圧症や腎機能障害の原因と結びつくわけではなく，両者の因果関係を正確に診断するのは実際には困難であるので，高レニン高血圧症で内科的治療に抵抗性の例に腎動脈狭窄が発見されればPTAは積極的に試みるべきであろう．

(2) 手　技[7]

PTRAに際しては，血管造影の基本手技を習熟しておくことはいうまでもない．まず腹部大動脈造影を撮影し，大動脈の蛇行や腎動脈の分岐の状態，狭窄の部位，程度を十分に検討する．大動脈や他の分枝の病変が原因疾患の診断の参考になる場合もある．PTA用のバルーンカテーテルには種々のものがあるが，腎動脈においても病変部位に応じてもっとも適したカテーテルを選択することが重要である．バルーン径は腎動脈の内腔に一致するか，わずかに大きなものを用いるべきであり，一般に5mm前後である．oversizeのバルーンの使用は，内膜剥離など重篤な合併症の原因となる一方，undersizeでは病変

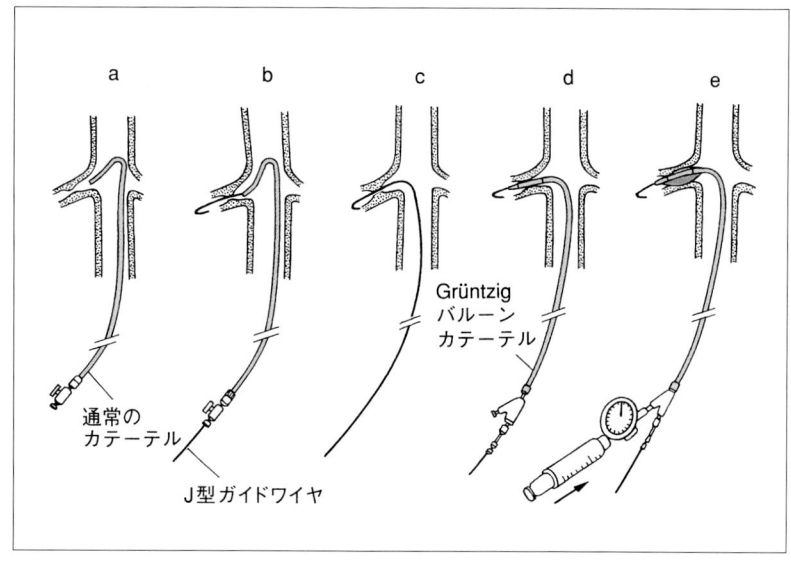

図1　PTRAの基本手技
a：通常の造影用カテーテルを患側腎動脈へ挿入する．
b：ガイドワイヤを挿入し，先端を狭窄部より末梢へ送り込む．
c：ガイドワイヤを固定し，造影用カテーテルを抜去する．
d：Grüntzigバルーンカテーテルを挿入し，バルーンが狭窄部に一致するように固定する．
e：バルーンを加圧，膨張させ，狭窄部を拡張する．

の拡張が不十分で，残存狭窄を残す可能性が高くなる．腎動脈では比較的限局した病変が多く，また前後の非病変部への影響を考慮すると，バルーンの長さは2cmが最適の場合が多い．基本的手技を図1に示すが，まず造影用カテーテルを患側腎動脈に挿入し，ガイドワイヤーを狭窄の末梢に送り込み，ワイヤーを留置したままバルーンカテーテルと交換する．ワイヤーのサイズは0.035インチが一般的で，先端が柔軟なタイプや1mmJ型などを使用するが，われわれは最近では親水性コーティングをしたものを用いており，先端をなるべく腎動脈末梢へ送り込むように心がけている．バルーンの拡張はX線透視下に行うが，まず金属マーカーを目印に狭窄がバルーンの中心に位置しているかを確認し，約2倍に希釈した造影剤をバルーン部分へ用手注入し，圧力計でモニターしながら徐々に加圧して行う．2〜3気圧の低圧の状態でwaistと呼ばれる狭窄によるくびれを確認し，さらにwaistが消失するまで徐々に加圧する．拡張は30秒から1分間ずつ数回繰り返して行うが，過度の拡張は血管壁の損傷や末梢の塞栓を増加させる危険もある．一般にwaistの消失は4〜8気圧程度で認められるが，バルーンの耐圧性も改良され，動脈炎など線維化の強い病変も十分な拡張効果が得られるようになった．腎内分枝病変では，ガイディングカテーテルを腎動脈本幹に挿入し，0.018インチのガイドワイヤーと細径のカテーテルシステムを使用するが，最近のカテーテルは細径でも十分な拡張圧が得られ，ガイドワイヤーへの追従性も良好であり，分枝の高度狭窄病変の拡張も可能である．

　PTAにおける薬物療法としては抗凝固療法と動脈スパスムに対する治療が

ある.血管内膜の損傷は血小板凝集能を亢進させ,血栓形成を促進させるため,抗凝固療法はPTAの成績向上のために非常に大切である.われわれは術前3日前より抗血小板剤の経口投与を開始し,手技中には約5000単位のヘパリン動脈内投与を基本としている.術後は抗血小板剤を一定期間継続することを原則としている.術後のヘパリン投与は一般には行わないが,腎動脈閉塞例や全身動脈硬化が高度で腎動脈血流の不良な例では使用する場合もある.

また,術中にはガイドワイヤーやカテーテルの刺激によって,動脈スパスムが認められることがあるが,nitroglycerin 100〜200 μgの動脈内投与は即効性があり有効である.

(3) 成　　績：初期効果と長期成績

狭窄部の拡張に成功すると,直後には一過性の血圧上昇がみられることがあり,これは腎血流量が急激に増加し,患側から大量のレニンが放出されるためといわれている.その後数時間で血圧低下を示す時期が認められ,ときに補液を必要とする例もみられる.血圧の安定するまでの間は十分なモニターが必要である.血管造影上,腎動脈狭窄に伴ってみられる側副血行路の発達やpost-stenotic dilatationの存在は狭窄が有意であることを示す重要な所見であり,側副血行路の消失はPTRA直後からみられれば,良好な降圧効果が期待される(図2).

われわれが施行した75例の腎血管性高血圧症に対するPTRAの成績は以下のとおりである[5].原因疾患別内訳はFMD 25例,AS 31例,TA 10例であり,男性女性各35例,平均年齢は40.1歳であった.PTRAを試みたのは両側性病変を含み86病変であり,これらに対し96回のPTRAを施行し,技術的成功率は91/96回(95%)であった.効果判定は血圧コントロールの程度により決定し,以下の判定基準により成績を評価した.治癒と改善を併せて成功例とした.

- 治　　癒：降圧剤なしで血圧が正常化したもの(150/90 mmHg以下)
- 改　　善：降圧剤の併用で血圧のコントロールが容易になったもの(拡張期血圧で15%以上,110 mmHg以下の降圧)
- 不　　変：血圧の再上昇がみられ上記の基準を満たさないもの

不成功例,追跡不能例5例を除く70例について本法の長期成績を検討した結果を表1に示した.成功率はFMD 84%,AS 67%,TA 40%で,全体では69%であった.FMDの成功率はAS,TAに対して有意差が認められた($p<0.01$).なお,25例で高血圧の再発がみられ,80%は初回PTA後1年以内の再発であった.

疾患別にみるとFMDでの成績は良好であり,もっともPTRAの効果が期待される疾患である.すでに10年を経過した治癒例も存在するが,一般に30%以上の残存狭窄では病変の再発率が高いといわれており,病変の十分な初期拡張が重要である.

ASでは成功例に治癒よりも改善の占める割合が多く,成績は緒家の報告と同様FMDと比べて不良である.理由として患者の平均年齢が高く,全身の動脈硬化症や本態性高血圧症の合併が考えられるが,糖尿病,心不全,脳血管障害などの合併症を有する例では血圧の管理は特に重要であり,内科的治療に反

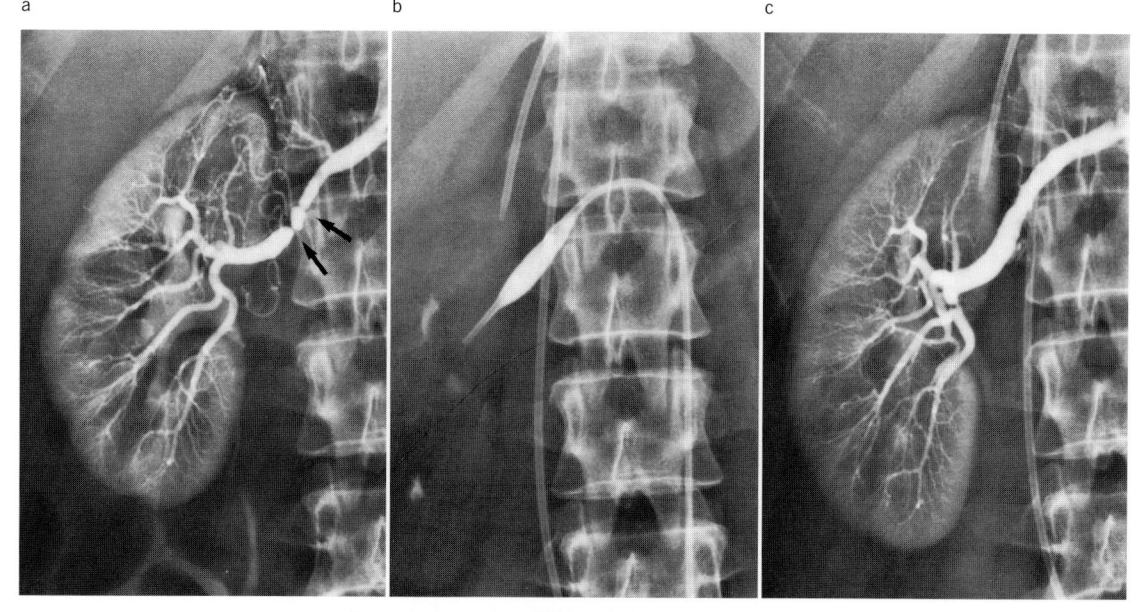

図2 FMDによる腎動脈狭窄（29歳，女性）
a：右腎動脈本幹に高度な狭窄がみられる（→）．被膜動脈から腎門部への側副血行路が形成されている．
b：Grüntzigバルーンカテーテルを挿入し，加圧，膨張させた状態．
c：拡張後の右腎動脈造影；狭窄部は十分に拡張され，側副血行路も消失している．

表1 疾患別による降圧効果

疾患	治癒	改善	不成功	計	治癒率(%)	成功率(%)
FMD	15	6	4	25	60	84
AS	3	19	11	33	9	67
TA	1	3	6	10	10	40
その他	0	1	1	2	—	—
計	19	29	22	70	27	69

AS vs FMD：$p<0.01$，FMD vs TA：$p<0.01$，TA vs AS：NS．フォローアップ：1〜145ヵ月（平均46.6ヵ月）

応しにくい場合には積極的にPTRAを試みるべきである．また，ASではPTRA後2年で約20％に再狭窄が認められるといわれ[8]，今後，成功率を向上させるためには厳重な経過観察が必要であり，積極的な再PTAも成績向上の要因と考えられる．

ASでは病変部位により成績も異なり[9]，大動脈の粥腫と連続するostial typeと腎動脈固有のrenal typeに分けて成功率を比較するとPTRA後1年で前者56％，後者で88％であり，renal typeで良好な結果が得られた[5]（図3）．PTAの成績は不良であり，原因として動脈周囲の炎症による線維性癒着により病変が固いこと，TAでは大動脈内にも圧較差が存在することなどが考えられる．動脈炎の治療，管理も重要である．

自験例をはじめとするPTRAの長期成績は手術に匹敵するものであり，特にFMDでは根治的効果が得られている．

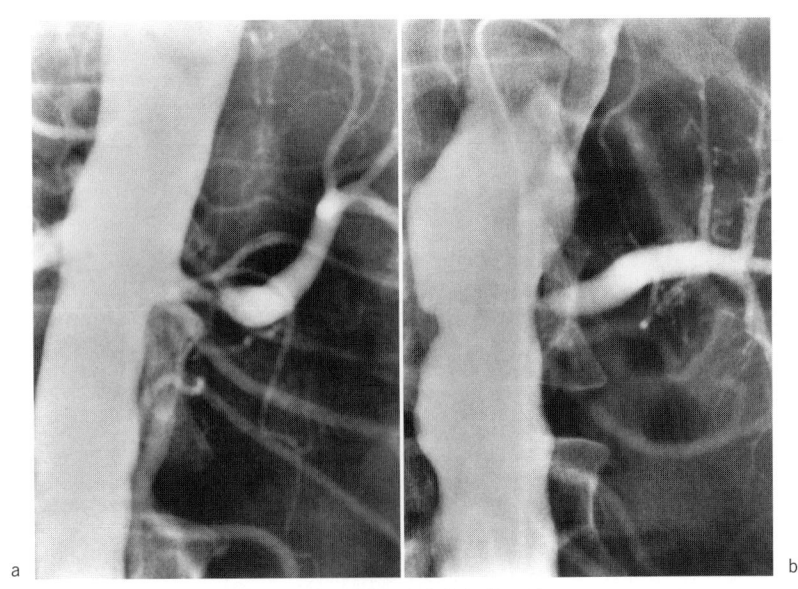

図3 ASにおける病変部位の違い
a：Renal type；病変は腎動脈起始部より数mm離れて存在する．
b：Ostial type；大動脈粥腫と連続した病変である．

a. 腎動脈狭窄に対するステント留置

　PTAにおける大きな問題点は再狭窄であり，残存狭窄や血管壁の修復過程で起こる内膜の過形成が原因とされている．成功率を向上させるためには積極的な経過観察と再PTAが望まれるが，さらに再狭窄の予防という点からはステントの挿入が実用化されている[10]．バルーンPTA後の残存狭窄例や解離，血栓閉塞などPTAの合併症に対しても有効である．特にPTAの成績不良であるostial lesionはステント留置のよい適応といわれており（図4），Blumら[11]は74病変に対する成績として，60ヵ月で84％と良好な開存率を報告している．

　手技上はステントの近位部が腎動脈の開口部を十分カバーするように留置することが重要とされ，balloon-expandableのPalmaz stentが使用されいる．また，8Frのガイディングカテーテルを使用するため，穿刺部の止血にも注意が必要である（図5）．

Palmaz stent

（4）合併症

　PTAの合併症の頻度は約5％といわれるが，大部分は穿刺部の出血，血腫である．その他，遠位部血管の血栓塞栓症，拡張部動脈の内膜剝離，スパスム，破裂，バルーンカテーテルの破裂などが問題となる．自験例では重篤な合併症としてガイドワイヤ穿通による腎周囲血腫と部分的腎梗塞を各1例経験している．

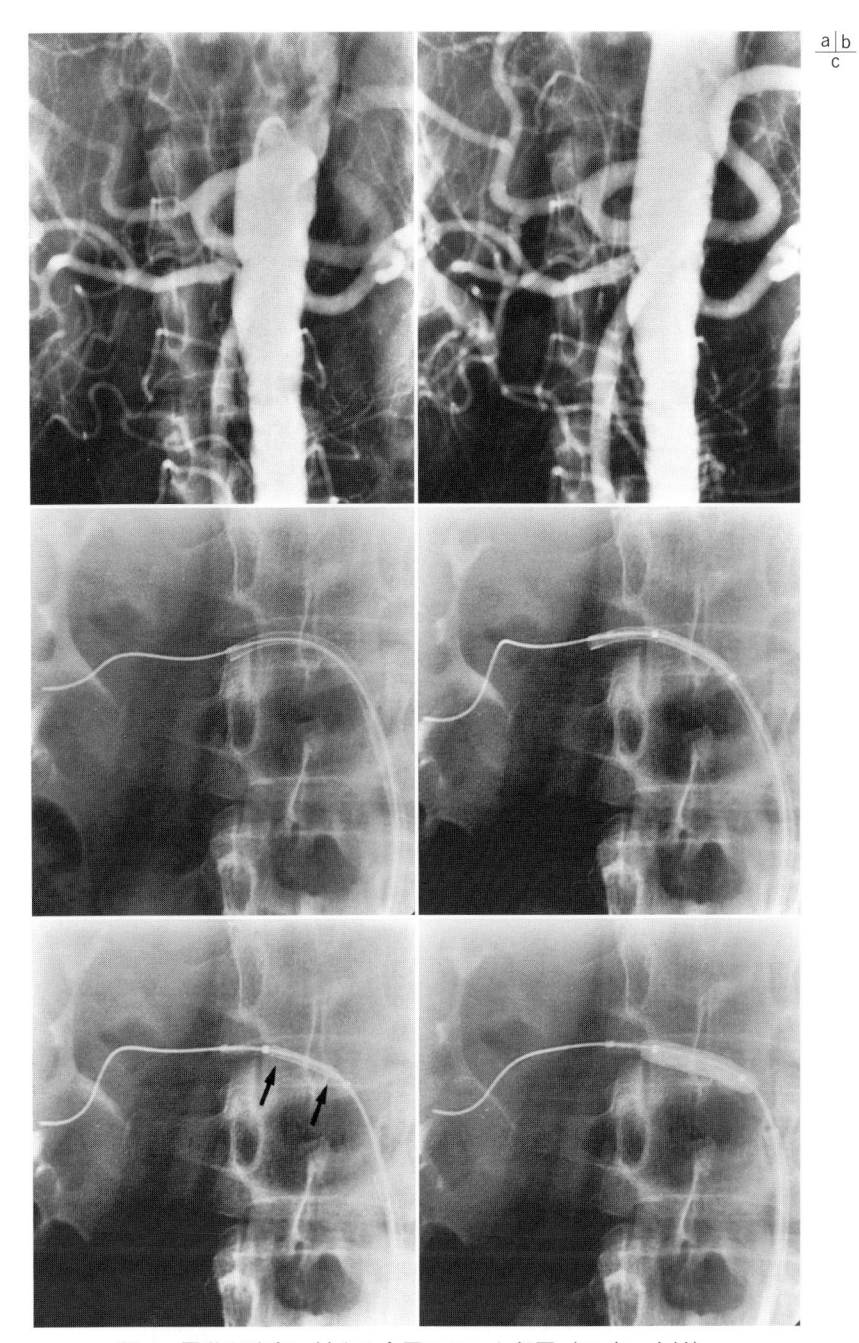

図 4 腎動脈狭窄に対する金属ステント留置（50 歳，女性）
a：右腎動脈起始部に ostial type の狭窄がみられる．
b：ステント留置後；狭窄部は著明に改善している．
c：ステント留置手技；ガイディングカテーテル内に Palmaz stent（→）を誘導し，ガイディングカテーテルを腎動脈より抜去したのちにステントを拡張させる．

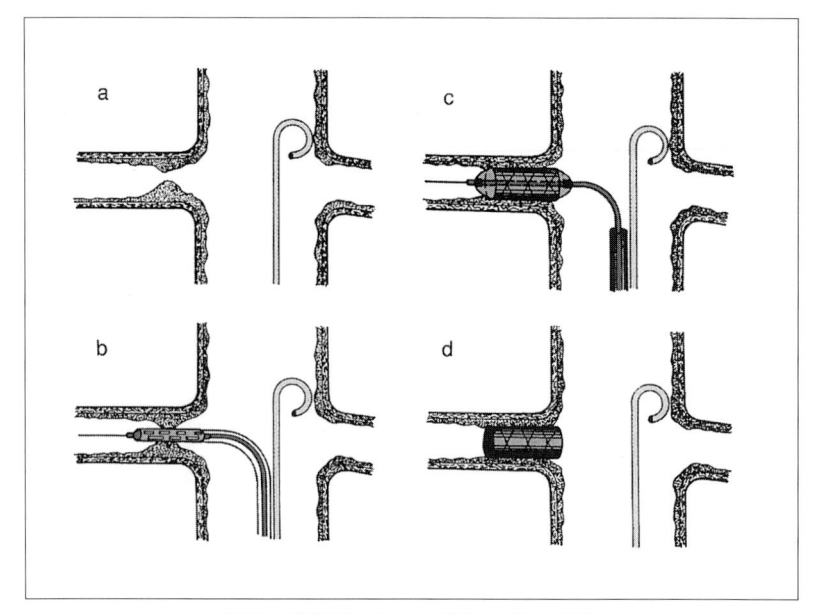

図5 腎動脈ステント留置の基本手技
a：右腎動脈開口部に狭窄を認める．
b：バルーンカテーテルによる前拡張後，ガイドワイヤに沿ってガイディングカテーテルと内部にステントを充填したシステムを挿入する．
c：ガイディングカテーテルを大動脈内へ抜去した後，ステントの近位部が開口部から大動脈内に1～2mm突出した状態で，バルーンを膨張させる．
d：ガイドワイヤとバルーンカテーテルを抜去した後，病変はステントにより十分拡張されている．
(文献[11] より引用)

文献

1) Grüntzig A : Treatment of renovascular hypertension with percutaneous transluminal dilatation of renal artery stenosis. Lancet 1 : 801-802, 1978
2) Sos TA, Pickering TG, Sniderman K, et al : Percutaneous transluminal renal angioplasty in renovascular hypertension due to atheroma or fibromuscular dysplasia. N Eng J Med 309 : 274-279, 1983
3) Tegtmeyer CJ, Kellum CD, Ayers C : Percutaneous transluminal angioplasty of the renal artery : Results and long-term follow-up. Radiology 153 : 77-84, 1984
4) Martin LG, Price RB, Casarella WJ, et al : Percutaneous angioplasty in clinical management of renovascular hypertension : Initial and long-term results. Radiology 155 : 629-633, 1985
5) 成松芳明，竹田利明，平松京一，他：腎血管性高血圧症に対する経皮的血管拡張術．各領域における endovascular treatment. 脈管学 38 : 21-26, 1998
6) Standards of practice committee of the society of cardiovascular and interventional radiology : Guidelines for percutaneous transluminal angioplasty. Radiology 177 : 619-626, 1991
7) Tegtmeyer CJ, Sos TA : Techniques of renal angioplasty. Radiology 161 : 577-586, 1986
8) Schwarten DE : Percutaneous transluminal angioplasty of the renal arter-

ies : Intravenous digital subtraction angiography for follow-up. Radiology 150 : 369-373, 1984
9) Cicuto KP, McLean GK, OleagaJA, et al : Renal artery stenosis : Anatomic classification for percutaneous transluminal angioplasty. AJR 137 : 599-601, 1981
10) Dorros G, Jaff M, Jain A, et al : Follow-up of primary Palmaz-Schaz stent placement for atherosclerotic renal artery stenosis. Am J Cardiol 75 : 1051-1055, 1995
11) Blum U, Klumme B, Flugel P, et al : Treatment of ostial renal artery stenoses with vascular endoprostheses after unsuccessful balloon angioplasty. N Eng J Med 336 : 459-465, 1997

（成松　芳明）

16 副腎の血管造影とIVR

A. 副腎の血管造影

(1) 血管造影の意義

副腎疾患に対する血管造影の意義は，腫瘍性病変の手術時の血管マッピング・良悪性の鑑別・手術不能な悪性腫瘍例に対する経カテーテル的治療に加え，内分泌疾患が一側性か両側性かの局在診断やその質的診断の目的でも施行される．さらに低侵襲性の見地から，良性腫瘍に対しても経カテーテル的治療が行われる．

(2) 血管解剖および手技

a. 副腎動脈の解剖

古典的には，左右の副腎ともに上・中・下の3本の栄養枝がそれぞれ下横隔動脈・大動脈・腎動脈より分岐する[3~7]．実際には上・中・下副腎動脈は副腎の栄養部位によって命名されるが，血管造影時には古典的分類に従ってカテーテリゼーションした方が理解しやすい．

副腎動脈

1) 下横隔動脈の分岐部と上副腎動脈

下横隔動脈は大動脈（約60％）・腹腔動脈（約15％）・右腎動脈（約10％）・左胃動脈（数％）・左右共通幹（数％）から分岐する．下横隔動脈が大動脈から直接分岐する場合，左右ともにほぼ全例において第12胸椎～第1腰椎の高さで大動脈の左前面～右側面から分岐する．上副腎動脈は下横隔動脈の起始部から1～数cmの距離に複数分岐する場合が多い[4]．

下横隔動脈
上副腎動脈

2) 大動脈から直接分岐する中副腎動脈

本分枝は，左側で70％前後，右側では10％程度しか血管造影上認められない特徴がある．左右ともに第1腰椎～第2腰椎の高さで大動脈の正面から当該側側面の範囲に分岐がみられる．

中副腎動脈

3) 腎動脈から分岐する下副腎動脈

右側で60％程度，左側では約40％に造影される．腎動脈から下副腎動脈が分岐する場合は腎被膜動脈と共通もしくは単独で数本認められる場合が多い．腎動脈からも下横隔動脈が数％で分岐し，副腎上部を栄養する場合があることにも留意したい[4]．

腎動脈
下副腎動脈

以上のごとく，右側では大動脈からの直接の分枝，左側では腎動脈からの分枝が対側に比較して少ないという血管解剖の特性が存在する．したがってカテ

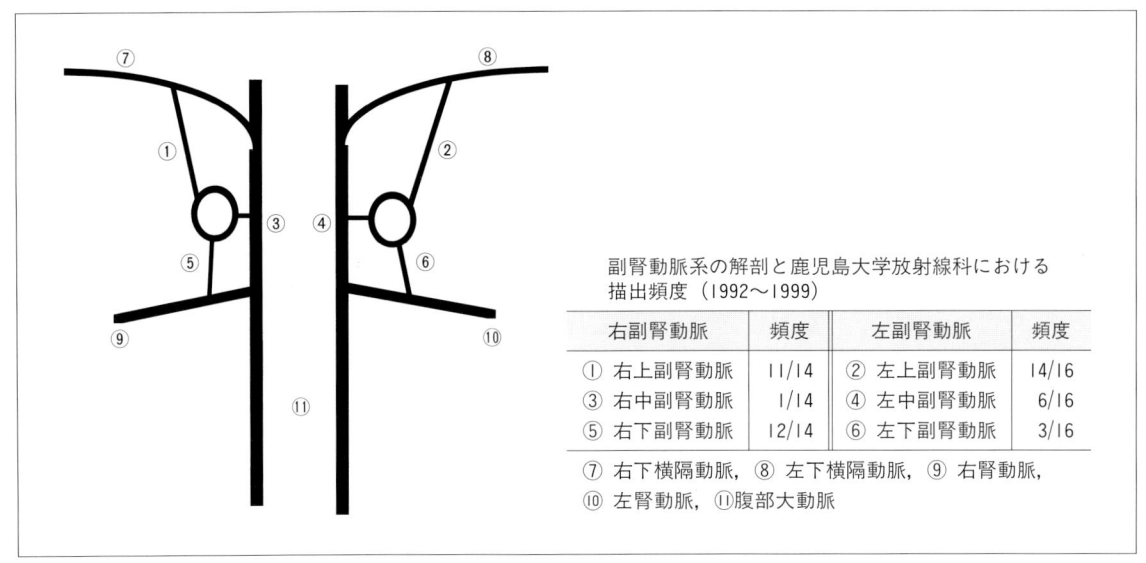

副腎動脈系の解剖と鹿児島大学放射線科における描出頻度（1992〜1999）			
右副腎動脈	頻度	左副腎動脈	頻度
① 右上副腎動脈	11/14	② 左上副腎動脈	14/16
③ 右中副腎動脈	1/14	④ 左中副腎動脈	6/16
⑤ 右下副腎動脈	12/14	⑥ 左下副腎動脈	3/16

⑦ 右下横隔動脈，⑧ 左下横隔動脈，⑨ 右腎動脈，⑩ 左腎動脈，⑪ 腹部大動脈

図1　副腎動脈解剖と描出頻度

ーテリゼーションの容易さから，右側では腎動脈・下横隔動脈，左側では下横隔動脈・大動脈から分岐する中副腎動脈の順にカテーテリゼーションを試みるのがよい．1次分枝より末梢の選択的造影において，汎用されるカテーテルとしては5〜7Fr程度のシェファードフック型・ダックヘッド型・シングルカーブ型・コブラ型などである．

　大動脈造影は径の小さな腫瘍の診断においては腫瘍濃染が得られない場合が多く，巨大な副腎腫瘍を除けば有用性は低い．しかしながら巨大な副腎腫瘍においては，寄生動脈の存在の有無を確認する目的でまず行うべき検査である[2]．

　経カテーテル的治療に際して，特に腎動脈・下横隔動脈造影後に，腫瘍の栄養血管の同定と治療のためにさらに細かい副腎への分枝へのカテーテリゼーションが必要となる．マイクロカテーテルを追加使用する二重管法が有用である．

b. 副腎静脈の解剖

副腎静脈

　副腎の静脈系は，腎静脈・下横隔静脈・腎被膜静脈に注ぐ表在性静脈と，主に中心静脈に注ぐ深在性静脈の二つの系に大別されるが，逆行性副腎静脈造影においてはこの二つの系は吻合して副腎内の中心静脈に集められ，腎静脈・下横隔静脈・下大静脈に注ぐ像が得られる．

　中心静脈は，左側ではほとんどが1本で下大静脈から約3cm左の位置の左腎静脈内頭側に認められる．右側は多くの症例で，右腎静脈が開口する4〜6cm頭側の下大静脈後側面に開口しているが，稀に副肝静脈や右腎静脈にも開口する[3,4]．

　静脈からのアプローチは，当科では質的診断よりも内分泌疾患の局在診断を目的とした血液サンプリングのために施行する場合が多い．カテーテルとしては，動脈造影よりもやや径の大きい7Fr程度のシェファードフック型が左右ともに使いやすいが，自作成形カテーテルを用いることもある．

(3) 対象疾患の知識

a. 原発性アルドステロン症

アルドステロン分泌増加を示す疾患のなかで，副腎皮質腺腫によって起きるものである．両側性の過形成によるものは特発性と分類される．また副腎癌の一部やレニン産生腫瘍などによってもアルドステロン分泌増加が起きる．血液・生化学所見として，原発性および特発性アルドステロン症では，アルドステロン分泌増加・血清レニン値低値・低カリウム血症が認められ，高血圧・四肢麻痺・腎障害などの症状がみられる．副腎腺腫の存在診断には動脈造影や静脈サンプリングが重要な検査である[1,9]．

b. クッシング症候群

脳下垂体からの ACTH 分泌過剰が原因となる以外に副腎皮質腺腫・副腎過形成・皮質癌が原因でも本症候群が起きる．副腎腺腫や癌が原因の場合は，ACTH が抑制されるため腫瘍外の副腎正常組織は萎縮する．コルチゾールの過剰状態により，中心性肥満・満月様顔貌・高血圧・骨粗鬆症・多毛・糖尿などの特異な症状を呈する．

c. 褐色細胞腫

副腎髄質あるいは交感神経節のクローム親和性細胞から発生する．副腎以外の原発が 10 %・多発性が 10 % に認められる．カテコールアミンの分泌過剰により高血圧・高血糖の症状がみられる．発作性の高血圧は本腫瘍に特徴的とされている．腫瘍の良悪性を組織像で判定するのは難しく，交感神経節などの母地のある組織以外に腫瘍が存在すれば，転移巣と診断される．

d. その他の腫瘍

悪性腫瘍として副腎皮質癌・神経芽細胞腫・肉腫・転移などがみられる．副腎皮質癌は非機能性の場合が多いが，機能性副腎皮質癌では上記 a〜c と同様の臨床症状やこれらの症状が混合性に認められる場合がある．良性腫瘍としては非機能性腺腫・脂肪腫・骨髄脂肪腫・線維腫・神経線維腫・血管腫・リンパ管腫・囊胞などがみられるが，いすれも稀である．

(4) 血管造影所見

a. 副腎皮質腺腫（図2，図3，図4）

腺腫は腫瘍血管は乏しいが，DSA の後期相では比較的境界明瞭な淡い濃染像が認められる．濃染像の描出には大動脈造影は不適当で，選択的造影でのみ明瞭に認められる症例がほとんどである[4]．アルドステロン症・クッシング症候群では，一側性腺腫が原因の場合，過形成と比較して手術成績が良好である．したがって静脈サンプリングによる局在診断が重要であり，健側と患側の比が 2〜5 倍以上で有意と診断できる[1,9]．

b. 副腎皮質癌（図5）

副腎皮質癌の 50 % 以上は内分泌非活性であり，このため発見時には巨大であることが多く予後不良である．内分泌活性を伴う場合はアルドステロン症・クッシング症候群・副腎性器症候群などが混合された複雑な症状を呈する場合が多い．

A. 副腎の血管造影

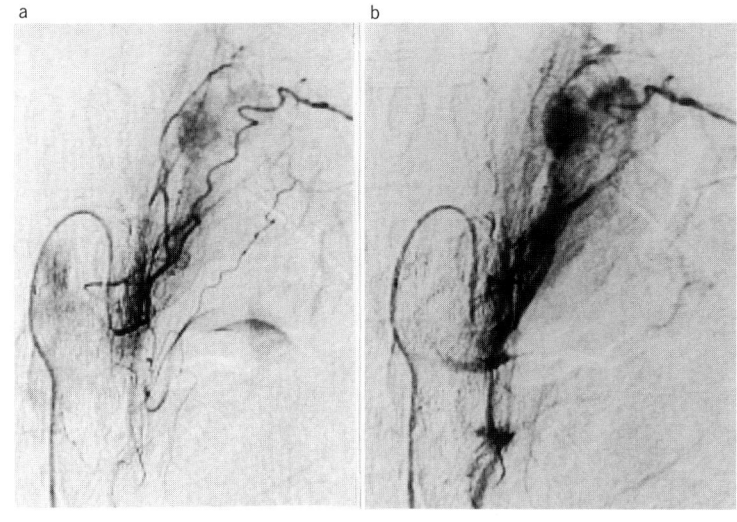

中副腎動脈の動脈相（a）および実質相（b）；動脈相では腫瘍血管は不明瞭であり，早期に淡い濃染像がみられる．実質相では濃染像は比較的均一かつ辺縁明瞭である．

図2 【症　例】44歳，女性，左副腎腺腫によるアルドステロン症

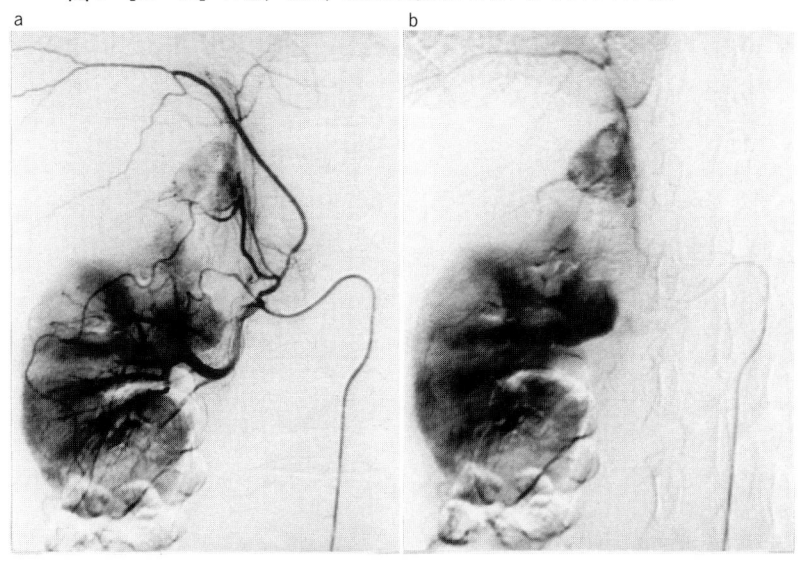

右腎動脈造影から分岐する副腎動脈にカテーテルを挿入して造影することにより腺腫の淡い濃染像が得られている（a, b）．いわゆる腫瘍血管は認められない．

図3 【症　例】33歳，女性，右副腎腺腫によるアルドステロン症

右の下横隔動脈像影，動脈相早期および実質相．腫瘍内に動脈相で網目状の新生血管が認められ，実質相では辺縁明瞭，やや不均一な腫瘍濃染像が認められる．腺腫においても腫瘍径が大きい例では，動脈相において腫瘍管に類似した新生血管がみられる．

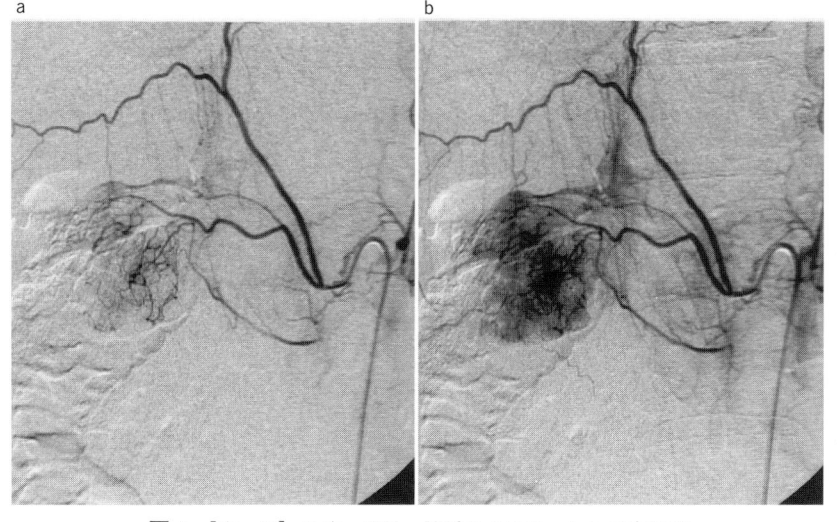

図4 【症　例】46歳，男性，腺腫によるクッシング症候群

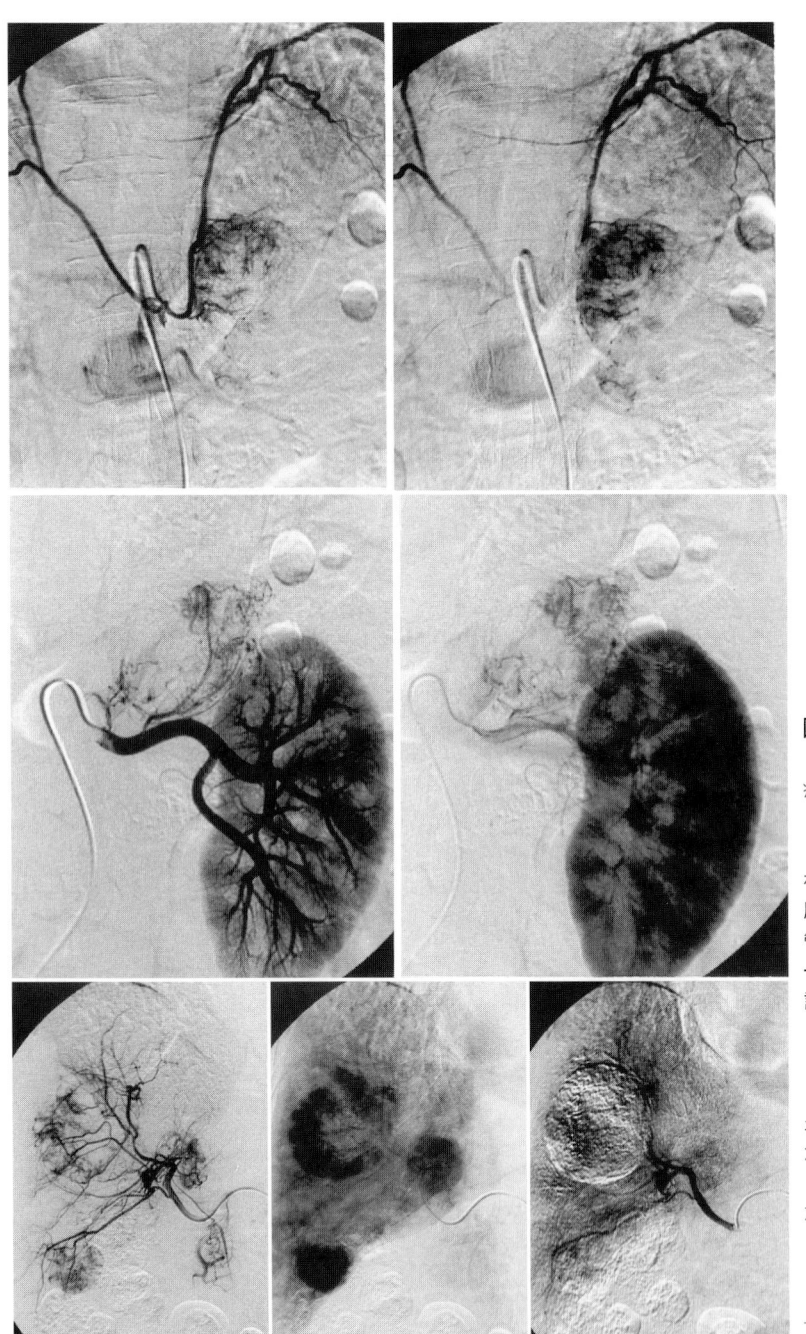

図5
【症　例】 65歳，女性，副腎皮質癌によるクッシング症候群

下横隔動脈造影の動脈相早期（a）と実質相（b）および腎動脈の動脈相（c）と実質相（d）．腫瘍内に動脈相での広狭不整かつ豊富な腫瘍血管が認められる．実質相では辺縁は一部不明瞭，不均一な腫瘍濃染像が認められる．

肝臓内にも多発性の転移巣が認められる．動脈相（e），実質相（f）ともに原発巣と同様の広狭不整かつ豊富な腫瘍血管および不均一な腫瘍濃染像を呈している．抗癌剤含有リピオドール8 mlで肝動脈塞栓術を施行した（g）．治療後8ヵ月の生存を得た．

a	b
c	d
e	f	g

　副腎皮質癌は，動脈造影上，口径不整な腫瘍血管の増生が著明で，腫瘍濃染像も内部の壊死像や増殖速度の違いを反映して非常に不整かつ不均一である．周囲臓器への侵潤が存在する場合，副腎動脈以外に腹腔動脈・上腸間膜動脈などの分枝から多数の寄生動脈が認められ，これらの血管にも壁不整像がみられる場合がある[2,6]．

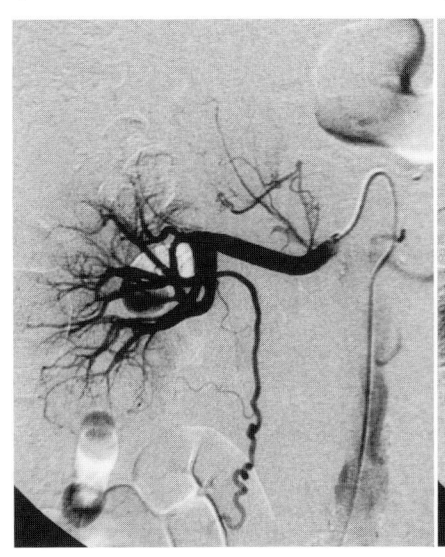

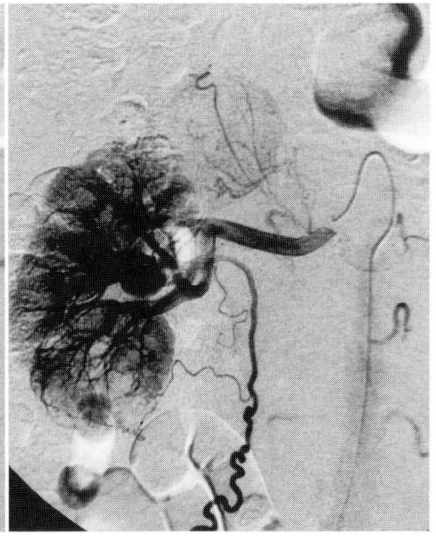

図6 【症　例】64歳，男性，褐色細胞腫

腎動脈造影像，動脈相（a）および実質相早期（b）；右腎動脈より副腎動脈が複数分岐している．腫瘍血管は明瞭には認められないが，実質相では比較的均一な淡い腫瘍濃染像が得られている．

c. 副腎髄質腫瘍（図6）

副腎髄質腫瘍は良性・悪性ともに腫瘍血管・濃染が比較的明瞭に認められる．造影剤の腫瘍内貯留像もみられる．腫瘍の大きさによって腫瘍血管・濃染像とも不整の程度が高度になるが，副腎癌よりは程度が低い[8]．

d. その他

副腎原発の腫瘍としては他に神経節芽細胞腫・非機能性腺腫・脂肪腫・骨髄脂肪腫・線維腫・神経線維腫・血管腫・リンパ管腫・嚢胞などが稀ではあるが認められる．

神経節芽細胞腫の90％以上は15歳以下の小児に発生する．動脈造影上，蛇行した栄養血管が豊富で，副腎動脈の拡張も見られる．寄生動脈もしばしば認められ，副腎癌と似た所見を呈する．

非機能性腺腫は原発性アルドステロン症・クッシング症候群を起こす機能性腺腫と血管造影所見には大差がないが，非機能性腺腫のほうが偶然にみつかることが多いため，腫瘍径がやや大きい傾向がある[4]．

脂肪腫・骨髄脂肪腫・線維腫・神経線維腫・嚢胞などの良性腫瘍では，径が小さい場合は血管造影上は栄養血管や濃染像はほとんど認められず，周囲を取り巻く動静脈の円弧状圧排のみがみられる．脂肪腫・骨髄脂肪腫ではCTやMRIで脂肪成分が明瞭である．

血管腫やリンパ管腫は，副腎では非常に稀で，動脈造影早期で腫瘍の辺縁部に屈曲・蛇行した血管類似の濃染像が認められる[10]．

文　献

1) Doppman JL, Gill JR, Jr, Miller DL, et al : Distinction between hyperaldosteronism due to bilateral hyperplasia and unilateral aldosteronoma : Reliability of CT. Radiology 184 : 677-682, 1992
2) 林　邦昭，前田宏文，福嶋藤平，他：副腎癌の血管造影診断．臨放 24 : 855-860, 1979
3) 平松京一：副腎血管系の解剖学的考察と選択的血管造影のアプローチ．脈管学 16 : 69-75, 1976
4) 伊東隆碩：副腎血管造影に関する臨床的検討．日本医学放射線学会誌 41 : 320-349, 1981
5) Kahn PC : Selective angiography of the adrenal grands. AJR 101 : 739-749, 1967
6) Kolmannskog F, Kolbenstvedt A and Brekke I B : CT and angiography in adrenocortical carcinoma. Acta Radiologica 33 : 45-49, 1992
7) Lindvall N and Slezak P : Arteriography of the adrenals. Radiology 92 : 999-1005, 1969
8) 中村仁信，打田日出夫，黒田知純，他：血管造影からみた褐色細胞腫の検討．臨放 22 : 869-877, 1977
9) Radin DR, Manogian C and Nadler JL : Diagnosis of primary hyperaldosteronism : Importance of correlating CT findings with endocrinologic studies. AJR 158 : 553-557, 1992
10) Rothberg M : Adrenal hemangiomas : Angiographic appearance of a rare tumor. Radiology 126 : 341-344, 1978

（井上　裕喜）

B. 副腎腫瘍に対するIVR

　手術不能な悪性腫瘍に対するIVRとともに，全身状態不良あるいは手術を拒否する良性の内分泌腫瘍患者に対しても，IVRは良い適応となる．

B-1. 悪性腫瘍に対するIVR

(1) 適　応

　手術不能あるいは局所再発・転移例が適応となる[1,7,8]．副腎皮質癌では，通常は外科手術が第1選択であるが，発見された時点で試験切除となる進行した病態や転移巣を有する場合が多い．全身化学療法・放射線療法と並んで集学的治療の一つとして期待できる．転移巣の治療としては，肝転移や骨転移に対してIVRが施行されることが多い．

(2) 手技

　原発巣に対する手術不能副腎癌に対するIVRの際にもっとも留意すべき点は栄養血管の同定である．解剖学的に多数の副腎動脈を有するうえに，径の大きな腫瘍では複数の寄生動脈が存在する場合が多い．血流変更術による主栄養動脈のみの1本化の工夫や適切な塞栓・動注物質の選択が重要である．抗癌剤として，cisplatinum・doxorubicin・mitomycin Cなどが汎用されているが，永久塞栓物質である無水エタノールも効果が高い[2]．これらを組み合わせてIVRを行うことが肝要である．

無水エタノール

(3) 成績

　当科では副腎血管造影を施行した400余例のうち，IVRが施行された悪性腫瘍の症例はわずかに7例（副腎皮質癌5例・悪性褐色細胞腫2例）であった．年齢は30〜71歳，男性3例，女性4例（副腎皮質癌は全例女性）であり，全例で発見時に肝転移巣と周囲臓器への侵潤がみられている．

　腫瘍の大きさと栄養血管の種類に応じて抗癌剤（doxorubicin・mitomycin C）含有リピオドール・cisplatinum・無水エタノール・gelfoamを使用したが，その量はおおむね肝や腎腫瘍に使用する量と同じ程度である．無水エタノールに関しては，注入前に副腎動脈にカテーテルを楔入させ，ヨード系造影剤による腫瘍内充満量を推計して使用する（図7）．

　全例で疼痛や内分泌過多による症状が軽快・消失し，最長で2年（3ヵ月〜24ヵ月）の生存を得ている．

　重篤な合併症は経験していないが，褐色細胞腫の治療に際しては，phentolamin（α-遮断剤）の準備が必要である．

a　　　b

上副腎動脈造影像，動脈相および無水エタノールによる塞栓術後；上副腎動脈は下横隔動脈より分岐している．広狭不整な腫瘍血管が豊富である（a）．2週間前にゼルフォームによる塞栓術が施行されたが，上副腎動脈の再開通を認めたため無水エタノールを使用して塞栓術を追加した（b）．肝臓にも多発性の転移巣を認めており，同時に抗癌剤含有ゼルフォームで肝動脈塞栓術を施行した．治療後18ヵ月の生存を得た．

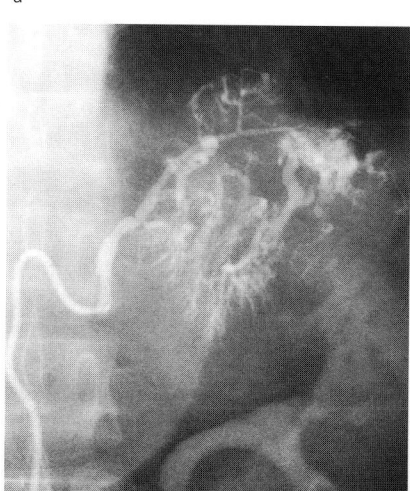

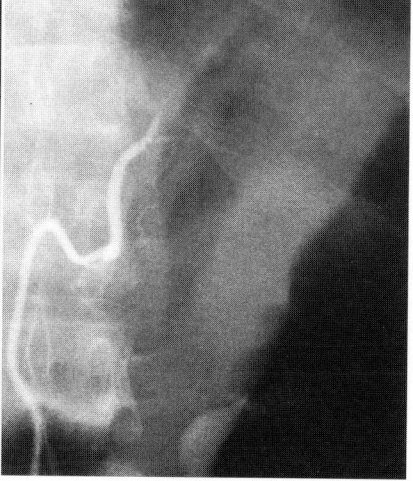

図7【症　例】30歳，男性，悪性褐色細胞腫

B-2. 良性腫瘍に対する IVR

　一側性副腎腺腫によるアルドステロン症あるいはクッシング症候群に対する治療としては一側性の副腎摘出術が一般的であるが，低侵襲性治療として経カテーテル的治療が施行される場合がある[3,4,5,6]．以下，原発性アルドステロン症に対する IVR を中心に解説する．

(1) 適　　応

　一側性の副腎腺腫によるアルドステロン症患者が対象となる．臨床症状およびアルドステロン値高値・レニン活性低下・血清カリウム値低値などの血液・生化学検査でアルドステロン症と診断されたら，CT・RI・DSA による動脈造影・静脈サンプリングで一側性の腺腫であることを確認する．当科では，副腎摘出術を拒否もしくは手術に耐えられない合併症を有する患者を IVR の適応としている．

(2) 手　　技

　通常の血管造影法で栄養血管を同定した後，二重管法を用いて，可能な限り腺腫近位までマイクロカテーテルを挿入し無水エタノールを緩徐に注入する．無水エタノールの注入量は，腫瘍が濃染する造影剤の量とほぼ同量とするが，エタノール注入後に造影剤の試験注入または CTA にて腺腫部の塞栓状態を確認することが肝要である．治療効果は，CT・RI およびアルドステロン値・血清 K 値・血圧の測定を経時的に行い評価する．

(3) 成　　績

　当科では最近の7年間に32例（男性7例，女性25例，年齢28歳〜67歳）に本法を試みた．手技的には32例中30例で動脈からの IVR が施行できた．2例では栄養動脈が同定できず，静脈からのエタノール注入が施行されている．動脈から IVR が施行できた30例中17例では2回以上（2例で3回）の治療目的の血管造影が施行されており，十分な量のエタノール投与とともに栄養血管が複数存在する可能性を常に考えておかなければならない．1回のエタノールの投与量は，腺腫径9〜25 mm に対して，0.5〜6.0 ml であった[5]．

　臨床的治療効果として，30例中26例で，最終治療より6ヵ月以上アルドステロン値，血清 K 値の正常化が得られている（7〜52ヵ月，平均43ヵ月）．治療後の再発例は1例のみで，初回治療3ヵ月で再発した後，再治療を施行し37ヵ月効果が持続している．血圧は，ホルモン値などの血液・生化学検査と比較してゆっくりと正常化する傾向がみられる[5]．

(4) 合併症

a. 背部痛
無水エタノール注入時に全例で背部痛が見られた．無水エタノール注入前に局所麻酔剤を標的血管内に小量注入することで痛みは軽減する．

b. 発　熱
30例中12例に見られた．腺腫の壊死効果に伴う症状と考えられる．38℃前後の発熱で対症療法のみで消失した[5]．

c. 反応性胸水
下横隔動脈から分岐する上副腎動脈に無水エタノールを注入した初期の2症例で本合併症をきたした[5]．下横隔動脈末梢への無水エタノールの over flow が原因と思われる．上副腎動脈分岐部の末梢を金属コイルで塞栓しておくことで回避可能である．

d. 一過性高血圧
無水エタノール注入直後に一過性高血圧が初期の1例でみられた[5]．無水エタノールの急速かつ過量投与による正常副腎からのカテコールアミン放出が原因と思われる．

文　献

1) Blunt SB, Pirmohamed M, Catterjee VKK, Burrin JM, Allison DJ, Joplin GF : Use of adrenal embolization of in severe ACTH-dependent Cushing's syndrome. Postgrad Med J 65 : 575-579, 1989
2) Ellman BA, Parkhill B, Curry TS, Marcus PB, Peters PC : Ablation of renal tumors with absolute ethanol : A new technique. Radiology 141 : 619-625, 1981
3) Inoue H, Nakajo M, Miyazono N, et al : Transcatheter arterial ablation of aldosteronomas with high-consentration ethanol : preliminary and long-term result. AJR 168 : 1241-1245, 1997
4) Inoue H, Nakajo M, Miyazono N, et al : A case of Cushing's syndrome treated with arterial ablation of adrenal grand by absolute ethanol. Radiation Medicine, 11 : 221-223, 1993
5) Inoue H, Nakajo M, Miyazono N, et al : Successful therapeutic embolization of aldosteronoma using absolute ethanol. Radiation Medicine 11 : 256-259, 1993
6) Miyazono N, Inoue H, Nishida H, et al : Renal arterial embolization with Iohexol-Ethanol solution : An experimental study. Nippon Igaku Hosyasen Gakkai Zassi 55 : 253-254, 1995
7) O'keeffe FN, Carrasco CH, Chansangavej C, et al : Arterial embolization of adrenal tumors : Result in nine cases. AJR 151 : 819-822, 1988
8) Rosenstock J, Allison DJ, Joplin GF : Therapeutic adrenal venous infarction in ACTH-dependent Cushing's syndrome. Br J Radiol 54 : 912-915, 1981

〈井上　裕喜〉

17 膀胱腫瘍の血管造影と IVR

A. 膀胱腫瘍の血管造影

(1) 疾患の知識

膀胱原発の悪性腫瘍では膀胱癌が圧倒的に多く，大部分は移行上皮癌である．組織学的悪性度，すなわち細胞の分化度 (grade) と膀胱壁に対する深達度 (stage) が予後とよく相関し，治療法に影響する．表在性あるいは乳頭状発育をするものと，浸潤性発育をするものに大きく分けられ，前者では一般的に深達度が低く，多発例や再発例がみられても TUR にて治療することが可能である．またある程度増大すると腫瘍茎を有するようになる．一方，後者では文字通り浸潤性発育をするため，深達度が高く予後不良なものが多い．この他の悪性上皮性腫瘍として扁平上皮癌，腺癌，神経内分泌癌，肉腫様癌，未分化癌がみられる．なお腺癌の特殊型として尿膜管癌，印環細胞癌，中腎癌がある．

TUR（経尿道的切除術）

非上皮性の悪性腫瘍としては横紋筋肉腫がある．小児に発生することが多くその特徴的形態からブドウ状肉腫と呼ばれる．他には平滑筋肉腫，線維肉腫，骨外性骨肉腫などがある．

良性腫瘍は上皮性では乳頭腫が多く，非上皮性では平滑筋腫，神経線維腫などが生じる[11]．

(2) 血管造影所見

膀胱腫瘍の血管造影は，US・CT・MRI などの各種断層画像診断の進歩とともに，質的診断や staging の目的では行われなくなっており，ほとんどの場合が後述の動注化学療法などの治療目的に行われる．前処置としてバルーンカテーテルを留置しておき，膀胱内に約 100 ml の空気を注入し，ステレオ撮影や接線方向からの撮影を行うと腫瘍と膀胱壁との関係が理解しやすい．また撮影が進むにつれ膀胱内に造影剤が貯留するので，造影前に適宜バルーンカテーテルから造影剤を排尿させる．大動脈からの骨盤動脈造影に引き続き，内腸骨動脈造影や膀胱動脈造影を行う．膀胱は内腸骨動脈の分枝である上膀胱動脈と下膀胱動脈の左右計 4 本の動脈から栄養されることを理解しておくことが重要である．

膀胱癌の血管造影所見は膀胱動脈の拡張，腫瘍血管の増生，腫瘍濃染像，血管の口径不整 (encasement)，膀胱動脈以外の血管からの血流供給，灌流静脈の拡張・閉塞・早期出現が重要とされる[8]．一般に乳頭状発育をするものは刷

膀胱癌

毛状の細かな腫瘍血管と比較的淡い腫瘍濃染がみられ（**図1**），特に有茎性腫瘍では茎を構成する血管と腫瘍血管の放射状配列が特徴的である．また浸潤性腫瘍では腫瘍血管は不規則な屈曲蛇行を示し，腫瘍濃染も強く，動静脈短絡の出現もみられる．膀胱周囲腔への浸潤所見としては，膀胱動脈本幹の不整像や腫瘍血管の膀胱外への進展，膀胱壁外血管の関与などがあげられる．図2に膀胱癌のstage分類[11]と，膀胱動脈造影によるstage分類[8]を示す．

B. 膀胱腫瘍のIVR

(1) 適　応

　膀胱腫瘍のうちIVRの対象となるのはほとんどが膀胱癌であるので，本稿では膀胱癌について述べる．膀胱癌に対する治療法としては，近年は可能な限りQOLの向上を目指し膀胱を温存する方法がとられている．一般に表在性膀胱癌に対してはTURを主体とし抗癌剤やBCGの膀胱内注入療法が付加されることが多く，そして浸潤性膀胱癌に対しては動注療法や放射線療法による集学的治療や切除術が行われることが多いようである．ただ動注療法などのIVRの位置付けについては現在のところ統一した見解は確立されていない．IVRの方法もさまざまな工夫がされ，現在のところ抗癌剤のone-shot動注，Balloon-occluded arterial infusion (BOAI)[5]，リザーバーを用いた反復動注[15]，angiotensin II併用昇圧動注療法[4]，抗癌剤マイクロカプセルによる化学塞栓療法[2]が施行されている．なお手術不能進行膀胱癌や骨盤内悪性腫瘍の

one-shot動注
BOAI
リザーバー
angiotensin II
抗癌剤マイクロカプセル

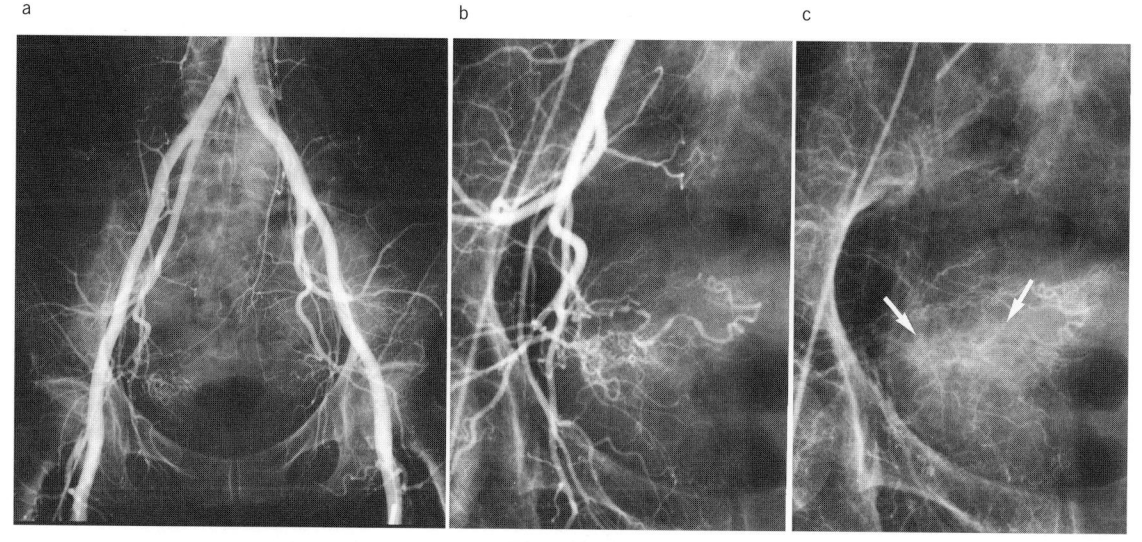

図1　膀胱癌
a：骨盤動脈造影．b：右内腸骨動脈造影（動脈相）；右膀胱動脈は拡張し，末梢に腫瘍血管の増生を認める．c：右内腸骨動脈造影（実質相）；右膀胱動脈末梢部で淡く不均一な腫瘍濃染像を認める（⇨）．

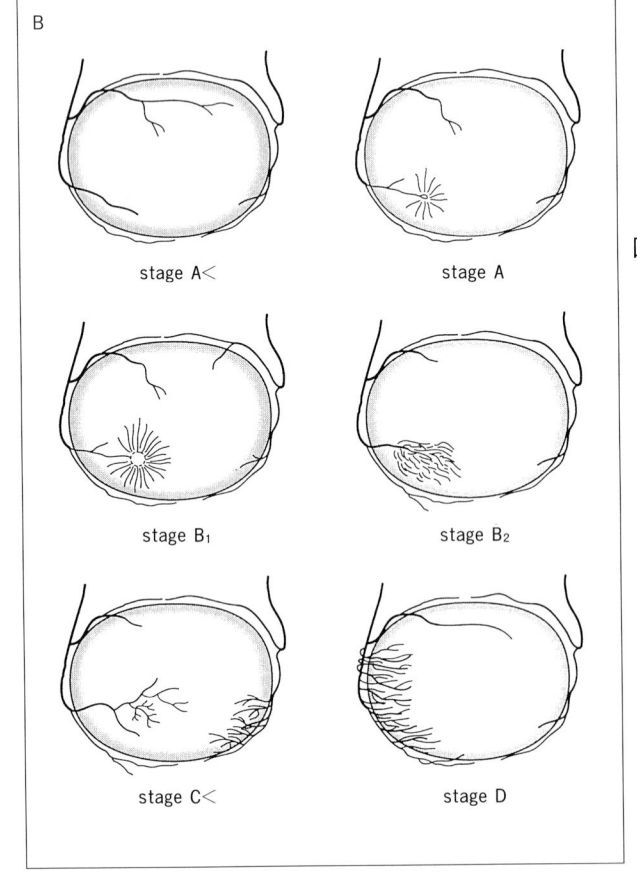

図2
A：膀胱癌の stage 分類（文献[11]より）
B：膀胱動脈造影による stage 分類（文献[8]より）
① 腫瘍が乳頭状で小さい場合には，腫瘍血管はほとんど描出されず，腫瘍に向かう膀胱動脈分枝に軽度の拡張がみられる（stage A 以下）．
② 腫瘍がやや大きいと腫瘍血管の放射状配列と中心に腫瘍茎がみられる（stage A）．
③ 腫瘍は大きくても，腫瘍血管の放射状配列は保たれ，茎を構成する血管群が描出される（stage B1）．
④ 腫瘍は浸潤性で腫瘍血管は不整で蛇行が著しい．膀胱周囲動脈網には所見はみられない（stage B2）．
⑤ 不規則な腫瘍血管の増生とともに膀胱周囲動脈網にも encasement がみられる（stage C）．
⑥ 動脈の encasement が膀胱動脈の本幹に及んでいる（stage D）．
＊乳頭状広基性腫瘍では腫瘍血管は比較的細かく不整像は少ないが，明らかな茎は描出されない（stage B1）．

膀胱浸潤による出血に対しては動脈塞栓術が行われることもある．

(2) 手　技

ここでは膀胱癌自体の治療として，現在多くの施設で行われ有効性が認められている BOAI とリザーバー留置法について述べるとともに，腫瘍からの出血に対する動脈塞栓術について概説する．

a. BOAI

BOAI は担癌動脈にバルーンカテーテルを挿入し，バルーン拡張により一時的に血流遮断した状態でその末梢に抗癌剤を注入するものである[16]．注入された薬剤は血流に希釈されることなく高濃度のまま患部に到達し，さらに血流が遮断されているため長く滞留し作用する．骨盤領域の悪性腫瘍に対してはもっとも有用な方法の一つとされている．膀胱には左右2本ずつ計4本の膀胱動脈があり膀胱壁内で吻合が存在するので，左右いずれか一方の内腸骨動脈のバルーンによる血流遮断では反対側からの血流が優位となり BOAI で注入された薬剤が十分に膀胱の病変部に到達しない．したがって膀胱腫瘍の BOAI 時には必ず両側の内腸骨動脈から BOAI するように心がける（図3）．まず Seldinger 法に従い両側大腿動脈にシースを挿入する．対側の内腸骨動脈に挿入する方法と同側の内腸骨動脈に挿入する方法があるが，前者では RC タイプの 5Fr double lumen balloon catheter を over the wire 法で挿入する．後者では対側の腸骨動脈などを利用して大動脈内で一度大きなループを作成してから，カテーテルの先端を同側内腸骨動脈に導くように方向を変えながらカテーテル自体を引き戻して挿入する．カテーテル先端の位置は，上臀動脈や腰動脈には他からの吻合枝があるので，基本的には上臀動脈より中枢側の内腸骨動脈でよいとされている．ただ吻合枝が乏しい場合はさらにカテーテルを進めることを考慮する．BOAI を行う前には必ずバルーンを拡張させた状態で血管造影を行い，

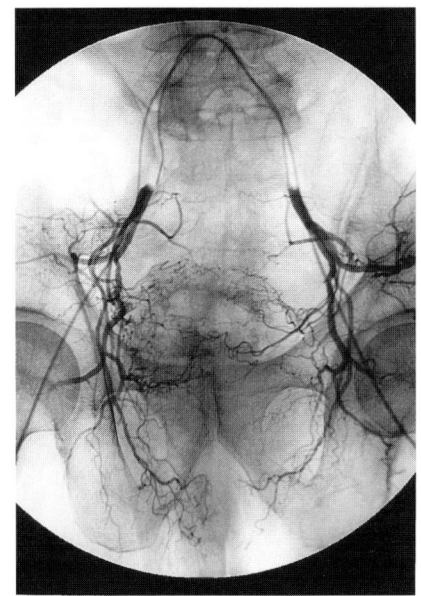

図3　バルーン閉塞下両側内腸骨動脈造影

血管分布や腫瘍血管や腫瘍全体が描出されるかなどを確認する．
抗癌剤は生食に溶解し約30分かけて注入する．

b．リザーバー留置法

1本のカテーテルで行う場合は，副作用防止の目的と前述のような血管解剖のため，カテーテル先端留置側の上殿動脈および下殿動脈と，反対側の内腸骨動脈を金属コイルにより血流改変した後に，先端を内腸骨動脈としてカテーテルを留置する[7,15]（図4）．ただこの血流改変では反対側で外腸骨動脈系などからの側副血行路が発達することがあり，注意が必要である[9]．リザーバーシステムやアプローチ法などは転移性肝腫瘍に対し広く行われている経皮的方法に準じる．抗癌剤はone-shotで間歇反復注入する．

c．使用薬剤

これらの方法で使用される抗癌剤は濃度依存性の高いものが選択される．CDDPやCBDCA，ADM，THP，EPIRなどが単独ないし併用として用いられる．1回使用量はCDDP 25〜150 mg/m^2，ADM 20〜50 mg/m^2，THP 10〜40 mg/m^2，EPIR 30〜40 mg/m^{2}である[17]．この他にMMCやVP-16なども併用薬剤として用いられている．なおリザーバー治療においては少量頻回間歇的投与の報告[15]もある．

d．動脈塞栓術

膀胱癌や骨盤内腫瘍の膀胱浸潤による出血に対してはゼラチンスポンジによるTAEを行う．カテーテルを膀胱動脈や内腸骨動脈の上臀動脈分岐部末梢まで進めTAEを行うが，腫瘍が大きい場合は両側の内腸骨動脈系を広範に閉塞する必要がある．

（3）成　　績

膀胱癌に対するBOAIの成績は，三軒らは8例中CR 4例，PR 3例，奏効率86%[13]，光實らは66例中CR 12例，PR 40例，奏効率78.8%[6]，Arima

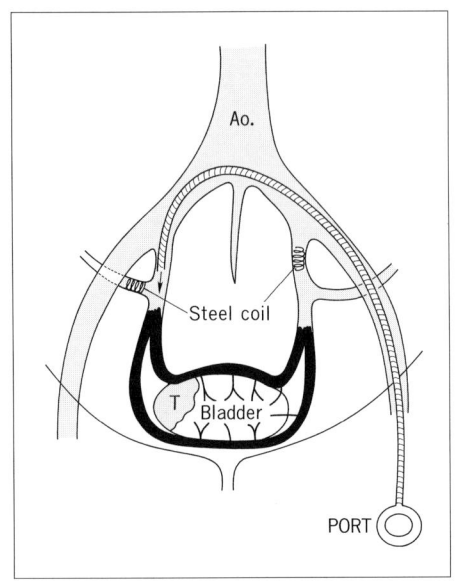

図4　リザーバー留置のシェーマ
少なくとも対側内腸骨動脈および同側の上殿動脈を金属コイルで塞栓（血流改変）したあと，同側の内腸骨動脈を先端としてリザーバーカテーテルを留置する．
（文献[15]より）

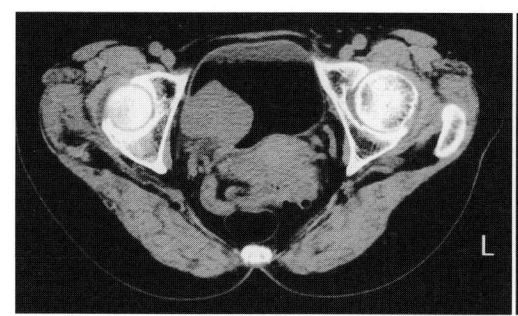

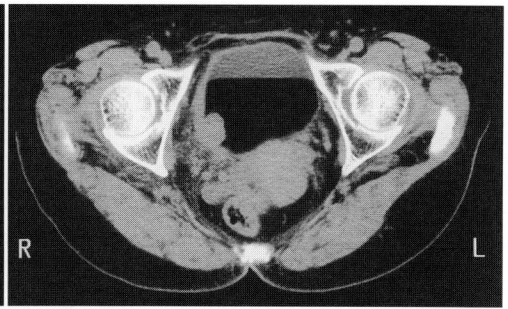

図 5　膀胱癌 BOAI 症例
a：治療前；膀胱右側に腫瘍を認める．
b：BOAI 2 週後；腫瘍は縮小している．

らは 113 例中 CR 8 例，PR 67 例，奏効率 66 ％[1]と報告しており，65～85 ％の有効性が期待される．また光實らは壁内深達度と抗腫瘍効果との関係で，奏効率は Ta-T1 で 73.3 ％，T2 で 84.2 ％，T3 で 86.4 ％，T4 で 60 ％ に得られたとしている．（図 5）

リザーバー治療では，高島らは浸潤性膀胱癌において 22 例中 CR 9 例，PR 10 例，奏効率 86 ％ で，治療後の生存率は 1 年 79 ％，2 年 46 ％，3 年 46 ％ としている[15]．

動脈塞栓術については Lang らが良好な止血効果を報告している[3]．

(4) 合併症

抗癌剤による嘔吐や白血球減少などの全身症状の他に，局所症状として MMC，5-FU の内腸骨動脈内持続動注において殿部潰瘍および神経炎症状の報告[10,12]がある．また最近の CDDP と ADM の BOAI の報告では，32 ％ に疼痛や無感覚などの神経学的合併症，そして 18 ％ に膀胱炎様症状が生じたとするもの[14]や，臀部の発赤や疼痛，色素沈着の他に，約 6 ％ に末梢神経障害による下肢の疼痛や無感覚が生じ，0.8 ％ で腓骨神経麻痺が残ったとするものがある[1]．

文　献

1) Arima K, Tochigi H, Sugimura Y, et al : Balloon-occluded arterial infusion as a useful neoadjuvant chemotherapy for bladder cancer. British J of Urology 80 : 417-420, 1997
2) 加藤哲郎：抗癌剤マイクロカプセルによる選択的化学塞栓療法．癌と化学療法 10 : 333-339, 1983
3) Lang EK, Deutsch JS, Goodman JR, et al : Transcatheter embolization of hypogastric branch arteries in the management of intractable bladder hemorrhage J Urol, 121 : 30-36, 1979
4) Mitsuhata N, Seki M, Matsumura Y, et al : Intra-arterial infusion chemotherapy in combination with angiotensin II for advanced bladder cancer. J Urol 136 : 580-585, 1986

5) 光實 淳, 川端 衛, 寺田正樹, 他：BOAI による膀胱癌の治療：長期成績について. 癌と化学療法 17：1701-1704, 1990
6) 光實 淳, 佐藤守男, 山田龍作, 他：膀胱癌に対する IVR：一時的血流遮断下抗癌剤動注療法（BOAI）. IVR 9：387-392, 1994
7) Nakamura K, Takashima S, Nakatsuka H, et al：Prostatic Cancer ; Arterial Infusion Chemotherapy and Alteration of Intrapelvic Blood Flow. Radiology 185：885-889, 1992
8) 成松芳明, 平松京一：膀胱癌に対する血管造影診断：治療への応用を含めて. 画像診断 7：743-749, 1987
9) 那須克宏, 藤本 肇, 山本正二, 他：骨盤内動脈の血行改変後に生じる側副血行路について：骨盤部リザーバー療法の前提として. 日本医放会誌 58：204-211, 1998
10) Nevin III, Irving M, John TBJ, et al：The continuous arterial infusion of 5-fluorouracil as a therapeutic adjunct in the treatment of advanced carcinoma of the bladder and prostate. Cancer 31：138-144, 1973
11) 日本泌尿器科学会・日本病理学会, 編：膀胱癌取扱い規約 第2版. 金原出版, 東京, 1993
12) Ogata J, Migita N, Nakamura T：Treatment of carcinoma of the bladder by infusion of the anticancer agent (mitomycin C) via the internal iliac artery. J Urol 110：667-670, 1973
13) 三軒久義, 吉田利彦, 山田龍作, 他：膀胱癌に対する新しい動注療法の試み. 医療 37：1197-1200, 1983
14) Sugimoto K, Hirota S, Imanaka K, at al：Complications following balloon-occluded arterial infusion chemotherapy for pelvic malignancies. Cardiovasc Intervent Radiol 22：481-485, 1999
15) 高島澄夫, 山田龍作：尿路・生殖器の IVR. Pharma Media 15：83-95, 1997
16) 山田龍作, 山口信司, 中塚春樹, 他：新しい抗癌剤投与法：Balloon Catheter による一時的動脈閉塞下抗癌剤動注化学療法の開発. 日本医放会誌 41：894-896, 1981
17) 山下修史, 斎藤 泰：動注療法＋経尿道的手術. 泌尿器外科 6：1187-1191, 1993

（桑田陽一郎）

18 婦人科腫瘍の血管造影とIVR

A. 婦人科腫瘍の血管造影

(1) 疾患の知識

婦人科腫瘍のうち，血管造影の対象となる疾患は，子宮頸癌，子宮体癌，卵巣癌，絨毛性腫瘍などであるが，US，CT，MRIなどの進歩に伴い，ほとんどが後述のIVRを目的としたものである．

(2) 血管造影

a. 子宮頸癌

微細で不整な腫瘍血管と淡い腫瘍濃染像を認めることが多い．通常，子宮動脈から栄養を受けるが，特に進行した場合には，卵巣動脈，内陰部動脈，閉鎖動脈などが寄生栄養動脈となることがあり，注意を要する．

子宮頸癌

寄生栄養動脈

b. 子宮体癌

子宮頸癌と比較すると，vascularityが乏しいが，微細な腫瘍血管と淡い腫瘍濃染像を認める．体部が腫大し，異常な静脈還流を認めることもある．

子宮体癌

c. 子宮筋腫

子宮筋腫は，屈曲蛇行する腫瘍血管と腫瘍濃染像を認める．子宮平滑筋肉腫は，不整な拡張した腫瘍血管と，encasement，不整な腫瘍濃染像などを認める．

子宮筋腫

d. 絨毛性腫瘍

胞状奇胎，侵入性奇胎，絨毛上皮腫に分けられる．胞状奇胎では，病的絨毛組織を反映する円形透亮像と，その周囲の絨毛間腔を反映する造影剤による星芒状陰影がみられる．子宮動脈の拡張がみられるが，腫瘍血管はみられない．侵入性奇胎は，子宮動脈や卵巣動脈の著明な拡張蛇行，造影剤の貯留（pooling），腫瘍濃染像を認める．絨毛上皮腫は，屈曲蛇行する不整な腫瘍血管の増生と腫瘍濃染像を認める．造影剤の貯留（pooling）やencasementなどがみられることもある．

絨毛性腫瘍

胞状奇胎
侵入性奇胎
絨毛上皮腫

e. 卵巣腫瘍

卵巣腫瘍は，嚢胞性と充実性に分かれ，おのおの異なった血管造影像を示す．主に，卵巣動脈と子宮動脈の卵管枝から血流を受ける．嚢胞性腫瘍は，既存血管の伸展と嚢胞に一致する無血管野を認め，充実性腫瘍は微細な腫瘍血管の増生をみることが多い．また，卵巣癌も嚢胞状部分と充実性部分を有することが

卵巣腫瘍

あるが，上記の血管造影像に準じる．

B．IVR（動注・塞栓術）

婦人科腫瘍に対する主なIVRは，抗癌剤動注療法である[1]．また，マイクロ・カテーテルの進歩により，超選択的カテーテル挿入が容易となった今日では，塞栓術も施行されることがある．特に子宮筋腫の塞栓術は症状の緩和に高い効果を示し，子宮も温存できることから大きな注目を集めている．

抗癌剤動注療法

(1) 適　　応

抗癌剤の動注療法は，子宮頸癌が主な適応疾患であるが，子宮体癌や卵巣癌に施行されることもある．また，子宮頸癌に対する選択的子宮動脈塞栓術の報告もある[2]．

子宮動脈塞栓術

近年，欧米を中心に月経過多や骨盤部痛などのコントロールを目的とした子宮筋腫に対するTAEが施行されている[3]．現在のところ，合併症が少なく，効果も高いとの報告が多く，普及する可能性がある．また，頸管妊娠や産後出血などの治療を目的とした血管造影も行われる[4]．

(2) 手　　技

婦人科癌に対する動注療法には，いくつかの方法がある．いずれの方法にも長所と短所があり，一定の見解は得られていない．通常，内腸骨動脈の本幹あるいは，上臀動脈の分岐部を越えた部位から抗癌剤を注入する方法がもっとも用いられていると思われる．一方，薬剤分布の改善と合併症の低減を考慮するなら，腫瘍の栄養動脈から選択的に動注を行う方法が，もっとも理にかなっている．しかし，栄養動脈が多数存在することが多い婦人科腫瘍の場合，すべての栄養動脈を選択するのは手技に時間を要し，困難であることも多い．

ここでは，内腸骨動脈へのカテーテル挿入のコツにつき，概説しておく．まず，大動脈より全骨盤動脈造影を行い，血管解剖と腫瘍の栄養動脈を把握する．次に，5Fのループ型カテーテルを用い，両側内腸骨動脈を順次選択し（図1），腫瘍の栄養動脈に進めていく．栄養動脈が細い場合や屈曲の強い場合は，適宜マイクロ・カテーテルを使用する．

一方，本邦で開発された，両側内腸骨動脈をバルーン・カテーテルで閉塞し，一時的血流遮断を行った状態で抗癌剤を注入する方法（BOAI）は，一時的血流改変効果によって抗癌剤の局所濃度を高めることができ，手技時間も短く，有用である（図2）[5]．また，リザーバー留置による反復動注も有用である．これについては，「膀胱腫瘍のIVR」の項で述べられているため，本稿では省略する．

子宮癌に対する動注に使用する薬剤は，CDDPを軸とした組み合わせが汎用される．われわれは，CDDP 50～100 mg/body，ADR 30～50 mg/body，ペプレオマイシン 20～30 mg/body を使用している．

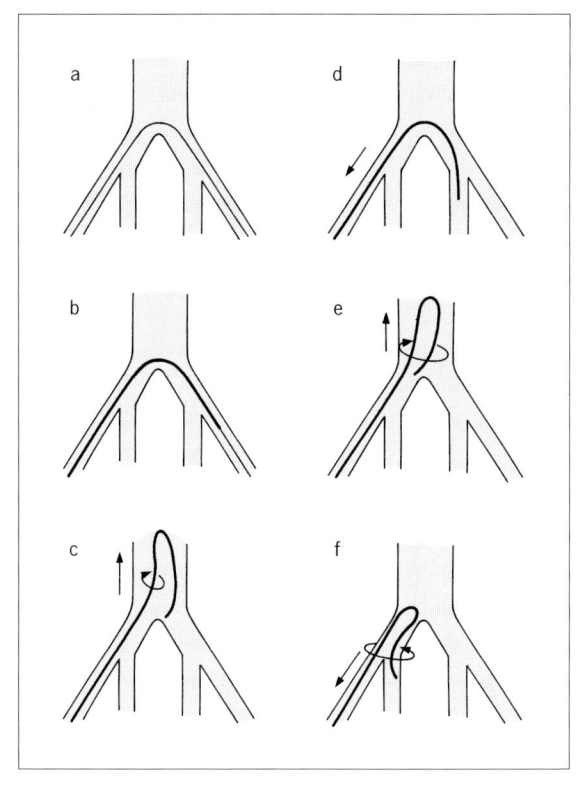

図1 片側大腿動脈アプローチによる両側内腸骨動脈造影法
　a：ガイドワイヤーを対側外腸骨動脈に進める．
　b：ガイドワイヤーに沿わせてカテーテルを対側外腸骨動脈に挿入する．
　c：大動脈分岐部を利用してループを作る．
　d：カテーテルを引き下ろして先端を対側内腸骨動脈に挿入する．
　e：対側内腸骨動脈を造影した後，カテーテルを押し上げて大動脈内でループを作る．
　f：カテーテルを回転させつつ引き下ろし，同側内腸骨動脈に挿入する．

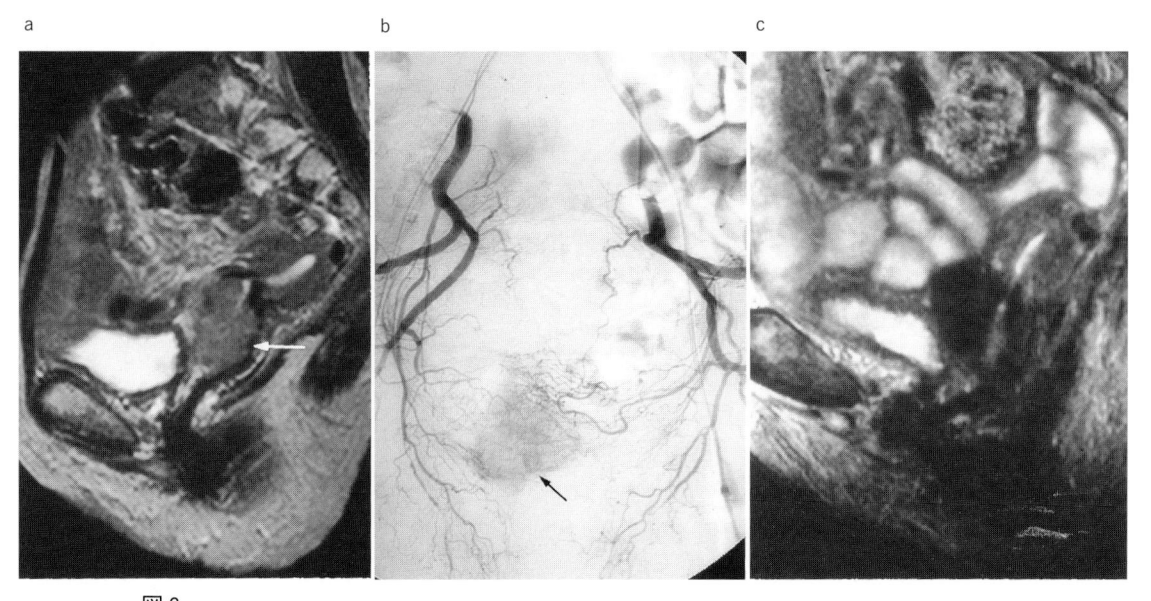

図2
【症　例】70歳，女性，子宮頸癌
　a：治療前MRI（T2強調像）で，子宮頸部に高信号を呈する腫瘤を認める（⇨）．
　b：一時的血流遮断下両側内腸骨動脈造影では，子宮動脈の領域に腫瘍濃染像を認める（➡）．
　c：BOAI後のMRIでは，腫瘍の縮小を認める．

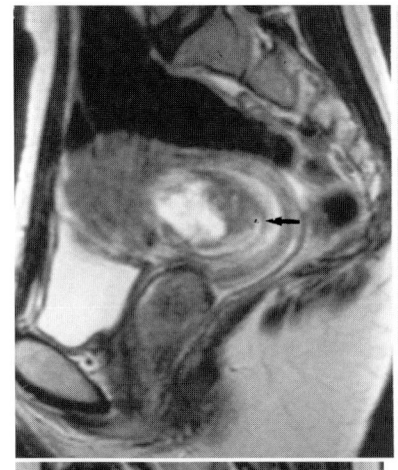

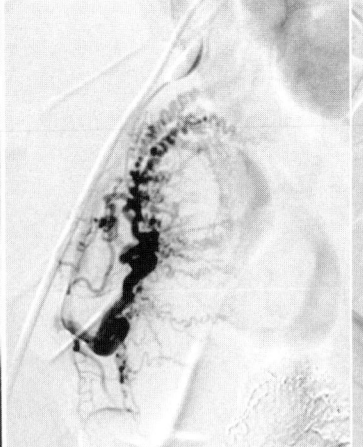

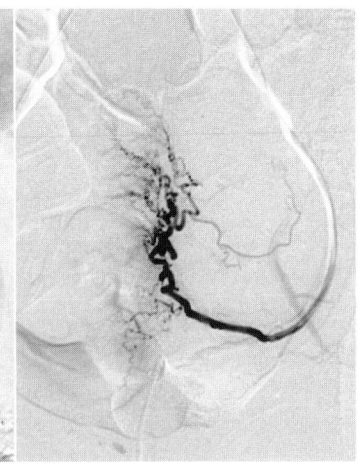

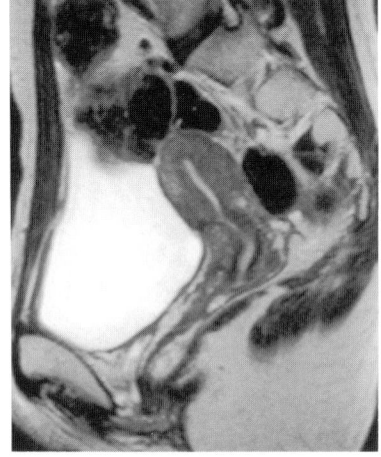

図 3
【症　例】30 歳，女性，頸管妊娠
a：治療前の MRI（T2 強調像）では，子宮頸管部に腫瘤性病変を認め，異常妊娠に一致する所見と思われる（→）．
b：両側の子宮動脈をマイクロ・カテーテルを用いて選択し，アクチノマイシン D の動注を行った．
c：治療後の MRI では，頸管部の病変は消失している．

　腫瘍ではないが，頸管妊娠に対する actinomycin D やメソトレキセートなどの抗癌剤動注が有効であることが知られている（図3）[4]．
　子宮筋腫に対しては，本邦では Gelatin sponge 細片により，両側子宮動脈を塞栓する方法が広く用いられている．欧米では Ivalon などの粒状塞栓物質が用いられている．

(3) 成　績

　木梨ら[6]は子宮頸癌患者 10 例に対して術前あるいは放射線治療前に両側内腸骨動脈から抗癌剤の動注を行い，80％の奏効率を得たと報告している．一方，辻ら[5]は BOAI と放射線治療を併用した子宮頸癌 65 例の 3 年生存率は 63％であったと報告している．
　子宮筋腫に対する子宮動脈塞栓術では，技術的に 98％で成功し，88％で出血の著減を認め，94％で圧排症状の改善をみたという[7]．

(4) 合併症

　抗癌剤の副作用については，経静脈性投与による化学療法の副作用と同様で

あるため，省略する．動注による合併症としては，臀部の皮膚障害，臀筋群や大腿筋群の萎縮・壊死，神経障害，坐骨神経痛，膀胱炎，膀胱壊死，などがある[8～10]．

子宮筋腫塞栓術後では40％に発熱を認め，ほぼ全例で術当日の強い疼痛をみる．疼痛にはモルヒネ，硬膜外麻酔などを要する．また無月経は2～5％に起こるとされる[11]．

文 献

1) Thorvingor B, et al : Transcatheter intraarterial management of gynecologic tumors. Acta Radiol Diagn 26 : 701-704, 1985
2) 播磨洋子：再発及び進行婦人科悪性腫瘍に対する内腸骨動脈塞栓術の検討．日癌治誌 23 : 879-888, 1988
3) Ravina JH, et al : Arterial embolization totreat uterine myomata. Lancet 346 : 671-672, 1995
4) Cosin JA, et al : The use of methotrexate andarterial embolization to avoid surgery in acase of cervical pregnancy. Fertil-Steril 67 : 1169-1171, 1997
5) Tsuji K, et al : Effect of balloon-occludedarterial infusion of anti-cancerer drugs onthe prognosis of cervical cancer treated withradiation therapy. Int J Radiat Oncol BiolPhys 32 : 1337-1345, 1995
6) 木梨友子，他：子宮頸癌における多剤併用動注化学療法．日癌治誌 25 : 946-951, 1990
7) Worthington-Kirsh RL, et al : Uterine Arterial Embolization for the management of Leiomyomas : Quality-of-life assessment and clinical response. Radiology 208 : 625-629. 1998
8) 森田荘二郎，他：骨盤領域の動注化学療法後に合併した神経学的合併症の検討．日本医放会誌 49 : 742-747, 1989
9) 杉本幸司，他：子宮頸癌に対する一時的動脈閉塞下抗癌剤動注療法の合併症―膀胱壊死をきたした1例―．IVR 14 : 66-70, 1999
10) Sugimoto K, et al : Complications followingballoon-occluded arterial infusion chemotherapy for pelvic malignancies. Cardiovasc Intervent Radiol 22 : 481-485, 1999
11) Goodwin SC, et al : Reporting standards for Uterine Artery Embolization for the Treatment of Uterine Leiomyomata. J Vasc Interv Radiol 12 : 1011-1020, 2001

〔杉本　幸司〕

19 精索静脈瘤・血管性インポテンスの血管造影とIVR

A. 精索静脈瘤に対するIVR

精索静脈瘤は内精巣静脈末梢の蔓状静脈叢（pampiniform plexus）の異常な拡張，うっ血である．その成因は静脈弁不全・欠損，あるいは腎静脈圧上昇による内精巣静脈への静脈血の逆流であるとされている．精索静脈瘤は男性不妊との関係が深く，またそれ自体陰嚢部の不快感，腫大，痛みの原因となる．治療として内精巣静脈から蔓状静脈叢への血流逆流を阻止する方法が行われている．IVR治療は簡便で非侵襲的であることから最近盛んに用いられるようになり精索静脈瘤の治療の中心になってきている．

蔓状静脈叢
　（pampiniform plexus）
内精巣静脈
男性不妊

(1) 適　　応

精索静脈瘤が男性不妊の原因になっている可能性がある場合，もしくは未婚の若年男性や思春期前の男児で明らかに精巣の発達障害が現在みられるか将来出現する可能性のある場合（著明な静脈瘤の存在）に適応される．また精索静脈瘤によると思われる陰嚢部の疼痛や不快感を訴える場合にも適応となることがある．

(2) 手　　技

1) カテーテル挿入法
① 血管解剖（図1）
左内精巣静脈は腎静脈下壁より分岐し，その分岐位置はほぼ左副腎静脈分岐の対側に相当する．右内精巣静脈は通常腎静脈下方の下大静脈に前外側方向に開口し，右腎静脈に還流することもある（10～20％）．
内精巣静脈は腎静脈末梢枝，腎被膜静脈，下大静脈，腰静脈，結腸静脈などとも交通する場合がある．
内精巣静脈以外の精巣からの静脈還流路として内腸骨静脈，下腹壁静脈や大伏在静脈を介して外腸骨静脈，対側の精巣静脈群との吻合などが知られている．
② カテーテル挿入経路
カテーテル挿入経路には肘静脈あるいは頸静脈穿刺により上大静脈から下大静脈を経て内精巣静脈に至る方法と，大腿静脈穿刺により下大静脈を経由して内精巣静脈に至る方法がある．通常後者が用いられており以後は大腿静脈経由での手順について述べる．

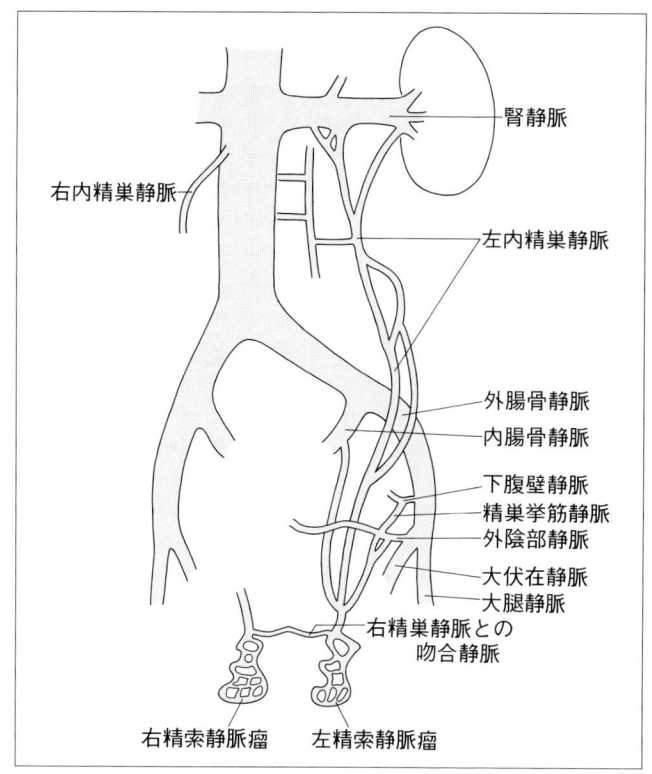

図1 内精巣静脈とその吻合枝

③ 内精巣静脈へのカテーテル挿入

精索静脈瘤の大半が左側にみられることより，左内精巣静脈内へのカテーテル挿入につき述べる．

(1)先端を大きく緩やかに逆U字型に曲げた5Fカテーテルを大腿静脈穿刺にて下大静脈内に挿入し，カテーテルを操作して左腎静脈に進める．
(2)腎静脈にて造影を行い，内精巣静脈への逆流とその入口部を確認する．DSAによる造影は造影剤16 mlを8 ml/秒で行い，この時，息止めと同時に下腹部に力を入れる要領（バルサルバ法）で撮影を行う．
(3)内精巣静脈にカテーテルを挿入する．カテーテル操作にて行うが，挿入困難な場合は入口部近くにカテーテルを置きガイドワイヤーを内精巣静脈内に先行させてカテーテルをこれに追従させる．
(4)内精巣静脈の造影はバルサルバ法下に行い，側副血行路の確認と精索静脈瘤の描出を目的とする．DSAで造影剤8 mlを4 ml/秒で行う．
(5)内精巣静脈の末梢へのカテーテル挿入は，ガイドワイヤーを用いて5Fカテーテルを進めるか，3Fマイクロカテーテルを5Fカテーテルを介して送入（二重管法）する．

バルサルバ法

二重管法

2) 塞栓方法
① 塞栓物質

金属コイル[1]，detachable balloon（離脱式バルーン）[2]，液状硬化剤（Varicocid[3]，Aethoxysclerol[4]，cyanoacrylate[5]〔Histoacryl blue〕, hot contrast material[6], ethanol[7], ethanol-amine oleate[8]）などが用いられている．

② 塞栓手技
(1) 金属コイルの場合

　　内精巣静脈の末梢よりおのおのの側副路の出入口にコイルを留置し順次中枢側へ向かって塞栓を行う．コイル径は静脈内径とほぼ同等（少し大きめ）の径のコイルを用いる．

金属コイル

(2) 離脱式バルーンの場合

　　ガイディングカテーテルを内精巣静脈の入口に挿入し，これを通してバルーンカテーテルを側副路の出入口に進め，バルーンの拡張度や位置を適切にするためバルーンの拡張・収縮を繰り返し行って調節する．ガイディングカテーテルからの造影で，他の側副路が造影されないのを確認し，やや大きめにバルーンを拡張し離脱する．

離脱式バルーン

(3) 液状硬化剤の場合

　　内精巣静脈中枢側に挿入したバルーンカテーテルによりバルーン閉塞下に一気に硬化剤を末梢側へ注入する方法．ガイディングカテーテルを通してマイクロカテーテルを末梢側に進め，順次少量の硬化剤注入を繰り返し中枢側まで塞栓を行う方法．両者を合わせてバルーンカテーテルをガイディングカテーテルとし，バルーン閉塞下にマイクロカテーテルより硬化剤を注入する方法がある（図2）．

液状硬化剤
バルーンカテーテル

　いずれの方法でも，塞栓後は内精巣静脈入口部より造影を行い塞栓が完全であるかを確かめる．さらに左腎静脈造影をバルサルバ法を併用して行い，内精巣静脈への逆流のないことを確認し，塞栓手技を完了する．

③ 塞栓に関する注意点
(1) 金属コイル，離脱式バルーンを用いる場合

　　内精巣静脈本幹に並走する側副血行路に注意が必要である．必ず側副路が本幹に入る部位より末梢側を塞栓しなければならない．内精巣静脈入口部や腎静脈に直接開口する側副路が存在することもある．

側副血行路

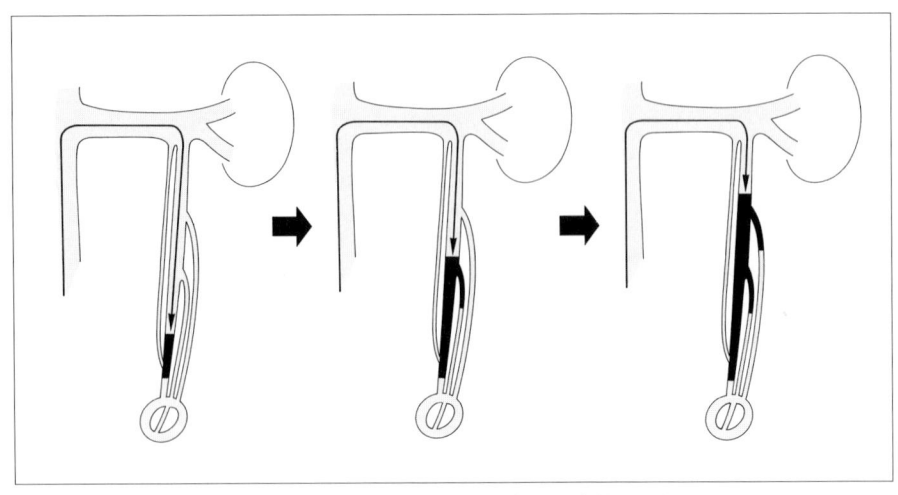

図2　エタノールによる内精巣静脈塞栓の手順
　末梢側に進めたマイクロカテーテルによる順次少量のエタノール注入を繰り返し中枢側まで塞栓を行う．

(2) 液状硬化剤を用いる場合

静脈瘤自体に硬化剤が直接流入しないようにする．これを防ぐ目的で硬化剤注入時に鼠径部を用手圧迫する方法が行われている．また生体接着剤の使用には熟練を要する．

(3) 成　　績

a. 精索静脈瘤に対する治療成績

内精巣静脈経皮的塞栓術の成功率は82〜95％と報告されている[9]．精索静脈瘤の治療効果として静脈瘤の縮小，消失，硬化がみられ，サーモグラフィー，陰嚢シンチ（血流シンチ），カラードップラーエコーなどの画像診断による効果の判定も行われている．再発率は3〜16％といわれ[9]，手術成績に匹敵する良好な成績が得られている．塞栓物質としてエタノールを用いたわれわれの成績では40例中37例に静脈瘤の消失または著明な縮小が得られ，再発率は5％であった[7]（図3）．

b. 精液所見と妊娠率に関する評価

男性不妊に対する治療効果として精液所見（精子数，精子運動率）の改善とその結果としての妊娠率が検討されている．諸家の報告では，精液所見の改善は50〜95％[6,10,11]，妊娠率は15〜50％[6,10,11]で，手術例での平均57％，36％[12]に匹敵する成績である．エタノールを使ってのわれわれの成績では[7]精子数または精子運動率の改善が得られたのは93％，妊娠率は33％であった．

(4) 合併症

陰嚢水腫[7]，内精巣静脈の穿孔[13]，下大静脈や腎静脈の内膜損傷，静脈炎[13]，肺塞栓[2]などが報告されている．その他，一過性の陰嚢痛や陰嚢部腫脹はしばしば経験される．エタノールを用いる場合はほとんどの例で注入時一時的な疼痛が見られるが，基本的な注意を怠らなければ重篤な合併症には至らない．

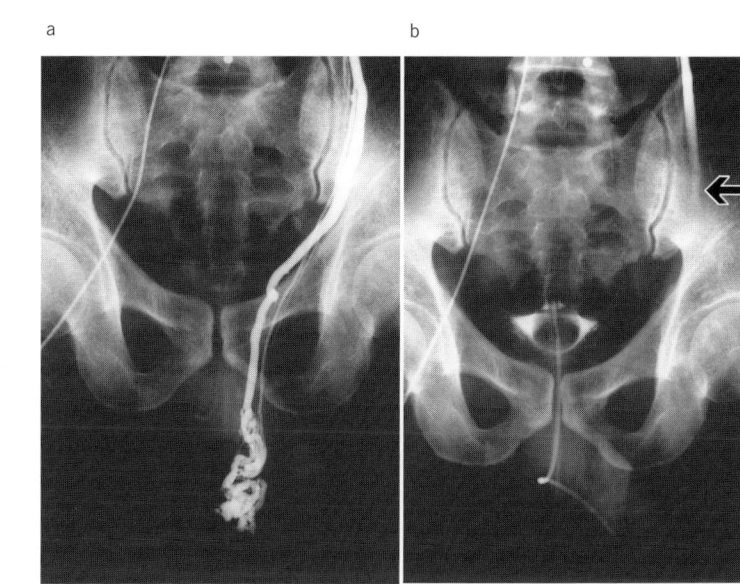

図3　エタノールによる内精巣静脈塞栓例
a：塞栓前の内精巣静脈と精索静脈瘤の造影
b：塞栓後の内精巣静脈造影；矢印の部位まで閉塞されている．

B. 血管性インポテンスに対する IVR

　勃起は陰茎海綿体内の平滑筋が弛緩することにより海綿体洞に血液が流入し，容積の増加と内圧の上昇により始まり，その結果，白膜を貫通し海綿体から流出する静脈が受動的に圧迫され陰茎からの血液の流出が妨げられることにより維持されている．この血液の流入系または流出系の異常によるものを血管性インポテンスといい，前者は動脈性インポテンス，後者は静脈性インポテンスと呼ばれている．

> 勃起
> 陰茎海綿体

(1) 適　　応

　インポテンスは，精神心理的な原因によるものと器質的な原因によるものに大別される．器質的インポテンスの原因としては中枢神経の異常（各種脳，脊髄疾患），末梢神経の異常（手術，外傷など），血管系の異常，内分泌の異常（下垂体，性巣，甲状腺，副腎の疾患など），外性器の異常（陰茎の外傷，ペーロニー病など），加齢に伴う生理的変化などが考えられている．

　血管系の異常による血管性インポテンスでは，動脈性インポテンスの原因として微細血管の動脈硬化，腹部大動脈から下肢にわたる大血管の閉塞性動脈硬化症，大動脈炎症候群，大動脈縮窄症，外傷による血管障害などが考えられている．このうち IVR の適応となるものは大血管および内陰部動脈から陰茎海綿体動脈に至る細動脈の狭窄・閉塞性疾患である．静脈性インポテンスは糖尿病，動脈硬化に付随して，また加齢による海綿体機能低下により発症することが多いが，根本的な治療が困難なこれら原因に対して，陰茎からの血液の流出路を減少させる目的で IVR による治療が適応されている．

> 動脈性インポテンス
>
> 静脈性インポテンス

(2) 手　　技

a. 動脈性インポテンス

　腹部大動脈，総腸骨動脈，内腸骨動脈の造影を行い，これら中枢側血管の狭窄，閉塞がインポテンスの原因となっている場合には通常の percutaneous transluminal angioplasty (PTA) の方法により閉塞部の開通，狭窄部の拡張を行う．

　内陰部動脈より末梢の血管狭窄，閉塞の場合は，細い PTA 用バルーンカテーテルを用いての血管内腔拡張術が行われる．

> percutaneous transluminal angioplasty (PTA)

b. 静脈性インポテンス

1) カテーテル挿入法

①血管解剖（陰茎海綿体の静脈系）（図4）

　海綿体の静脈系は主に以下の3系に分けられる．①深陰茎背静脈から前立腺静脈叢を介して内陰部静脈，膀胱静脈を経て内腸骨静脈へ注ぐ系，②浅陰茎背静脈から外陰部静脈，大伏在静脈を介して大腿静脈へ注ぐ系，③陰茎脚静脈から内陰部静脈および前立腺静脈叢に直接注ぐ系である．これらの系には相互に複雑な交通が見られる．

> 陰茎海綿体
>
> 前立腺静脈叢

①内陰部静脈
②膀胱静脈
③前立腺静脈叢
　（陰部静脈叢）
④閉鎖静脈
⑤陰茎脚静脈
⑥球部静脈
⑦外陰部静脈
⑧大伏在静脈
⑨浅陰茎背静脈
⑩深陰茎背静脈
⑪陰茎海綿体

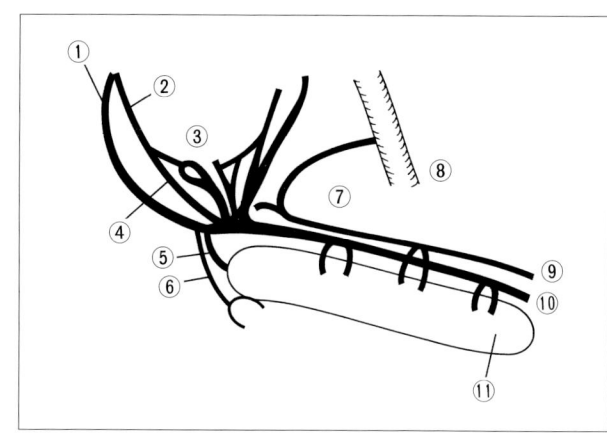

図4　陰茎海綿体の流出静脈系

②カテーテル挿入経路

　カテーテル挿入経路には大腿静脈経由で内腸骨静脈より逆行性に陰茎からの流出静脈に至る方法と深陰茎背静脈に直接カテーテルを挿入する方法がある．通常どちらかの経路が選択されるが，両経路からの塞栓を行う場合もある．

a）大腿静脈経由

　i）大腿静脈穿刺により5Fカテーテルを内腸骨静脈に挿入し，ガイドワイヤー誘導下にあるいは二重管法によりマイクロカテーテルを内腸骨静脈系の漏出静脈（内陰部静脈，膀胱静脈，閉鎖静脈，陰茎脚静脈，前立腺静脈叢など）に選択的に進める．

　ii）カテーテル挿入血管を造影し，血管径，走行，カテーテルの位置などの情報を得る．

b）深陰茎背静脈経由

　i）陰茎背側の皮膚切開により深陰茎背静脈を露出して，直接静脈を穿刺し，エラスターまたはカテーテルを挿入する．この時，浅陰茎背静脈と間違わないよう注意する（図5）．

　ii）カテーテルを深陰茎背静脈の前立腺静脈叢への移行部直前まで進め，造影を行う．

2）塞栓方法

①塞栓物質

　金属コイル[14]，detachable balloon（離脱式バルーン）[15]，液状硬化剤（Varicocid[16]，cyanoacrylate〔Histoacryl blue〕，hot contrast material[16]，ethanol[17]，ethanol-amine oleate）などが用いられている．

②塞栓手技

a）大腿静脈経由

　金属コイルを用いて塞栓することが多い．コイルは血管径に相当する径のものを用いる．エタノールなどの硬化剤を併用することもある．比較的径のある血管には通常の5Fカテーテルを用いて0.035インチの金属コイルを，末梢血管にはマイクロカテーテルを用いて0.018インチのマイクロコイルを用いる．

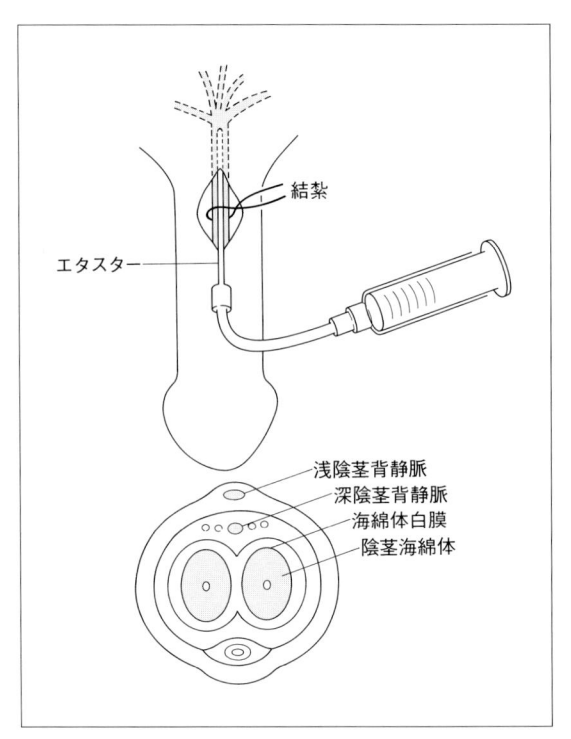

図5 陰茎の横断図と深陰茎背静脈へのカテーテル挿入

　各静脈の塞栓後静脈造影にて閉塞の状況を確認し，順次目標とする静脈をできる限り塞栓していく．最終的に陰茎海綿体造影を行い漏出の程度を評価する．経皮的な通常の血管造影手技ではあるが，静脈へのカテーテル挿入は必ずしも容易ではなく，十分な塞栓が得られないことも多く，確実性に欠ける．

b）深陰茎背静脈経由

　静脈剝離さえ行えればカテーテル操作はきわめて簡単で確実に塞栓を行える．できる限り深陰茎背静脈から前立腺静脈叢への移行部近くに金属コイルを留置する方法が従来より行われている．もっとも簡便で症例によっては効果の得られる方法であるが，最近では上記移行部前後の静脈を同時に塞栓する目的で液状硬化剤が用いられている．コイルと硬化剤を併用したり，大腿静脈経由の塞栓を併用する方法も行われている．
　塞栓後に深陰茎背静脈造影を行い塞栓の程度を確認する．

(3) 成　　績

a. 動脈性インポテンス

　純粋な動脈性インポテンスが少ないことやPTAの適応となる限局した病変の少ないこともあり，まとまった症例数の報告は見られない．PTAを施行した症例でも長期的な治療効果は必ずしも十分とはいえない．

b. 静脈性インポテンス

　手技の成功は86％[16]，臨床的な改善は52～69％[16]，治療後平均6ヵ月で

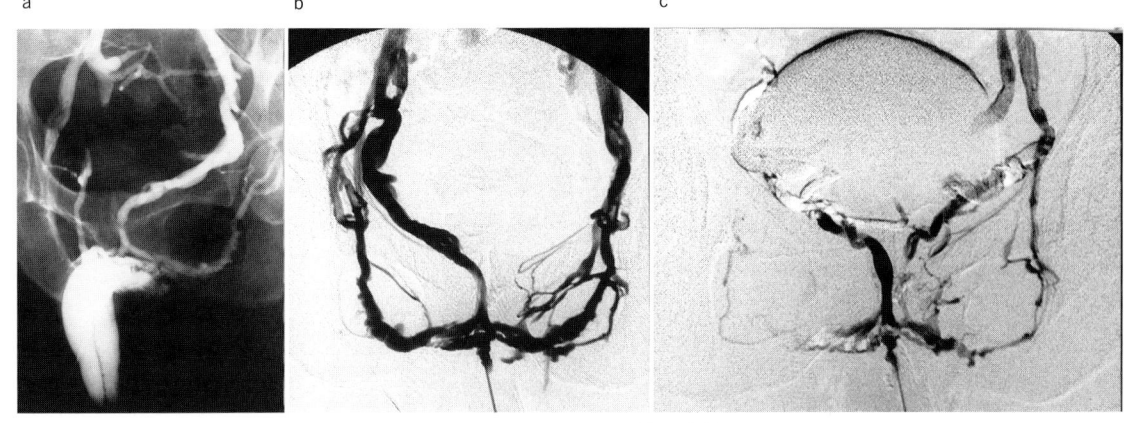

図6 エタノールによる静脈塞栓術
a：陰茎海綿体造影；海綿体からの著明な静脈系への漏出像を認める．
b：深陰茎背静脈造影；塞栓前
c：深陰茎背静脈造影；塞栓終了直前

60％に勃起機能の低下が見られる[16]と報告されている．側副血行路の形成が再発の原因であり再治療に対する対策が必要である．

われわれは8例にエタノールを用いた塞栓術を施行したが，全例に勃起機能の改善が得られ，性交が可能となった．持続期間は6～12ヵ月（改善状態が継続中のものも含む）であった（図6）．

(4) 合併症

動脈性インポテンスの場合のPTAについては従来の骨盤内，四肢のPTAの合併症と同様である．

静脈性インポテンスでは，軽度の陰茎浮腫，一過性の皮膚変色（斑状出血），静脈穿孔[16]，会陰部の膨満感[16]，肺動脈へのコイル逸脱[18]などが報告されている．液状硬化剤を使用する場合は過量投与に注意し，塞栓を確認しながら最小必要量に止める努力が必要である．エタノールを使用しているわれわれの経験では，エタノール濃度を25％，50％，100％と順次上げながら，1回5ml程度を目安に3～4回注入を繰り返し，塞栓程度をその都度確認している．またエタノール注入時には一過性の会陰部疼痛がみられることが多いが疼痛の消失は早く，重篤な合併症は経験していない．

文献

1) 野村尚三，佐藤守男，白井信太郎，他：精索静脈瘤に対する塞栓療法とその成因に関する検討．日本医放会誌 46：1184-1193, 1986
2) White RI, Kaufman SL, Barth KH, et al：Occlusion of varicoceles with detachable balloons. Radiology 139：327-334, 1981
3) Fobbe F, Hamm B, Sorensen R：Percutaneous transluminal treatment of varicocele；Where to occlude the internal spermatic vein. AJR 149：983-987, 1987

4) Zeitler E, Jecht E, Richter EI, et al: Perkutane behandlung mannlicher infertilitat in rahmen der selektiven spermatikaphlebographie mit katheter; Technik, indikation, komplikationen, ergebnisse. ROEFO 132: 179-184, 1979

5) Kunnen M, Comhaire F: Transcatheter embolization of the internal spermatic vein(s) witn isobutyl-cyanoacrylate. Ann radiol 27: 303, 1984

6) Smith TP, Hunter DW, Cragg AH, et al: Spermatic vein embolization with hot contrast material; Fertility results. Radiology 168: 137-139, 1988

7) 臼杵則朗，中村健治，髙島澄夫，他：エタノールによる精索静脈瘤塞栓療法．日本医放会誌 54: 870-875, 1994

8) 阪井 剛，髙島澄夫，神納敏夫，他：Ethanol-amine oleate を用いた精索静脈瘤の塞栓療法．日本医放会誌 57（臨時増刊号）: S65, 1997

9) Anthony JT, Michael AG: Current Management of Varicoceles. Urologic Clinics of North America 17: 893-907, 1990

10) Marsman JWT: Clinical vs subclinical varicocele; Venographic findings and improvement of fertility after embolization. Radiology 155: 635-638, 1985

11) Riedle P, Kumpan W, Maier U, et al: Long-term results after sclerotherapy of the spermatic vein in patients with varicocele. Cardiovasc Intervent Radiolo 8: 46-49, 1985

12) Mordel N, Mor-Yosef S, Margalioth EJ, et al: Spermatic vein ligation as treatment for male infertility. Justification by post operative semen improvement and pregnancy rates. J Reprod Med 35: 123-127, 1990

13) Seyferth W, Jacht E, Zeitler E: Percutaneous sclerotherapy of varicocele. Radiology 139: 335-340, 1981

14) Bookstein JJ, Lurie AL: Transluminal penile venoablation for impotence. Cardiovasc. Intervent Radiol 11: 253-260, 1988

15) Courtheoux P, Maiza D, Henriet JP, et al: Erectile dysfunction caused by venous leakage; Treatment with detachable balloons and coils. Radiology 161: 807-809, 1986

16) Schild HH, Müller SC, Mildenberger P, et al: Percutaneous penile venoablation for treatment of impotence. Cardiovasc. Intervent Radiol 16: 280-286, 1993

17) Yasumoto R, Nishisaka N, Sakakura T, et al: Ethanol embolization for impotent patients with venous leakage; A new technique and initial results. Min Invas Ther & Allied Technol 5: 564-566, 1996

18) Moriel EZ, Mehringer CM, Schwartz M, et al: Pulmonary migration of coil inserted for treatment of erectile dysfunction caused by venous leakage. J Urol 149: 1316-1318, 1993

（髙島　澄夫）

20 救急疾患の血管造影と IVR

(1) 適　応

　救急疾患において血管造影を行う場合は，動脈性の出血と急性塞栓症の二つに大別される．動脈性の出血では動脈造影検査を行い出血部位を同定することがまず必要で，出血部位を確認後，直ちに動脈塞栓術カテーテル治療が行われる．急性の塞栓症の場合は閉塞部位の確認と血栓溶解である．

(2) 造影検査の注意点

　出血例，塞栓症ともにカテーテル治療を行う場合，ほとんどの場合，患者の全身状態はきわめて悪く，最少の侵襲で短時間のうちに検査を終了し正確な判断を下さなければならない．このような状況下では血管造影を施行する医師の技量が直接患者の予後に影響することから以下の点を中心に細心の注意を払いながら検査を進める必要がある．

a. 検査の準備
　血管造影検査または経カテーテル治療を行うことが決定されたら直ちに血管造影の準備を行う．まず静脈確保，導尿を行い，全身状態の把握を行うため心電図，SpO_2 などをモニターできるように準備する．

b. 動脈穿刺
　出血性ショックの場合は，末梢の動脈は触れにくいことが多く動脈穿刺は一般に困難である．この場合は鼠径動脈の走行部位と思われる部位を穿刺するが，容易ではない．多くの場合，鼠径静脈にまず入るので，この穿刺部位よりもわずかに外側をねらうと動脈を穿刺できることが多い．血圧低下や動脈のスパズムがあれば動脈血は勢いよく噴き出さないので動静脈の区別は血液の色で判断しなければならないことがある．

c. 動脈造影
　出血，血栓に関与すると思われる動脈の撮影を行う．血栓の存在確認は比較的容易だが，出血部位の確認は容易ではない．血管腔より血管外腔への造影剤の漏出が認められれば出血点の診断は容易だが，通常出血部位に向かう動脈は強い収縮を起こしていることが多く，出血部位の同定に手間取ることがしばしばである．他の画像診断と併せて出血部位を判断する必要に迫られることが多い．

d. 造影剤量
　患者の全身状態を考慮し，なるべく少ない量の造影剤で検査を行い，投与した造影剤量と輸液量，尿量のチェックなどを常に注意しておかなければならな

い．ショック状態では腎血流量は極端に少なく，腎からの造影剤排泄は期待できないのが一般的である．

e．カテーテル挿入

塞栓術や血栓溶解が決定すれば目的の部位までカテーテルを進めるが，収縮した動脈にカテーテルを挿入するのは必ずしも容易ではない．さらに内膜剝離などを起こさないように注意が必要で，可能な限りマイクロカテーテルを使用するのが望ましい．

f．穿刺部位の止血

塞栓術や溶解術が終了しカテーテルをする際，必要があれば動脈の中にシースイントロデューサーを残して手技を終了する．多くの場合，血小板の減少があり止血困難が予想されるのと，再出血，再塞栓が起こった場合直ちに対処するためである．

(3) 動脈性出血の塞栓術

動脈性の出血はほとんどすべてが塞栓術の適応となる．一方，静脈性の出血は経カテーテル治療の適応とはならない．治療は出血をきたしている血管に塞栓物質を注入し止血を行う．最近では大動脈破裂に対してもステント留置で治療を行うこともあるので動脈出血例では常に塞栓術の可能性を考慮すべきである．頭蓋内では脳動脈瘤の破裂に対し瘤内をマイクロコイルで充填する方法が行われている．適応となる出血は外傷性出血と炎症などによる破綻出血，腫瘍出血に分けられる．

a．外傷による出血

外傷

外科的な止血が困難と判断されたら，直ちに経カテーテル的な治療を行う．出血点は血管造影で血管腔から造影剤が漏れ出す像を確認することで判断できるが，常にこの現象を捉えることができるとは限らない．出血点に至る動脈はスパスムを起こすことが多く間接所見として出血点を推測するのに役立つ．余裕があれば術前にCT，超音波検査などを行っておくと出血点の推測を総合的に判断できる．

1) 骨盤骨折

骨盤骨折

外傷性出血のなかで頻度が高く，複雑骨折のため出血点は多数認められることが多い．主に内腸骨動脈の枝が傷害されることが多く，しばしば内腸骨動脈の起始部から塞栓術を行う必要が生じる．内側仙骨動脈，内陰部動脈には塞栓物質はなるべく流さないように心がける．

2) 顔面骨折

顔面骨折

外頸動脈分枝には脊髄に分布する細かい動脈や脳底を介して内頸動脈と交通する枝が認められるので，これらの枝に塞栓物質が決して流れないように細心の注意を払う．顔面や口腔内では出血点が肉眼で見えることがあり，塞栓終了の良い目安となる（図1）．

3) 肝・脾破裂

肝・脾破裂

外傷による腹腔内出血を見た場合，肝・脾破裂を最初に考えるべきである．出血部位になるべくマイクロカテーテルを近づけ正常組織の障害を防止する．肝損傷では門脈の損傷や動脈門脈シャントが生じていることが多く，シャントの消失が塞栓終了の目安となる（図2）．脾損傷の場合，細かい塞栓材料を用

脾損傷

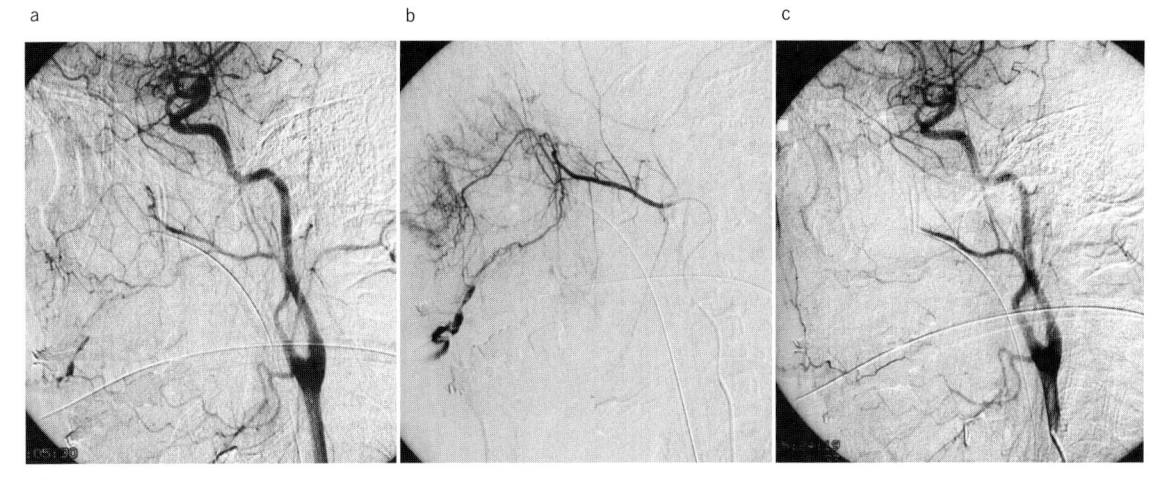

図1
交通事故で顔面を受傷し硬口蓋の骨折を認め，出血を外科的にコントロールできず，動脈塞栓術の適応となった．
a：左総頸動脈撮影；硬口蓋に分布する動脈に造影剤の血管外漏出が認められる．
b：左顎動脈の選択的造影；後上歯槽動脈からの造影剤漏出が明らかで，肉眼で認められた出血部位と一致した．塞栓物質は200〜300micronのSAP-Microsphereを使用した．
c：左総頸動脈造影；顎動脈の枝はまったく造影されず直ちに止血が得られた．

いると塞栓後に膿瘍形成を起こす可能性が高いといわれている．

b．破綻出血

潰瘍や炎症などで動脈壁が破綻し出血が起こる．脳動脈瘤もこの群に分類される．

1）消化管潰瘍

消化管出血では内視鏡を用いた止血が最初に行われることが多いが，潰瘍周囲へのアルコール注入などの方法で止血が困難であれば，直ちに血管造影を行ってみるべきである．消化管の場合，側副血行路が多いので血流動態を把握して塞栓術を行う必要がある．

2）気管支拡張症

気管支拡張症に伴う炎症や結核による喀血では直ちに塞栓術を考慮すべきである．気管支鏡下での止血は通常きわめて難しい．右気管支動脈から脊髄枝が分岐することがあり，血管造影でこの枝を認識しておくことが重要である．

3）脳動脈瘤

破裂例では緊急塞栓術の適応となる．しかしながら出血直後から数週間は動脈のスパズムが大きな問題で，動脈瘤の塞栓はきわめて高度な技術が要求されることから施行にあたっては十分な訓練と周到な準備が必要である．

4）血管奇形

動静脈奇形をはじめとする血管奇形からの出血はいかなる部位でも起こり得る．外科的に結紮するよりも経動脈性の止血が絶対的に優れているが，出血の場所，血管奇形の形態により塞栓方法は異なるため豊富な経験が必要である．

5）子宮出血

胎盤早期剥離，前置胎盤などで起こる出血で子宮温存を希望する場合に良い適応となる（図3）．子宮動脈への選択的カテーテル挿入が不可能な場合は内腸骨動脈から塞栓を行う．胎児が生存している場合は適応を決める際にエック

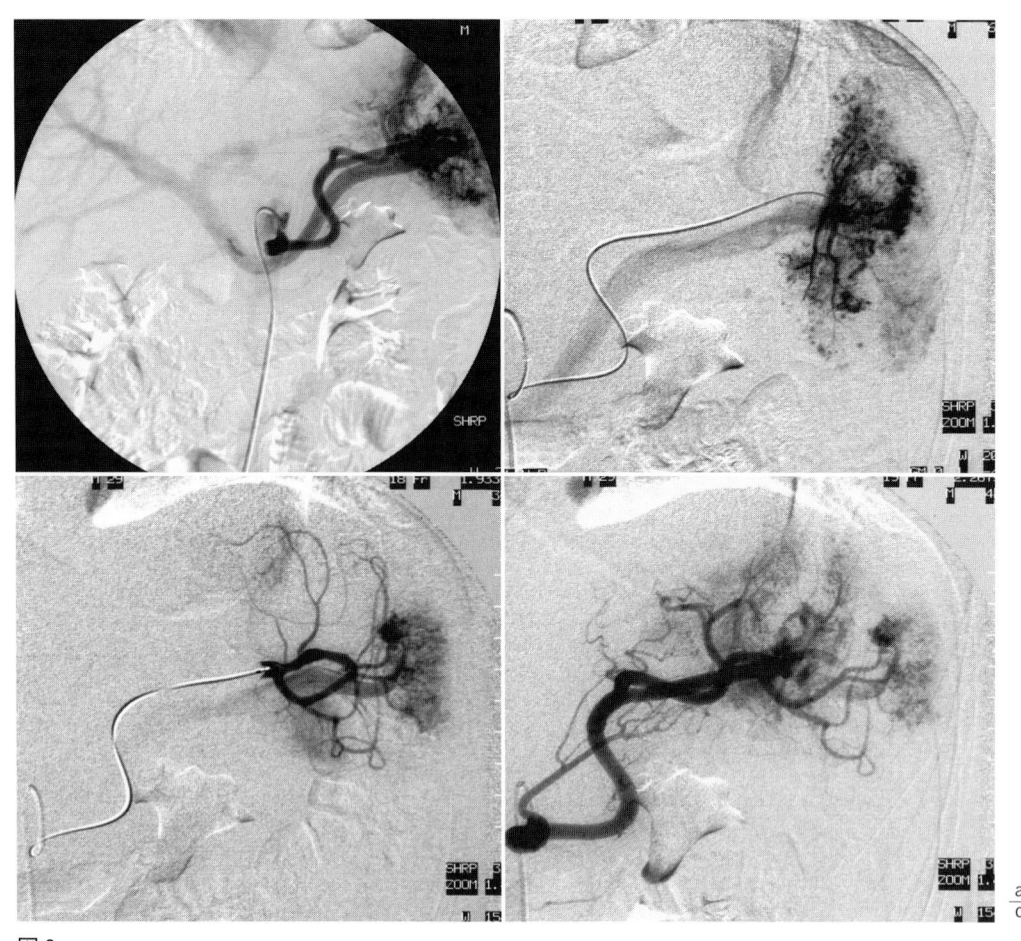

図2

29歳，男性，交通事故にて腹部打撲した．輸血を行っても貧血が進むためにCTを行ったところ血性腹水が認められ脾損傷を疑い血管造影を行った．

- a：腹腔動脈撮影：腹腔動脈起始部は外傷によると考えられる狭窄を認め，脾臓は斑状の濃染と脾静脈の早期出現があり，脾損傷による出血が確実と考えられた．
- b：選択的脾臓区域動脈造影；脾実質は斑状の染まりを示す．シャントも明らかでSAP-Microsphereにて塞栓を行った．
- c：選択的脾臓区域動脈造影；異なる区域動脈の造影で，シャントの残存が認められたため追加の塞栓術を行った．
- d：脾動脈造影；シャントの減少を確認し塞栓術を終了した．貧血の進行は止まり全身状態は速やかに回復した．

ス線被曝だけでなく胎児の低酸素血症をきたす可能性を考慮しなければならない．

c. 腫瘍出血

腫瘍の破裂による出血で肝細胞癌が一番多い．頭頸部腫瘍，子宮腫瘍がこれに次いで多く，一時的な止血は支配動脈を塞栓することで得ることができるが，永久的な止血は困難である．急激な出血をきたしている例では患者の全身状態が悪いため，抗癌剤の併用は避け塞栓物質のみによる治療が望ましい．

e. 塞栓物質について

現在正式に使用が認可され，かつ入手可能な塞栓物質は金属コイルと離脱式

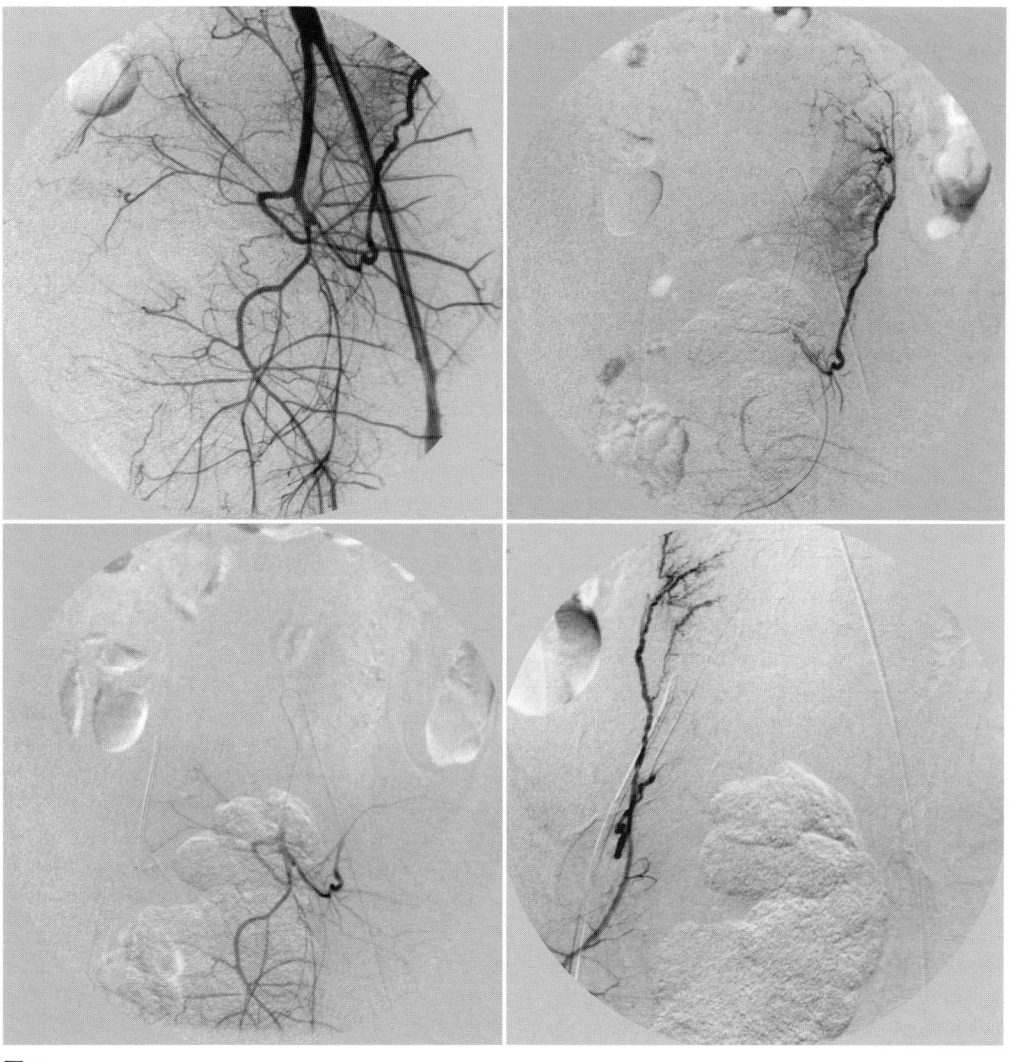

図3

　胎盤早期剝離による子宮内胎児死亡があり，分娩後の子宮収縮不良で子宮出血がコントロール困難となり子宮摘出術の適応とされたが，患者が子宮温存を希望したため動脈塞栓術が行われた．
- a：左内腸骨動脈の選択的造影；子宮動脈が上方に反転しその末梢から造影剤の血管外漏出が認められた．
- b：左子宮動脈選択的造影；マイクロカテーテルを用いて選択的に左子宮動脈にSAP-Microsphereを注入した．
- c：左子宮動脈選択的造影；塞栓術を施行後，子宮動脈の血流は停止し，下臀動脈，内陰部動脈の血流は保たれている．
- d：右子宮動脈の選択的造影；子宮出血をコントロールする場合，両側の子宮動脈の塞栓が必要である．

バルーンだけであるが，実際にはゼラチンスポンジ（Gelfoam, Sponge），エタノールなどが用いられ，PVA（Ivaron）や球状の塞栓物質（Embopshere）が欧米では用いられている．これらを選択するにあたってはそれぞれの性質をよく理解することが必要で，良好な塞栓効果を期待するには塞栓術を施行する医師の技術的訓練が欠かせない．筆者の施設ではSAP-Microsphereと呼ばれる球状の粒子塞栓物質を用いている．

ゼラチンスポンジ

PVA

SAP-Microsphere
　高吸水性ポリマーの一種で粒子径がそろっており塞栓レベルを調節できる

(4) 急性塞栓症

　動脈塞栓と静脈塞栓に分かれるがいずれも緊急の血栓溶解術の適応となる．冠状動脈の血栓症については，循環器科が担当することが多くここでは述べない．

a. 脳動脈血栓症

　発症後早いほど血栓溶解の可能性が高く，6時間以上経過した症例では神経症状の回復は望めず，かえって梗塞巣内に出血を起こす危険が高まる．心房細動などが原因とする古い塞栓子の場合は溶解が難しい．マイクロカテーテルを使用し血栓の直前または血栓内部ににカテーテルの先端をおき血栓溶解剤を注入する．

b. 肺動脈血栓症

　肺動脈塞栓では血栓溶解剤を経カテーテル的に注入するよりも，カテーテル操作で血栓を砕き血流を再開通させることが重要で，血栓溶解もこの操作により促進される．

c. 末梢動脈血栓症

　急性の閉塞ではカテーテル先端を血栓の内部に進め溶解剤を注入する．血栓溶解後に必要があればPTAの追加を行い，血栓症の再発を防止する．

d. 下肢静脈血栓症

　下肢の血栓症を疑う場合は，下肢静脈造影とともに下大静脈フィルターの留置を考慮する．溶解剤の投与は全身投与を行う．必ずしもその有効性は証明されていないが，肺動脈塞栓に移行しないように注意する．

e. 血栓溶解剤について

　血栓溶解剤はウロキナーゼ系薬剤とプラスミノーゲンアクティベーター（TPA）系薬剤に分類される．それぞれの症例によって選択するが，いずれの薬剤も合併症として出血傾向ががあり，投与量には十分注意が必要である．

（堀　　信一）

和文索引

あ

悪性リンパ腫　150
圧迫止血　7
アテレクトミー　198, 199
アナフィラキシーショック　129
アンギオテンシン II　101
アンギオプラスティ　178

い

胃冠状静脈　26
胃十二指腸動脈　17
胃十二指腸動脈瘤　212
胃噴門部静脈瘤　140
胃瘻　155
陰茎海綿体　268
インスリン依存性糖尿病患者　2
陰嚢シンチ（血流シンチ）　267
陰嚢水腫　267

う

ウロキナーゼ（UK）　160, 194, 278

え

液状硬化剤　266, 270
壊死性膵炎　111
エタノール注入療法（PEIT；Percutaneous Ethanol Injection Therapy）　70
炎症性大動脈瘤　178
炎症性動脈瘤　168
炎症性肉芽腫　107
エンドテンション　185
エンドリーク　177

お

横行膵動脈　17

か

回結腸動脈（ileocecal artery）　20, 22
外傷　274
外側仙骨動脈（lateral sacral artery）　25
外腸骨動脈（external iliac artery）　24
回腸動脈（ilial artery）　20, 22
潰瘍性大腸炎　149
下横隔静脈　26
下横隔動脈　17, 24, 242
過誤腫　107
下肢静脈血栓症　278
下膵十二指腸静脈　26
下膵十二指腸動脈（inferior pancreaticoduodenal artery）　17, 20
仮性動脈瘤　167, 178
下大静脈　26
下大静脈フィルター　203
下腸間膜静脈　26
下腸間膜動脈（inferior mesenteric artery）　22
下直腸動脈（inferior rectal artery）　25
褐色細胞腫　244
カットフィルム連続撮影装置　11
カテーテル　8
下臀動脈（inferior gluteal artery）　25
下副腎動脈　23, 242
下腹壁動脈　24
下膀胱動脈（inferior vesical artery）　25
粥状動脈硬化症（atherosclerosis；AS）　223, 234
カラードップラーエコー　267
カルチノイド　150
管状腺癌　104
肝静脈　26
肝性脳症　124
感染性動脈瘤　169, 178
肝動脈瘤　212
肝内胆管癌　77
肝・脾破裂　274
肝部下大静脈　205
顔面骨折　274
肝門部胆管癌　79

き

気管支拡張症　275
寄生栄養動脈　228, 259
偽性動脈瘤　167
弓状動脈　23
巨木型食道静脈瘤　140
金属コイル　9, 228, 266, 269
金属ステント　9, 198, 199

く

空・回腸静脈　26
空腸動脈（jejunal artery）　20, 22
腔内照射　94
クッシング症候群　244
クロス・オーバーアプーチ　191

け

頸管妊娠　262
憩室炎　147
経皮経肝静脈塞栓術　140

経皮経肝的胆道ドレナージ（percutaneous transhepatic biliary drainage；PTBD） 81
経皮的胃瘻増設術 154
血管外漏出像（extravasation） 146
血管拡張薬 56
血管奇形 275
血管筋脂肪腫 angiomyolipoma 222
血管腫 107
血管肉腫 107
血流改変術 64
原発性アルドステロン症 244

こ

コイル塞栓術 185
高安病 178
後胃静脈 26
後胃動脈 17
抗癌剤動注療法 260
抗癌剤マイクロカプセル 253
後上膵十二指腸動脈 17
高線量率 ^{192}Ir 95
骨盤骨折 274
孤立性胃静脈瘤 122

さ

サーモグラフィー 267
左右胃静脈 26

し

子宮筋腫 259
子宮頸癌 259
子宮出血 275
子宮体癌 259
子宮動脈（uterine artery） 25
子宮動脈塞栓術 260
自己免疫性膵炎 101
シシカバブ法 191
シネX線撮影装置 11

充填法 182
絨毛上皮腫 259
絨毛性腫瘍 259
腫瘍播腫 73
腫瘍出血 276
漿液性嚢胞腺腫 103
消化管潰瘍 275
上膵十二指腸静脈 26
上腸間膜静脈 26
上腸間膜静脈血栓症 149
上腸間膜動脈（superior mesenteric artery） 20
上腸間膜動脈血栓症 148
上腸間膜動脈塞栓症 148
上腸間膜動脈瘤 212
上直腸動脈 23
上臀動脈（superior gluteal artery） 25
上副腎動脈 23, 242
上膀胱動脈（superior vesical artery） 25
静脈性インポテンス 268
静脈内腫瘍栓 228
小葉間動脈 23
食道ステント 152
深陰茎背静脈 269
腎癌 228
腎細胞癌 220
腎静脈 26
真性動脈瘤 167
真性腹部大動脈瘤 178
深腸骨回旋動脈 24
腎動脈（renal artery） 23, 242
腎動脈血栓症 225
侵入性奇胎 259
腎被膜動脈 23
深部静脈血栓症 203

す

膵炎 101
膵芽腫 106
膵周囲動脈瘤 212
膵島腫瘍 105

膵尾動脈 17
髄様型膵管癌 104
ステント 191
ステントグラフト留置術 177
3Dイメージ 179

せ

精液所見 267
精巣（卵巣動脈） 24
正中仙骨動脈 24
静脈穿刺 5
ゼラチンスポンジ 58, 277
セルジンガー法 3
線維筋性異形成（fibromuscular dysplasia；FMD） 223, 234
全区域ドレナージ 94
前上膵十二指腸動脈 17
前置胎盤 275
穿通動脈 23
先天的動静脈奇形（AVM） 147
腺扁平上皮癌 104
腺房細胞癌 105
前立腺静脈叢 268

そ

造影剤 6
造影剤アレルギー反応 6
総肝動脈（common hepatic artery） 17
総腸骨静脈 26
総腸骨動脈 24
塞栓術後症候群 62
側副血行路 266, 271

た

退形成性膵管癌 105
大膵動脈 17
大動脈解離 172
胎盤早期剥離 275
多中心性発癌 38
短胃静脈 26

短胃動脈　17
男性不妊　264
弾性リコイル　191
胆囊癌　77
胆囊動脈　17, 75
蛋白分解酵素阻害剤　111
短絡路狭窄　124

ち

置換右肝動脈（replaced hepatic artery）　20
遅発性反応　6
中結腸静脈　26
中結腸動脈（middle colic artery）　20, 22
虫垂動脈　22
中直腸動脈（middle rectal artery）　25
中副腎動脈　23, 242
超音波下穿刺　14
腸管虚血　184
重複下大静脈　26
腸腰動脈（iliolumbar artery）　25
直線動脈（vasa recta）　146

と

動静脈奇形（artriovenous malformation）　225
動静脈形成異常（angiodysplasia）　147
動静脈瘻 arteriovenous fistula　225
動注療法　64
動脈硬化性動脈瘤　167
動脈性インポテンス　268
動脈塞栓術　55

な

内陰部動脈（internal pudendal artery）　26

内視鏡的経鼻胆道ドレナージ（endoscopic naso-biliarydrainage；ENBD）　81
内精巣静脈　264
内腸骨動脈（internal iliac artery）　24
内膜非破綻型の大動脈解離　172
内膜裂口　172
難治性腹水　115, 129

に

肉腫様変化（sarcomatous change）　105
二次性バッドキアリ症候群　203
二重管法　265
尿管動脈　23
乳頭腺癌　104
妊娠率　267

ね

粘液癌　104
粘液性囊胞腺癌　103

の

脳動脈血栓症　278
脳動脈瘤　275

は

肺動脈血栓症　278
ハージャー病　198
破綻出血　275
バッドキアリ症候群　203
パパベリン　163
バルサルバ法　265
パルススプレーテクニック　195
バルーンPTA　198, 199
バルーンカテーテル　266
反応性浮腫　90

ひ

脾静脈　26
尾状葉枝　19
脾損傷　274
左胃大網静脈　26
左胃動脈（left gastric artery）　19
左下大静脈　26
左精巣静脈　26
左胃大網動脈　17
左副腎静脈　26
脾動脈（splenic artery）　17
脾動脈瘤（仮性）　211
脾動脈瘤（真性）　211
皮様囊胞　107
平織り　180

ふ

腹腔動脈（celiac artery）　17
腹腔動脈瘤　212
副腎静脈　243
副腎髄質腫瘍　247
副腎動脈（adrenal artery）　23, 242
副腎皮質癌　244
副腎皮質腺腫　244
副中結腸動脈　22
副左胃動脈（accessory left gastricartery）　19
腹部大動脈瘤の定義　167
副右肝動脈　20
フサン　111
浮腫性膵炎　111
部分的脾動脈塞栓術（partial splenic embolization；PSE）　134
プラスミノーゲンアクティベーター　278
フレーミング　215
フローチェック　67

へ

閉鎖動脈 (obturator artery) 25
閉塞性動脈硬化症 188, 198
ベーチェット病 178
ヘパリン 195
ヘリカルCT 179
辺縁動脈 (marginal artery) 20, 146

ほ

膀胱癌 252
放射線被曝 12
胞状奇胎 259
傍椎骨静脈叢 26
勃起 268

ま

マイクロカテーテル 9
マイクロ波凝固療法 (PMCT；Percutaneous Microwave Coagulation Therapy) 70
マーカー付きカテーテル 179
末梢動脈血栓症 278
蔓状静脈叢 (pampiniform plexus) 264
慢性胆囊炎 77

み

右胃大網静脈 26
右胃大網動脈 17
右胃動脈 17
右結腸動脈 (right colic artery) 20, 22
右精巣静脈 26
右副肝静脈 26
右副腎静脈 26

む

無水エタノール 228, 249

め

迷走神経反射 6
メジャー付きカテーテル 191
メジャーワイヤー 191

も

盲腸動脈 22
門脈 26
門脈圧亢進症 114, 134
門脈シンチグラム 122

や

薬理学的血管造影 219

よ

葉間動脈 23
用手圧迫 267
腰静脈 26
腰動脈 24

ら

卵巣腫瘍 259

り

リザーバー 64, 253
リザーバーポート 9
離脱式バルーン 266
リピオドール 228
リピオドールエマルジョン 57
リンパ管腫 107

る

類上皮腫 107
ループカテーテル 101

ろ

ロングシース 201

欧文索引

A

abdominal angina　149
ABI　198
Ablation 治療　55
Adenoma　49
after loading 法　182
angio-CT　3, 11
angiotensin II　253
API　198
A-P shunt　49, 50, 55
AVM　230
A-V shunt　50

B

berry-like aneurysm　222
Bifurcated type　180
biplane DSA　11
BOAI　253, 255
bolus chasing　198
B-RTO　33

C

cavernous hemangioma　49
Child-Pugh 分類　55
Cholangioma　51
CO_2 DSA　3
covered MS　88
Covered Ultraflex　152
Covered Z-Stent　152
CTA　50
CT angio　3, 11
CTAP　50
CT 下穿刺　15
CT 透視 (CT fluoroscopy)　16
Curved reformation　179

D

D-CTA　50
distal neck　178
Dos Santos　1
DSA (Digital Subtraction Angiography)　11, 36, 37, 179

E

Easy Wallstent　201
EEP 療法　96
encasement　50, 101
EOI　128
EUROSTAR　183

F

Focal nodular hyperplasia　49
Fontaine 分類　188, 198
FOV　11
FOY　111

G

GDA coil 法　65
gelatin sponge (GS)　228
Gianturco Zigzag stent　180
GIST　149

H

hemangioendothelioma　49
hemosacus pancreaticus　211
Hepatoma　50
hypernephroma halo　221
hypervascular　51
hypovascular　52

I

Interventional Radiology　1
isolation　213
IVC filter　9
IVR　1, 49
IVUS　3, 189, 192, 197

K

kissing technique　194

M

mantle sign　168
Meckel 憩室　147
metallic stent (MS)　81, 94
MFH　108
misregistration artifact　146

N

N-butyl-2-cyanoacryl (NBCA)　228
nidus　231
non-vascular IVR　1

O

oncocytoma　222
one-shot 動注　253

P

packing　214
Palmaz stent　201, 238
partialstent in stent 法　89
percutaneous transhepatic obliteration of varices (PTO)

140
percutaneous transluminal angioplasty (PTA)　33, 188, 268
PGEI　146
pharmacoangiography　76
phase contrast 法　32
PHG　114
preloading 法　182
proximal neck　178
PTP (percutaneous transhepatic portography)　164
PTRA　234
pull through 法　181
PVA　277

R

Radiofrequency (RF) ablation therapy　70
Regenerating nodules　50
Renal aortography　218

S

SAP-Microsphere　277
SC tumor　106
Seldinger　1
shaggy aorta　178
shower embolism　178
shunt index　124
side by side 法　89
S 状結腸動脈　23
SPA coil 法　65
stain　50
stent graft　214
stent in stent　91
stent over stent　192
stepping DSA　11, 198
Straight type　180
striated vascular pattern　221

T

Tapered type＋crossover bypass　180
Thermal ablation　70
thread and streak sign　50
time of flight　29
TIO　141

tip occlusion method　111
TIPS (transjugular intrahepatic portosystemic shunt)　114, 141, 164
tumor　50
tumor ingrowth　88
tumor overgrowth　89
TUR（経尿道的切除術）　252
two catheter method　111

U

Ultraflex　152
US-angio　3

V

vascular IVR　2

W

WHF　67

© 2003　　　　　　　　　　　　　　　第1版発行　2003年2月28日

臨床医のための
腹部血管造影・IVR

監　修　　藤　盛　孝　博

編　集　　杉　村　和　朗
　　　　　廣　田　省　三

定価（本体 9,200 円＋税）

発行者　　服　部　秀　夫
発行所　　株式会社新興医学出版社
〒113-0033　東京都文京区本郷 6-26-8
電話　03（3816）2853
FAX　03（3816）2895

〈検印廃止〉

印刷　明和印刷株式会社　　ISBN 4-88002-605-0　　郵便振替　00120-8-191625

- 本書のおよび CD-ROM（Drill）版の複製権・翻訳権・譲渡権・公衆送信権（送信可能化権を含む）は株式会社新興医学出版社が所有します。
- **JCLS** 〈㈱日本著作出版権管理システム委託出版物〉
  本書の無断複写は著作権法上での例外を除き禁じられています。複写される場合は，その都度事前に㈱日本著作出版権管理システム（電話 03-3817-5670，FAX 03-3815-8199）の承諾を得て下さい。